Colección Medicinas Blandas

Miraguano Ediciones

TRATADO DE FISIOTERAPIA

El Tratamiento Ortopédico de la Medicina Tradicional China

Chen Zhengguang, Sun Shuchun,
Zheng Liangyi, Fang Jianguo y Cong Zhaofu

Miraguano Ediciones
en coedición con
Ediciones en Lenguas Extranjeras. Beijing

Los editores quieren hacer constar que han respetado por completo la edición original china, aun cuando se han observado algunas incorrecciones gramaticales que, sin embargo, no afectan a la lectura general del texto.

Traducción: *Equipo de traductores de Ediciones en Lenguas Extranjeras*

© 1994 Ediciones en Lenguas Extranjeras. Beijing. China
© 2024 Miraguano, S. A. Ediciones
   Hermosilla, 104. 28009 Madrid.
   Telf.: 914014645
   miraguano@miraguano-sa.es
   https://www.miraguano-sa.es
   I.S.B.N.: 978-84-7813-517-2
   Depósito Legal: M-24060-2024
   Imprime: Nemac Comunicación, S. L.

Primera parte

I. INTRODUCCION

Los tratamientos ortopédicos, o terapéutica del cuerpo humano como un todo en conjunto, hacen parte de la clínica médica tradicional de China. Al mismo tiempo se consideran como un método lógico y racional de profilaxis y sistemas de curación.

China, país de antigua civilización, ha luchado a través de su historia contra las enfermedades, llegando a crear una concepción del sujeto enfermo en su conjunto. Así como el universo es un todo, el cuerpo humano lo es, sus partes se coordinan y se relacionan mutuamente, influyendo las unas sobre las otras en sus funciones. La patología y la fisiología de las partes son susceptibles de afectarse por acciones de las otras partes y el conjunto; por eso, la concepción china de la terapéutica ortopédica considera el tratamiento local en primer plano y el del conjunto como secundario, sin descartar lo uno ni lo otro.

La historia de esta disciplina médica se remonta a más de 400 años en este país. Con el desarrollo de la sociedad y de la ciencia médica, el contenido y las formas de la terapéutica ortopédica se han enriquecido, a la vez que se amplía su radio de acción. En la actualidad, en China, su aplicación es muy grande e incluye medidas profilácticas y tratamientos que van desde las manipulaciones en los departamentos de osteología y traumatología hasta su aplicación en la medicina deportiva y profesional, los masajes de servicio sanitario, el *qigong* y la fisioterapia.

Los objetivos de esta rama médica son prevenir y curar las deformaciones del cuerpo, de acuerdo con sus propios métodos, pero basándose en la teoría académica tradicional china. El cuerpo humano es un todo de órganos y vísceras, meridianos y colaterales, músculos y piel, tendones y huesos, energía y sangre, esencias vitales y líquidos corporales, todo en una continua relación, equivalencia, enlace, comunicación recíproca, interdependencia y mutua dominación. En el antiguo libro *Zhengti Luiyao* (Fundamentos de los tratamientos ortopédicos), se encuentra este principio: "Si los miembros del cuerpo están lesionados por fuera, también por dentro están lesionadas la energía y la sangre. Si las energías nutritiva y defensiva no se comunican, se contraerá una enfermedad en los órganos y vísceras". De ahí que en la profilaxis y tratamiento ortopédico se preste gran atención a las relaciones entre las partes y el cuerpo en conjunto. Esto demuestra la importancia de la concepción del conjunto en el quehacer clínico.

La exacta identificación de los síndromes es una regla fundamental de la medicina tradicional china y los tratamientos ortopédicos no son excepción. Las reglas para la identificación de los síndromes reconocen etapas en la evolución de las enfermedades y caracteres particulares para cada paciente. Por esta razón, al tratar una enfermedad se hace considerando el tiempo, el lugar y la persona. Se observa la enfermedad en su dinámica y no se aísla. Además, se consideran las leyes objetivas de su aparición, cambios, desarrollo, buenas o malas perspectivas, para encontrar el método adecuado del tratamiento y prevención de enfermedades o complicaciones. En el tratamiento de las lesiones en los miembros del cuerpo se presta mucha atención a la curación por etapas, a la par que se consideran la edad, el sexo, la constitución física, los puntos lesionados, la gravedad de la alteración morbosa, etc. De ahí que en el capítulo *Zhenggu Xinfa Yaozhi* (Ideas esenciales para los métodos ortopédicos) del libro *Yizong Jinjian* (Compendio de oro de los fundamentos médicos), se explique como el terapéuta debe tener la mente clara y la mano hábil, es decir, debe conocer la fisiopatología y saber utilizar los métodos adecuados para alcanzar los resultados óptimos.

En *Suwen* (la segunda parte del Canon de Medicina Interna) se indica que en la naturaleza todos los cambios se producen por el movimiento; sin movimiento no hay cambio ni vida. En los fundamentos del tratamiento ortopédico está el movimiento, pues, al efectuarlo, se coordinan los pulsos, se hacen circular la sangre y la energía, se activan las articulaciones, se robustecen los huesos y tendones y se vigorizan los órganos y vísceras. Sun Simiao, destacado médico de la época de la dinastía Tang, en su libro *Qianjin Yifang* (Continuación de las recetas importantes) prescribe en el capítulo *Yangxing* (Cultivo de las virtudes naturales): los ancianos no sólo deben saber tomar los alimentos y cambiarse de ropa a su debido tiempo, descansar bien y controlar sus sentimientos, sino que han de cuidar el cuerpo, hacerse masajes, mover los miembros y articulaciones del cuerpo, cuidarlo y conducir la circulación de las energías. Esta

es una medida que se debe practicar a diario, evitando la obstrucción de las vías de circulación energética. Por consiguiente, se desprende la importancia de la sentencia: "El agua corriente no se corrompe y a los goznes de las puertas no los carcomen los gusanos".

Combinar la profilaxis con el tratamiento, dándole especial atención a la primera, también es parte de los objetivos del tratamiento ortopédico. La lucha contra las enfermedades ha permitido a la medicina tradicional china acumular numerosas experiencias en la prevención de las mismas. La más antigua obra clásica, *Huangdi Neijing* (Canon de Medicina Interna), plantea la teoría acerca de la prevención de las enfermedades. En el *Suwen* se lee: "Antes que contraer enfermedades, se deben prevenir. Las enfermedades han de tratarse antes de que se agraven y de contraerse alguna, cuidar de no dejarlas agravar. De igual modo como cavar un pozo cuando se sufre la sed, o cuando en medio del combate se empiezan a fabricar las armas, así ha de procederse en el tratamiento, de lo contrario, todo es inútil." Cuidar y mantener el cuerpo, elevar su naturaleza pura con miras a una buena salud, prevenir y curar las enfermedades, he ahí un principio reconocido y aceptado por todo el mundo. Durante la dinastía Han, el gran médico Hua Tuo creó los *Wuqinxi* (ejercicios a la manera de cinco animales); después surgieron los *Baduanjing* (ejercicios de ocho partes), el *taijiquan* (boxeo chino), etc. La marea terapéutica de los últimos años, basada en los ejercicios respiratorios, tiene por objetivo recuperar las fuerzas. La secular medicina china explica: "Ante la presencia de factores antipatógenos en el cuerpo, los factores patógenos son incapaces de actuar, no pueden perjudicarlo".

Últimamente se ha reconocido la medicina tradicional china y su importancia en todas las organizaciones sanitarias del mundo. El tratamiento ortopédico, que es sólo una parte de ella, con su concepción particular, se amplía su influencia más y más, ofreciendo invaluables beneficios a la humanidad.

1. Masajes, ejercicios ortopédicos y manipulaciones traumatológicas

Dado que los objetivos de los masajes y de los ejercicios ortopédicos son los mismos, hay quienes los consideran iguales. Sin embargo, son radicalmente diferentes. Los masajes, de origen remoto, ya eran mencionados en *Los diez libros del masaje*, una obra de los tiempos de las dinastías Qin y Han (entre 221 a.n.e. y 220 n.e.), hoy desaparecida. Hacia el año 907, la dinastía Tang disponía de un departamento especial para masajes en el Hospital Imperial, destinado al emperador, sus parientes y cortesanos. Allí se estableció el masaje como un sistema dentro de la terapéutica médica. Los ejercicios ortopédicos surgieron más tarde. Tal denominación se ve por primera vez en el libro de Zhou Yufan, *Recetas secretas de ejercicios ortopédicos para niños*, aparecido en la dinastía Ming (1368–1644), en el cual se menciona su aplicación durante la práctica clínica pediátrica. Es una síntesis de técnicas y teorías adaptadas al diagnóstico y tratamiento infantiles. El departamento especial de ejercicio ortopédico apareció más tarde.

En la dinastía Tang (618–907) vió la luz una obra de Lian Daoren, las *Recetas secretas para el tratamiento de traumas y osteología*, considerada como la primera de su género en China. Hasta la dinastía Yuan (1271–1368) el departamento de traumatología se desarrolló a grandes pasos, alcanzando una posición elevada. Por entonces fue creado el departamento de fijación ósea, independiente de los departamentos de masajes y ejercicios ortopédicos.

Los masajes, los ejercicios ortopédicos y las manipulaciones traumatológicas conforman un todo del tratamiento ortopédico en la medicina tradicional china.

2. Síndromes adaptados al tratamiento ortopédico

Por lo general, al tratamiento ortopédico se adaptan en amplia escala la osteología, las enfermedades secundarias, el servicio de sanidad, etc. Pero las divergencias pedagógicas y la diferente profundidad de los estudios autodidactos produjeron fenómenos tales como las diferentes escuelas, la desigual cobertura de los síndromes adaptados y varias especialidades. Así por ejemplo, la fijación ósea auxiliada con las técnicas de la acupuntura y la moxibustión y digitopuntura, la doctrina de los meridianos y colaterales, es similar a los tratamientos de los síndromes adaptados de la acupuntura y moxibustión, terapia de masajes y rehabilitación ortopédica, cada una de las cuales trata una parte lesionada e incluye los masajes de servicio sanitario, como el utilizado en peluquerías y baños públicos en donde se siguen las pautas de las *Instrucciones para peluqueros**, utilizadas cuando se trata de enfermedades y herida de poca gravedad.

A comienzos de la década de los ochenta, en una conferencia de intercambio académico de experiencias, se

*En esa época, los peluqueros y empleados del baño público cumplían ciertas funciones médicas y sanitarias. —Nota del editor.

llegó a la conclusión de que en la historia de China han existido catorce escuelas para el tratamiento ortopédico, entre otras: masajes para fijar los huesos (ejercicios ortopédicos), masajes con la guía de la terapéutica respiratoria, etc. En síntesis, los síndromes adaptados a la escala de profilaxis y tratamiento traumatológico se han superado desde diferentes puntos de vista. En razón de los diferentes objetos de tratamiento, este método terapéutico ha desarrollado terapias particulares, así tenemos la terapéutica de masajes acompañados de movimientos, la de ejercicios ortopédicos, la de gimnasia con masajes y terapéutica digitopuntural en el tórax, terapéutica para la fijación de los huesos, la de estimulación de los nervios por presión digital y acupuntural, los masajes en los tendones con golpes ligeros, los de servicio sanitario, profilaxis y tratamiento geriátrico, masajes para trabajos especializados, para bajar de peso etc., etc. En el capítulo siguiente se tratarán los síndromes indicados y contraindicados, así como los principios fundamentales de la osteología.

3. Relaciones del tratamiento ortopédico con otras terapéuticas efectivas

Por las características particulares de las enfermedades, y la variedad de métodos terapéuticos, en el trabajo clínico se tienen diversos departamentos. Para una enfermedad se puede contar con una o varias opciones terapéuticas. Existiendo varias alternativas igualmente provechosas, se debe seleccionar sólo una, pues no todas las efectivas se pueden aplicar simultáneamente. Según el estado y gravedad de la enfermedad, se debe considerar los recursos humanos y materiales antes de emprender una medida terapéutica. Además, se puede escoger una o dos medidas como principales y compensar las carencias con otras, para desplegar mejor las funciones profilácticas y terapéuticas con efectos más positivos. Se destaca el principio de "pocos, pero los mejores; efecto curativo rápido y promover la recuperación exitosa". Un ejemplo, fácil de encontrar durante la práctica clínica, lo ofrecen las agujas y las manipulaciones. Hay varios métodos para resolver las relaciones entre estas dos terapéuticas: 1) aplicar los dos métodos alternativamente cuando no son contradictorios pero realizables, 2) se pueden aplicar simultáneamente en dos regiones diferentes del paciente, y 3) utilizando los dos métodos en una misma región, se aplicarán primero las manipulaciones, con lo cual no se afecta la eficacia del tratamiento y se evitan las infecciones en el sitio de punción; además, en el caso de insertar o dejar las agujas, no se necesitan ni se permiten las manipulaciones intercaladas pues sería fácil doblar e interrumpir las agujas, y 4) en el mismo sitio se empieza primero con la inserción de las agujas para aliviar el dolor y otros síntomas, poco después se sacan utilizando las manipulaciones para promover la recuperación y el mejoramiento de las funciones articulares afectadas.

En síntesis, han de arreglarse adecuadamente los métodos seleccionados para elevar la eficacia, disminuir la ocurrencia de complejos e innecesarios tratamientos y de las funciones negativas.

Otro caso corriente en la práctica clínica se presenta cuando, siendo provechosos los métodos anteriores, los pacientes se muestran temerosos a la punción y admiten sólo el tratamiento de las manipulaciones. En tal evento se debe recurrir a un arreglo razonable.

II. LAS MANIPULACIONES TRAUMATOLOGICAS

1. Definición y desarrollo de las manipulaciones

La manipulación de los traumas en la medicina tradicional china es un método mediante el cual los médicos tratan ciertas enfermedades con sus manos. A partir de este principio se profundiza en la erradicación de los males. La fuerza de los dedos, palmas, muñecas, brazos y el cuerpo entero o con la ayuda de instrumentos, se aplica en forma de palancas o haciendo tracciones y contracciones, apoyándose en los miembros o sitios no lesionados. La energía se emite utilizando los puntos del boxeo chino, del tórax, de los puntos experimentales, estimulantes o sitios del pulso, combinando la firmeza, la suavidad y los medios apropiados, sin hacer énfasis en los puntos acupunturales de meridianos y colaterales. Al mismo tiempo, mediante las funciones mecánicas y reflejas, se pueden alcanzar los fines propuestos en la curación, tratamiento y robustecimiento del cuerpo, constituyendo un método fisiológico.

Llegar a la sistematización de este método ha exigido un tiempo muy largo en la experimentación china. Hace unos cuarenta mil años los primitivos habitantes de China entraron en el período de la comuna patriarcal. Como consecuencia de las precarias condiciones y la rudeza en los trabajos, eran muy frecuentes las lesiones óseas y musculares. La inexistencia de médicos y medicinas se suplía con masajes dados con las propias manos, o flexiones de los miembros para acomodar los ligamentos y los huesos. Inscripciones adivinatorias sobre caparazones de tortuga o huesos de animales —las más antiguas manifestaciones escritas de la lengua china—, grabados de la época Shang (1765-1122 a.n.e.) e inscripciones en bronce, ya presentan los caracteres "lesiones de huesos" y cómputos de enfermedades de los huesos y lesiones por caídas. La incipiente medicina de entonces tenía algunos conocimientos acerca de las funciones fisiológicas de macroscópicas estructuras del cuerpo: tejidos musculares, hemopoyéticos (sangre), pulsos, aparato esquelético (articulaciones y huesos), etc. Del año 167 a.n.e., durante la dinastía Han del Este, datan los registros históricos de enfermedades como las lesiones de la cintura causadas por el levantamiento de objetos pesados, caídas del caballo, remoción de piedras y otras actividades que requerían esfuerzos. En el *Canon de Medicina Interna* se puede leer como en los tratamientos, aparte de las medicinas, se emplean masajes, ejercicios físicos, respiratorios, ventosas con velas, vapor, humo y baños. Las 52 recetas médicas desenterradas del cementerio Han núm.3, de Mawangdui, se exponen algunos tratamientos con barros medicinales y otros métodos de curación externa. El citado médico Hua Tuo, de la dinastía Han, recomendaba sus ejercicios a la manera de cinco animales. Dislocaciones de las articulaciones, contracturas de los miembros, lesiones de las muñecas, manipulaciones y entumecimientos en la fase primaria (semejante al hoy llamado período de shock parcial traumático) eran conceptos que ya formulaban los médicos de las dinastías Jin del Norte y del Sur, Sui y Tang (entre los años 265–960). El departamento de traumatología se desarrolló en una gran medida durante las dinastías Song, Jin y Yuan (960–1368). Durante las dinastías Ming y Qing aparecieron registros acerca de las lesiones en las partes blandas. Los libros especializados: *Programa de los tipos de tratamientos ortopédicos*, de 1529, escrito por Xue Ji y el *Compendio dorado del fundamento médico*, de 1749, por Wu Qian resumen los métodos de las manipulaciones traumatológicas.

En la actualidad, los tratamientos de las fracturas mediante las manipulaciones, los instrumentos, medicinas y ejercicios han logrado un desarrollo mayor gracias a las investigaciones y dedicación de los médicos chinos.

2. Patología de los órganos y principios fundamentales de las manipulaciones

Al sufrir una lesión, en las partes blandas se desarrolla una serie de cambios patológicos agudos o crónicos, como tracción de los músculos, fragmentación de las fibras o de los ligamentos, dislocación por resbalamiento o avulsión de los tendones y músculos, desgaste de los cartílagos, etc., e invariablemente se presentan inflamaciones de diferente grado con acompañamiento de dolor local. De no tratar a tiempo y de manera racional, los órganos o partes afectados evolucionan fácilmente de la adherencia por depósito de proteínas, en lapsos de 4–5 días, a la contractura y rigidez por desuso.

Según el grado de lesión de las partes blandas, se pueden hallar rupturas traumáticas de ligamentos y tendones, lesiones nerviosas, intraarticulares, meniscales y discales intervertebrales.

Ante los cambios patológicos mencionados se pueden usar las manipulaciones, que pueden aliviar los síntomas y facilitar la recuperación funcional. Sin embargo, hay un sinnúmero de alternativas terapéuticas y algunas técnicas muy usuales y comunes al alcance de todos.

Según sean los síntomas y signos, se emplean estas manipulaciones: tocar, estirar, agitar, pellizcar, masajear, vibrar, presionar, ajustar, calmar, etc. De esta manera se puede detectar y diagnosticar la gravedad de la lesión, además de reducir la fractura o luxación, liberando el tejido sinovial intraarticular e identificando otras patologías como las semiluxaciones de la cabeza radial, la luxación recurrente de la articulación temporomaxilar, la dislocación de la región sacrococcígea, las avulsiones parciales ligamentarias proximal o distal y la fragmentación de microfibras.

En los tratamientos se siguen pasos muy importantes: calentamiento y transporte de la sangre y energía, relajamiento de músculos y tendones, para promover la circulación de los meridianos y colaterales. A diario se emplean manipulaciones de masajear, repartir, estimular o vibrar los tendones para repartir y dispersar la estasis de la sangre, promover su circulación, mejorar su metástasis, acelerar el metabolismo de materias y beneficiar la recuperación de las organizaciones afectadas. Antes o después del tratamiento deben ser observados los cambios de temperatura de la piel, pudiéndose elevar entre 2 y 5 grados para facilitar la dilatación y el funcionamiento de los vasos capilares.

Estas manipulaciones pueden servir para aliviar los espasmos y dolores musculares, equilibrar el cuerpo externo e interno, librar la adherencia entre los órganos y reducir la estenosis.

Las manipulaciones de jalar, presionar y calmar pueden hacer desaparecer diferentes contracturas de las articulaciones, como las del codo y la rodilla, efectuadas con la teoría de la "deformación residual" por medio de la fisiología muscular, sobre todo al eliminar la contractura articular del codo. Hecha con cautela, al escucharse el menor ruido, se evita que ocurra o se desarrolle una miositis.

Con las manipulaciones se pueden corregir algunas deformaciones congénitas o adquiridas, como la inclinación muscular del cuello, el equinovarus congénito, el pie zambo, el patizambo, etc. También se pueden corregir la deformación plástica en la fractura de huesos hasta la curación de la curvatura y torsión del cuello y de las vértebras lumbares.

Eliminar o aliviar los quistes orgánicos anormales; por ejemplo, mediante las manipulaciones de girar, presionar y golpear se puede tratar el quiste sinovial en el pie y en la muñeca y mediante las manipulaciones de arreglar y rascar los tendones y huesos puede tratar el quiste sinovial de difícil manejo.

Para algunas enfermedades de carácter funcional desfavorables en el examen clínico, se pueden seleccionar las manipulaciones según los síntomas; por ejempolo: tinnitus, tinnitus cerebral, la falsa angina de pecho y el disturbio visual causado por el bloqueo simpático cervical.

Existen registros sobre la función de

calmar algunos órganos de alta exaltación por medio de manipulación de presión continua, la promoción de la circulación mediante la presión intermedia y el fortalecimiento de las cápsulas articulares. El masaje en la piel cambiará inevitablemente los distintos elementos materiales, tales como la histamina, las materias ácidas de la adrenalina y la colinas. Todos estos cambios harán posible la variación dinámica de los vasos sanguíneos. Si la manipulación del empuje ligero alcanza hasta la cutis vera, se robustecerá el cuerpo, debido a las relaciones endocrinas. Cada órgano representado en cierto sitio de la superficie de la piel, al ser estimulado, dará un reflejo hasta las organizaciones profundas o ciertas regiones de los órganos internos correspondientes, favoreciendo el mantenimiento de sus funciones. Las manipulaciones favorecen, además, la cirugía plástica, reducción de peso y el tratamiento de otras enfermedades tales como las del sistema respiratorio y del metabolismo.

3. Situación actual de las manipulaciones

La manipulación de los traumas tiene una historia muy remota, antes de nuestra era ya empezaron a utilizarla en el trabajo clínico en Grecia. No obstante, en China, éstas varían aún más, por lo cual son acogidas en los círculos del servicio médico de diversos países y organismos competentes de la salud. Ahora, en más de veinte países y regiones se han tomado las manipulaciones como el tratamiento principal. En muchos países, el uso terapéutico de las manipulaciones ha logrado la autorización de sus gobiernos. Por ejemplo China, EE.UU., Japón, India, Corea, Viet Nam, Alianza de Asia Sudeste, Hong Kong, Macao, Unión Soviética, Inglaterra, Francia, Alemania, Italia, Holanda, Suiza, Suecia, Canadá, Australia, Nueva Zelanda, Noruega, Dinamarca, Argentina, Islandia y Africa del Sur. Al mismo tiempo, en algunos países se han fundado sociedades interesadas y academias internacionales, las cuales han desempeñado un importante papel para promover el desarrollo de este trabajo.

4. Manipulaciones y puntos acupunturales

En la terapéutica china de acupuntura y moxibustión se localizan los puntos siguiendo meridianos y colaterales; en los masajes y ejercicios ortopédicos ello también es necesario, sobre todo en los masajes y la digitopuntura. Esta última sustituye las agujas por los dedos y utiliza los mismos puntos de la acupuntura.

La traumatología china usa en menor número de los puntos ubicados en los meridianos y colaterales y puntos extraordinarios, pero más puntos propios y concernientes a la trauma, sitios de pulso y puntos de estímulo (en total, más de 500). En cuanto al tratamiento, no sigue la doctrina de meridianos y colaterales sino se coordina con otras manipulaciones para tratar las enfermedades y curar las heridas.

Debido a que en la traumatología se aplican los puntos, sitios de pulso y puntos de estímulo, relacionados internamente con los puntos acupunturales, se podrá transportar la energía y la sangre, reajustar el *yin* y el *yang*, humedecer los huesos y tendones y mover las articulaciones. Con esto se arregla el sistema nervioso, se mejora de manera refleja la circulación de la sangre en los sitios de variación de las enfermedades y su metabolismo, se promue-ve la recuperación de las funciones del tejido celular en los sitios de afección patológica, se aumenta la capacidad reproductiva. En fin, se pueden prevenir, tratar y curar las enfermedades.

Algunos problemas relacionados con la digitopuntura

1. En el pasado los médicos traumatólogos sabían por lo general las artes marciales, por ende, la digitopuntura es una terapéutica que combina el boxeo con la medicina china.

2. Su amplia posibilidad, seguridad y evidente eficacia; su economía, simpleza y fácil dominio, la hacen bien acogida por todos los pacientes.

3. Hay varias formas en los puntos de trauma: de núcleo, punto, faja y pedazo.

4. Para lograr buenos resultados hace falta la cooperación de los enfermos y un curso de tratamiento para las enfermedades crónicas. El principio de seleccionar los puntos es similar al de las manipulaciones, cuyas indicaciones y contraindicaciones se deben conocer muy bien.

5. Indicaciones y contraindicaciones

Excepto las enfermedades traumáticas que son adecuadas para la operación, las manipulaciones se puede adaptar a una amplia gama de lesiones, siemple que se utilice un método apropiado. La mayoría de las deformaciones reversibles, aunque son complicadas en su curación, tales como la vertebralitis anquilopoyética, la artritis reumática central (en su período inactivo), etc., son tratables y, en muchos casos, se obtendrán buenos resultados pese a que tengan una larga historia clínica. No obstante, en otros casos, por ejemplo, la semiluxación en las vértebras lumbares, la espondilolistesis lumbar (lumbar spondylolisthesis), la manipulación puede aliviar temporalmente su dolor, pero no curarla de raíz; por lo tanto, no puede considerarse como una terapia normal para tratar a esta enfermedad. Esto demuestra que las enfermedades indicadas para las manipulaciones no son absolutas. Las manipulaciones son una rama de la medicina tradicional china, se aplican en muchos casos pero requieren a los operadores que tengan suficientes conocimientos profesionales, una actitud seria y cautelosa para con los enfermos y la adopción de métodos adecuados. Así las manipulaciones serán seguras y de buena eficiencia, y los pacientes no correrán ningún riesgo.

Al contrario, el abuso de las manipulaciones y su aplicación desordenada provocará en los pacientes graves complicaciones como paraplejía cervical (a consecuencia de jalar demasiado al cuello), lesiones del nervio sacrococcígeo (por demasiada presión de las rodillas dobladas hacia el abdomen), la fractura espiral de la diáfisis humeral (por incorrectas acciones de tracción y masoterapia), tumores del cuello femoral en período primitivo (por consecuencia de indeterminada diagnósis), la fractura patológica (debida a la tracción exagerada de las piernas), etc. Son éstos algunos de los problemas que se deben prevenir, evitar y prestarlos mucha atención.

Precauciones absolutas

1. Las manipulaciones están contraindicadas para quienes han sufrido lesiones agudas de la columna vertebral con diagnosis indeterminada, quienes presentan daño vertebral con síntomas medulares y quienes han cursado la fractura vertebral o luxación vertebral de tipo inestable.

2. Están contraindicadas durante el primer trimestre del embarazo con lumbago o con lumbago crónico aunque hayan sufrido un ataque agudo.

3. Todas las patologías que afecten en forma directa al sistema esquelético de etiología infecciosa, inmunológica o neoplásica y que condicionen alteración de la estructura normal esponjosa y trabecular, es decir, provocando fragilidad ósea, como son la artritis reumática, los tumores, tuberculósis ósea, osteomielitis, osteoporosis senil y hemofilia.

4. Es preferible diferir la manipulación en pacientes con dermatitis piogénica.

5. Se consideran fuera del tratamiento con manipulación los enfermos con fractura ósea y graves lesiones de los tejidos blandos adyacentes al sitio lesionado.

6. Psicópatas complicados con lesiones óseas crónicas que no puedan cooperar con el manipulador, están contraindicados también al tratamiento con manipulación.

7. La manipulación está contraindicada en pacientes con fragmentación de tendones musculares y ligamentos capsulares.

8. En pacientes con enfermedades crónicas relacionadas con compromiso cardiovascular, el tratamiento se encuentra contraindicado.

Contraindicaciones relativas

1. En pacientes con síndromes dolorosos sin etiología determinada, se puede realizar la manipulación al tiempo que se recogen datos suficientes para establecer el diagnóstico de certeza, como por ejemplo, la angina de pecho, desórdenes del sistema simpático, alteraciones visuales y luxación articular. En los casos de la rodilla dolorosa el paciente puede no tolerar la manipulación.

2. Pacientes con síntomas de compresión radicular por estenosis de los canales vertebrales, en estos casos solo se efectúa con carácter temporal.

3. En los pacientes con patología metabólica asociada a la patología del músculo esquelético, la manipulación tiene indicación relativa y rápido efecto, como en los casos de bursitis radiohumeral diabética o artritis gotosa de la articulación tibiofemoral.

4. Pacientes que cursan con luxación no reciente o fragmentación de los tendones sin tratamiento oportuno, en los cuales ya está contraindicado el tratamiento quirúrgico, se puede recurrir al tratamiento mediante manipulaciones.

5. Algunos enfermos sufren artritis reumática en período asintomático. En estos casos, la manipulación ayuda a funcionar y mejorar los síntomas. Algunas veces se puede lograr el efecto deseado.

6. Algunas enfermedades funcionales, aparentemente graves en la práctica clínica, pero no lo son en la realidad; como por ejemplo, la neurósis (histeria) o síndromes postclimatéricos, alteraciones funcionales de nervios vagales, etc. En esta circunstancia, la manipulación es un método indispensable y efectivo.

Por lo general, es conveniente el examen clínico integral del paciente, con los exámenes de laboratorio correspondientes, hasta obtener el diagnóstico de certeza. También es apropiado un examen psicológico al tiempo que se realiza el tratamiento con manipulaciones.

6. La manipulación, observaciones generales

1. Posición: Al escoger una determinada posición no sólo se ofrece comodidad al paciente, sino que los manipuladores podrán realizar las maniobras con facilidad y al mismo tiempo, evitar posibles accidentes. Sin embargo, durante las manipulaciones pueden presentarse algunos inconvenientes o fenómenos desagradables, como los dolores.

En la práctica clínica se emplean estas colocaciones del cuerpo: parado, sentado o acostado. Las más usuales son las últimas. Primero se debe tener en cuenta la facilidad que ofrezca la posición para efectuar las manipulaciones y en segundo lugar la condición física del paciente, las características de la enfermedad y de las manipulaciones. Así, por ejemplo, para los ancianos o pacientes débiles se deberá escoger la posición acostada.

2. Antes de proceder a las manipulaciones ha de conocerse a fondo la patología del paciente, tener claros los objetivos y planes para elegir y ejecutar la manipulación. Durante la ejecución se elegirán las mejores técnicas, trabajando con mucha atención y guiando al paciente con la colaboración del terapeuta. Un tratamiento sin objetivos o planes precisos puede acarrear molestias, dolores y complicaciones innecesarias. Los manipuladores deben dejar crecer las uñas apenas uno y medio o dos milímetros, para utilizarlas en algunos procedimientos, como para dividir, rascar, excitar, golpear ligeramente los tendones y huesos o tocar la columna. De esta manera se concentra la mayor fuerza en un sólo punto y se logran efectos rápidos. Este procedimiento con las uñas es difícil de lograr con la yema u otra parte del dedo. Durante la manipulación, las uñas no deben mantenerse en contacto con la piel pues podrían producir heridas dérmicas.

3. La colaboración entre paciente y manipuladores es muy importante para

el éxito del tratamiento. Si el paciente no puede o no quiere cooperar durante el curso del mismo, se afectará directamente. Por eso los pacientes deben relajar por completo la mente y los miembros, obedecer en absoluto a los manipuladores para no obstaculizar su operación y evitar posibles accidentes. Mayor atención y colaboración se debe prestar en algunas manipulaciones con reacciones fuertes, como en el método de rotación de la columna vertebral.

4. Antes de comenzar la manipulación se debe arreglar el orden de importancia de los pasos por seguir, yendo de lo simple a lo complejo. Algunos pacientes deberán aceptar la manipulación ligera y simple en decúbito, especialmente cuando presentan estadios crónicos de la enfermedad. Los pacientes que no conocen muy bien el método pueden preocuparse, por lo cual los manipuladores deberán observar con detenimiento su reacción y determinar si están o no adaptados para las manipulaciones.

5. El control del tratamiento depende, en medida principal, del adecuado empleo de la fuerza. Aún no hay normas estrictas, dadas las diferencias de las escuelas y las manipulaciones. Como todo, si la fuerza se usa de manera razonable los resultados serán óptimos; de lo contrario se pueden crear resultados negativos. Para alcanzar el objetivo deseado, aprovechando correctamente las fuerzas, se ha de cumplir a cabalidad el tratamiento sobre la base de las manipulaciones precisas en cada sitio del cuerpo y según la situación patológica. Para controlar el uso de las fuerzas, en la práctica clínica, se emplean muchas veces las fuerzas ligeras aumentándose poco a poco.

Conforme con la intensidad de las manipulaciones se debe estudiar y perfeccionar cuidadosamente el tratamiento. Los pacientes, por lo general, presentan estas sensaciones: dolor a la presión, entumecimiento, calor o reacción de relajamiento. Algunas sensaciones temporales son corrientes y no deben producir temor en los pacientes; por ejemplo, el entumecimiento y la sensación de la irradiación eléctrica, que suelen presentarse cuando los manipuladores jalan las piernas, tiran los nervios o los músculos y cuando se tocan los tendones o los huesos. Como ya se dijo, no son objeto de preocupación, pues algunas de estas sensaciones dolorosas son causadas por lesiones migratorias, pertenecientes a las necesidades del tratamiento en pro de la recuparación de la salud.

En los casos menos graves suelen desaparecer algunos síntomas luego de un tiempo de reposo o presión con la uña en el punto *renzhong*; tal es el caso de los desmayos o confusión mental.

6. Es fundamental observar una combinación de lo fuerte y lo suave durante las manipulaciones. Esta es una concepción compleja con muchas categorías, por lo cual la manipulación puede ser ligera, pesada, aguda, lenta, etc., ninguna de las cuales se ha de omitir en el transcurso del tratamiento. Siempre debe hacerse hincapié en la coordinación de lo fuerte y lo suave. En la práctica clínica es muy raro utilizar desde el comienzo las manipulaciones exigentes y por lo regular se principia con manipulaciones ligeras y suaves, incrementando las fuerzas poco a poco para terminar con una ligera. Se evitan, así, las secuelas molestas de una manipulación brusca.

7. Finalizado el tratamiento se deben evaluar las reacciones que puedan surgir. Particularmente en las manipulaciones fuertes se presentan reacciones

imprevistas, en cuyo caso se debe orientar al paciente evitándole preocupaciones inútiles. Si a pesar de las precauciones y nuevas sesiones persisten las molestias dolorosas, se hace necesario prescindir de las manipulaciones y efectuar una nueva evaluación del caso clínico.

7. Instrumentos médicos

La osteopatía y la traumatología de la medicina tradicional china, desde épocas remotas, han considerado que los instrumentos son eslabones de gran importancia durante todo el tratamiento, pues ellos pueden desempeñar papeles decisivos para la fijación de los huesos fracturados y la corrección de las articulaciones dislocadas. Con una inmovilización oportuna se pueden evitar las complicaciones de cualquier lesión de las partes blandas o las lesiones vasculares. Luego de la post-reducción, la fijación asegura la restitución anatómica de los órganos afectados y asegura la restauración total de la parte lesionada. Lógicamente, las funciones de los instrumentos no son sólo éstas.

El principio de tratar las lesiones combinando el reposo y el movimiento permite ayudar, proteger y favorecer la rehabilitación. Con los procedimientos adecuados, la inmovilización externa ayudada por los instrumentos mantiene la restitución anatómica en el sitio de la fractura; además, promueve el reintegro del paciente a sus actividades normales en forma paulatina. En los traumatismos de partes blandas con lesiones tendinosas, en los cuales la inmovilización es un recurso importante tras las manipulaciones; el reposo coadyuva a la disminución de los procesos inflamatorios, condicionantes de la sintomatología dolorosa; tal es el caso de las tenosinovitis en los múscu-

los flexores.

A continuación se presentan algunos de los instrumentos más usuales en la práctica clínica.

1. Vendajes para tracción cutánea.

Están indicados para lesiones de la columna vertebral, procesos dolorosos de etiología tumoral, osteopatías, estenosis intervertebrales y escoliosis refleja por dolor.

Según la región anatómica en que se empleen, se denominan así: a) vendajes de tracción cervical y axilar, indicados principalmente en tortícolis o rigidez con un componente de rotación, b) vendajes del tórax y c) vendajes de tracción en la pelvis, ilíacos o lumbares.

2. Palo en forma de T.

Indicado para el dolor del talón y el metatarso, en los casos en que se emplea la manipulación.

3. Palillos.

Los cuales pueden sustituir los vendajes en las manipulaciones de golpear, empujar y tirar los tendones. Está adaptado, sobre todo, para algunos lugares cercanos a las articulaciones y otros sitios superficiales.

4. Dedal. (Fig. 1)

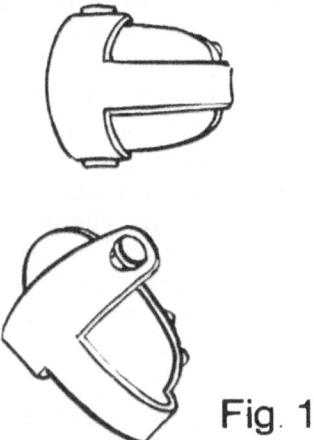

Fig. 1

Del tamaño del dedo pulgar, puede sustituir la uña en la manipulación digitopuntural, el masaje y las manipulaciones de apretar, empujar y tirar.

5. Sustentáculo del talón. (Fig. 2)

Está indicado para la fascitis del metatarso, osteófito del calcáneo, duricias de la piel, etc. El tipo adaptado se puede aplicar sobre los calcetines o directamente sobre la piel. Se puede seleccionar según las variaciones de la entidad patológica.

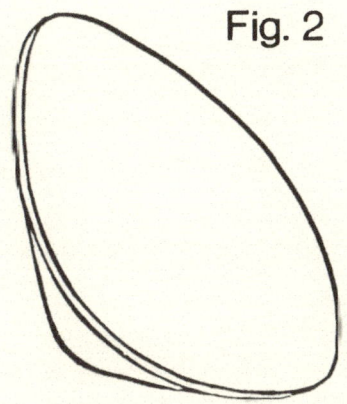

Fig. 2

6. Raqueta.

En los casos de parálisis infantil, atrofia muscular e insuficiencia muscular sacrolumbar, se emplea tocando fuertemente con ella.

7. Cuchillo para el relajamiento. (Fig. 3)

Se usa para el dragado en los casos de estonosis de las vainas tendinosas.

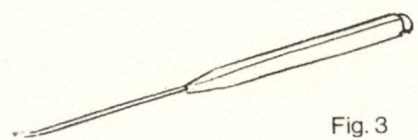

Fig. 3

8. Aguja larga de plata.

Se aplica para calentar los tendones, quitar el espasmo, eliminar la éstasis y calmar el dolor. La aguja se inserta después de anestesiar la piel regional. Durante la manipulación con agujas se usan tres conos de moxa por sesión; terminada lo cual se puede sacar las agujas. La temperatura normal en el mango no debe ser superior a los 100° C, el cuerpo de las agujas, 55° C y la punta, 40° C.

Segunda parte

A. LESIONES DE TENDONES

I. INTRODUCCION

El diagnóstico clínico de las lesiones de los tendones se realiza en el departamento de ortopedia y traumatología, dentro de la medicina tradicional chi-¹a. Los principales síntomas clínicos ¹e esta afección son dolor local irradiado, inflamación, edemas e incapacidad funcional. Su concepción es diferente de la que se tienen en la medicina occidental, que la considera perteneciente a las lesiones de las partes blandas.

La lesión traumática tendinosa es un problema común en la práctica clínica, sin embargo, los resultados del tratamiento suelen ser desagradables.

Estas lesiones suelen presentarse aisladas, o junto con fracturas óseas y luxaciones articulares. Aunque en apariencia son menos graves que la luxación y la fractura, de las lesiones de los tendones se derivan cambios patológicos complejos de los tejidos. El diagnóstico de las manifestaciones clínicas presentan dificultades, así como su tratamiento. En algunos enfermos, cuyo tratamiento ha sido inconveniente o no se ha llevado a cabo en su totalidad, se convierten en enfermedades crónicas, que requieren un largo período de tratamiento para su curación, incluso llegan a perder la capacidad laboral o la movilidad parcial. Esto acarrea altos costos sociales, de lo cual se deduce que no se puede ser indiferente ante los casos de lesiones de tendones y por ningún motivo se debe perder la oca-sión de tratarlas y de recuperar a los pacientes.

Durante largo tiempo, la medicina tradicional china ha venido acumulado ricas experiencias en el trabajo clínico; gracias a ello ha elaborado una exposición detallada y posee su propio criterio respecto a la etiología, la patología, el diagnóstico y el tratamiento. No en vano, la utilización de los tratamientos de la medicina tradicional ha obtenido resultados positivos y convincentes.

1. Definición y escala de las lesiones de tendones

Las lesiones de las diferentes articulaciones, tendones y músculos, causados por choques violentos, torcedura o tracción de fuerzas externas, se denominan genéricamente lesiones de tendones si no presentan fracturas, luxaciones o rasguños de la piel. La medicina tradicional china también considera lesiones de tendones a las alteraciones patológicas de los tejidos por causa de factores patógenos externos como el viento, el frío o la humedad, y las alteraciones a los tejidos debidas a condiciones patológicas asociadas previas al evento traumático, como la paraplejia, las contracturas y la atrofia.

En concreto, las lesiones de tendones abarca los siguientes aspectos, de acuerdo con las características de las lesiones:

1. Esguince o torcedura, circunscrita a los tendones, músculos, cápsula articular y bursa sinovial, cuando son causadas por fuerzas externas.

2. Subluxación y luxación de anfiárticulaciones producidas por la fuerza externa.

3. Lesiones del disco cartilaginoso, de fibras capsulares y bursa prerrotuliana ocasionadas por fuerza externa y lesiones causadas por sobreesfuerzo, como por ejemplo, prolapso del disco intervertebral, lesión de cartilagos triquetros e inflamación de la bursa prerrotuliana, etc.

4. Miositis crónica, lesiones de tendones, ligamentos y cápsula articular motivadas por la acción de factores patógenos externos (viento, frio y humedad), como por ejemplo, sindrome doloroso del hombro.

5. Lesión nerviosa periférica, esguince, lesión por tracción, sindrome de latigazo debido a flexo-extensión brusca de la columna cervical.

6. Algunas enfermedades congénitas; por ejemplo, la torticolis congénita, escoliosis, miofibrosis hemorrágica.

2. Clasificación

El objetivo principal consiste en conocer las enfermedades y guiar el tratamiento. Por eso, es preciso conocer una clasificación que se adecúe a las necesidades clinicas y que permite, considerando la situación concreta, tomar la actitud correcta en el tratamiento.

Las lesiones de los tendones tienen numerosas denominaciones, tales como fractura, espasmo, dureza, rigidez, hiperplasia y eminencia, miastenia de tendones, etc.

En la actualidad, en el trabajo clínico las divisiones más usuales son éstos:

1. Según el tiempo: lesiones nuevas o antiguas

En la lesión nueva, a consecuancia del descuido, el factor patógeno invade bruscamente, y el curso de la enfermedad, tras la lesión, no sobrepasa las tres semanas, o sea el periodo agudo. En este caso, las principales manifestaciones patológicas de las partes blandas son hemorragia subcutánea, exudación, contusión de tejidos y rotura de fibras, además de inflamación local aguda; clinicamente aparece éstasis e hinchazón, y es sensible al dolor.

La lesión antigua se produce normalmemte en los pacientes que fueron tratados inadecuadamente de su lesión nueva y por tanto no curaron o en los que tras la curación y después de algún tiempo tuvieron otra lesión en el mismo sitio de la antigua herida; ésta es precisamente en el periodo crónico. En este caso algunos tejidos ya están recuperados, la inflamación se va disminuyendo, el hinchazón desaparece poco a poco y el dolor se alivia. Las principales manifestaciones patológicas de las partes blandas son: hemorràgia, exudación hipertófica, adherencia e incluso contractura. En cuanto a los pacientes recidivantes, aparecen todavia algunas manifestaciones del periodo agudo.

2. Según los mecanismos de la lesión: agudas o crónicas

La lesión aguda es ocasionada bruscamente de un modo violento.

La lesión crónica está motivada por sobrecarga de trabajo o por someter el tendón a condiciones adversas.

3. Según la naturaleza de las estructuras anatómicas afectadas: esguinces o torceduras

El esguince es una lesión de las partes blandas subcutáneas, causada por la fuerza externa (por ejemplo, los golpes, choques, caídas, etc.) que altera un eje normal de un movimiento, destrozando sus estructuras blandas, provocando lesión por elongación y rotación excesivas. Puede ocurrir en cualquier lugar del cuerpo y se manifiesta localmente en la zona lesionada como dolor y malestar, edema e hinchazón, éstasis sanguíneo subcutáneo, rotura de tendones, músculos y ligamentos, hematoma profunda causada por lesión de los vasos sanguíneos y el alteración funcional por lesión de los nervios.

La luxación es una lesión de la integridad anatómica de una articulación, ocasionada indirectamente por un traumatismo, normalmente tiene lugar en las articulaciones. Afecta la normal función fisiológica y ocurre de modo accidental, por ejemplo en deportes, al producirse una fuerte tracción y prolongación o laceración, fractura de la cápsula sinovial, ligamentos y tendones musculares, luxación de una anfiarticulación. Las funciones de las articulaciones se ven obstaculizadas en distinto grado y al mismo tiempo se puede originar malestar y dolor como resultado de la exudación de líquidos de los tejidos, además, puede causarse éstasis sanguíneo subcutáneo y hematoma por lesión de los vasos sanguíneos.

4. Según las zonas anatómicas afectadas

Lesión en el cuello, en la espalda, cintura, hombro, codo, carpo, cadera, rodillas, maléolos o tobillos, etc.

3. Etiología

La etiología de las lesiones de los tendones es complicada pero se puede resumir en dos factores, uno interno y otro externo.

El primero se refiere a elementos intrínsecos al cuerpo del paciente, tales

como la edad, constitución física y estructura anatómica. La zona afectada y la incidencia de las lesiones de tendones varían clínicamente según la edad de los pacientes, así por ejemplo, es muy fácil que se presente una subluxación de la cabeza radial en los niños, o el síndrome doloroso de las piernas y cintura en los adultos, en tanto que a los ancianos les afectará con mayor frecuencia el síndrome doloroso de la columna cervical. Un paciente de fuerte constitución física resistirá mejor la violencia externa, cualquiera que sea, aunque sus tendones estén lesionados; igualmente, la recuperación será más rápida. En las personas de constitución débil, una pequeña lesión puede agravarse. Aparte de lo anterior, la conformación anatómica, normal o no, afecta en cierta medida el grado y el desarrollo de la lesión; por ejemplo, la deformación congénita sacrolumbar puede reducir la capacidad de adaptación y resistencia de la columna vertebral ante la presión o fuerzas externas, haciéndola fácilmente vulnerable a las lesiones en la región sacrolumbar.

El factor externo lo constituye elementos ajenos al cuerpo humano, principalmente son los siguientes:

1. La fuerza externa. Una acción violenta proveniente del medio en que se encuentra el sujeto ocasione un perjuicio. Son los golpes, choques, caídas, esguinces, etc. Según su naturaleza, estas fuerzas externas pueden ser directas o indirectas, además de la fuerza desarrollada por la contracción muscular.

La violencia indirecta se produce cuando la fuerza externa afecta sitios distantes de su origen, lo que sucede por medio de la función de conducto, la giratoria o la palanca. Casos típicos son la torcedura de cintura o de las articulaciones de los maléolos.

La fuerza de contracción muscular es, en realidad, una lesión de tracción, laceración motivada por la fuerte y brusca contracción de las fibras musculares y se produce normalmente en un sitio cercano al tendón o en un lugar intermedio entre el tendón y el núcleo muscular. Un ejemplo de este tipo de lesión lo constituye los desgarros musculares del bíceps.

2. Lesión con daño interno por excesiva tiratez. Es ésta una lesión crónica, sin el antecedente traumatológico previo, pero se produce por la repetición de una lesión ligera, por sobreesfuerzo o por mala postura adquirida. De este modo se presenta una lesión parcial de las partes blandas, inflamación aséptica, que se transforma en desgarraduras o cambian de naturaleza. Estas lesiones son frecuentes en los sitios de frecuente o mayor actividad, en las zonas de unión de las partes móviles con las inmóviles, en donde recaen fuerzas relativamente grandes.

3. Lesiones por ataque de los factores patógenos exógenos. Elementos como el viento, el frío, y la humedad atacan la integridad física de los habitantes de tierras bajas, anegadizas, húmedas, a los vadeadores frecuentes o a quienes deben enfrentarse a constantes lluvias. En la clínica se les reconoce porque muchas veces esta lesión reduce la resistencia a los factores patógenos en las zonas expuestas y el daño interno causado por la excesiva tensión. La humedad suele agravar las lesiones de tendones, fenómeno común en las lesiones antiguas.

II. LESIONES EN LA CABEZA Y EL CUELLO

1. Luxación recurrente de la articulación temporomaxilar

La articulación de la mandíbula está formada por dos arcos óseos: el maxilar inferior o mandíbula, que es móvil. La articulación temporomaxilar está constituída por el cóndilo del maxilar inferior y la cavidad glenoidea del temporal. Entre las dos superficies articulares existe un disco fibroso, el menisco, y son mantenidas en su lugar por una cápsula articular. La luxación de estas articulaciones se presenta con frecuencia en la práctica clínica; cuando se produce repetidamente se diagnostica como luxación recurrente de la articulación teporomaxilar.

Manifestaciones clínicas

Característica de esta luxación es que se puede reducir de manera automática; clínicamente se presenta muchas veces con estas alteraciones funcionales: oclusión incorrecta de la boca, desplazamiento de las arcadas dentales hacia adelante, atrás o a los lados. El paciente padece dolor y malestar local y no puede utilizar de manera adecuada la articulación. Los pacientes graves muestran intranquilidad, exaltación nerviosa y temor que les impide abrir la boca, hablar en voz alta, reir a carcajadas o mascar bien la comida. La dislocación puede ocurrir cada día hasta cinco o seis veces.

El tratamiento conservador de esta enfermedad se efectúa mediante manipulaciones, que obtendrán resultados seguros y positivos sin que luego sea necesario hacer fijaciones externas. Pero hace falta advertir a los pacientes que deberán sostener la mandíbula al bostezar o reir a carcajadas. Los pacientes graves de luxación recurrente deben seguir un orden al tomar los alimentos, yendo de los líquidos y blandos a los duros. Este tipo de tratamiento requiere una duración de seis a ocho semanas. Además, se evitarán las comidas duras en exceso, la fatiga y la risa a mandíbula abierta.

Tratamiento

1. Empujar, tirar y masajear los tendones:

La primera manipulación se emplea a diario en la parte posterior de la mandíbula, y la segunda en la parte anterior de la oreja, donde se puede escuchar un ruido. Este método sirve también para presionar los puntos acupunturales *xiaguan* del canal del estómago *yangming* del pie, localizado en la depresión inferior del arco cigomático y delante del cóndilo maxilar; *jiache* del canal del estómago *yangming* del pie, por encima y hacia adelante del ángulo inferior de la mandíbula, a un dedo de distancia, en donde se forma la prominencia del músculo masetero cuando se aprietan los dientes; y *ashi*, puntos dolorosos. Al mismo tiempo se empuja ligeramente la parte inferior y superior del masetero, unas cuantas veces.

El paciente debe estar sentado y el operador, de pie a sus espaldas, coloca las yemas de sus dedos en las articulaciones afectadas o en la mandíbula, en la parte anterointerna, donde se halla una banda dolorosa. Luego, flexiona varias veces las articulaciones interfalángicas con fuerza de mediana intensidad. Al empujar los tendones con los dedos, éstos formarán un ángulo recto con la banda dolorosa y se empujará y tirará a los dos sentidos. Además, al empujar los tendones, se empleará una fuerza leve; al relajar, los dedos no deben alejarse de la piel. El médico debe sentir el movimiento de esas bandas bajo sus dedos y el paciente, un ligero dolor y distención. Para cada sesión se necesitan dos o tres minutos, pudiéndose repetir. (Fig. 4)

Después del tratamiento inicial, el médico debe enseñar al paciente cómo tratarse a sí mismo, pero debe ser examinado regularmente, coordinando el masaje de los tendones en la región interior del orificio auricular. El ejer-cicio se realiza con los dedos índice y medio, girando sin dejar de tocarle la piel, y usando la fuerza que permite llegar al músculo. No importa la dirección en que se haga. (Fig. 5)

Al comienzo del tratamiento, que debe ser diario, se debe realizar una manipulación constante hasta dejar una sensación local de dolor y distención relativamente fuerte.

De acuerdo con los resultados se puede ir disminuyendo la frecuencia del tratamiento y el grado de los estímulos, desde sólo una vez al día o una cada varios días hasta cesar la manipulación. La característica de este método es que permite rápidos efectos.

Ejercicios funcionales

Cuando la práctica clínica permite apreciar que el paciente esté en condiciones de tomar la alimentación habitual, se pueden comenzar los ejercicios

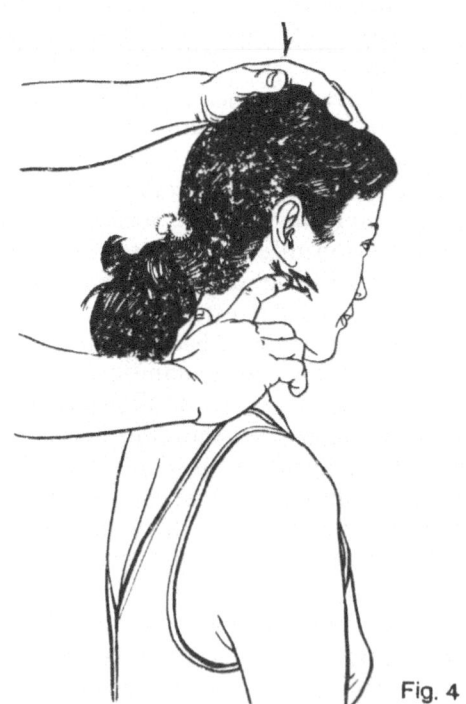

Fig. 4

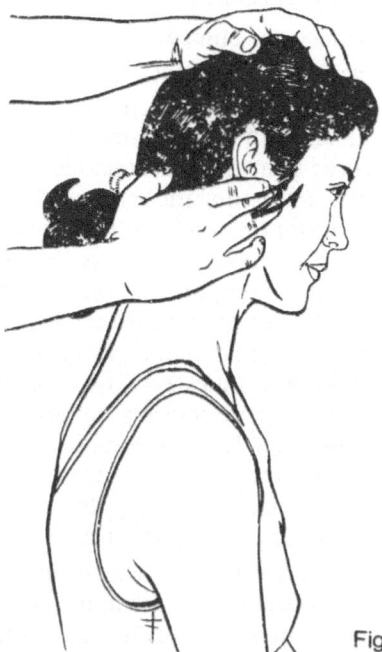

Fig. 5

funcionales. Primero se debe cerrar la boca unas veinte veces, incrementando la fuerza y relajando poco a poco. Aunque este ejercicio se hace una vez al día, se debe repetir. El segundo ejercicio consiste en separar ligeramente los dientes y mover la mandíbula de izquierda a derecha o de atrás para adelante. Cada día se hará este ejercicio diez o veinte veces, aumentando la escala del movimiento, en una sesión de seis a ocho semanas.

2. Lesiones de las partes blandas del cuello

La tortícolis suele ser una de las lesiones que afectan en mayor medida a jóvenes y adultos, presentándose con mayor frecuencia en los hombres que en las mujeres y, en los países con estaciones, en la primavera y el invierno. Es una enfermedad común en la práctica clínica.

Manifestaciones clínicas

Este síndrome agudo o crónico se caracteriza por una inclinación de la cabeza sobre el cuello, involuntaria y por lo general dolorosa. La cabeza no se puede levantar o rotar y el paciente se ve obligado a girar todo el cuerpo; con frecuencia encuentra obstáculo para dirigir la mirada en una dirección. Lo más notorio es el dolor de la nuca y la espalda, de manera particular, el espasmo en los músculos de la nuca, elevador del omóplato, parte superior del trapecio o inferior del esternocleidomastoideo. Al tocar con cierta presión sobre el borde inferior de la columna cervical en el ángulo escápuloclavicular del lado afectado, se siente dolor; de vez en cuando se observa rigidez muscular.

Los síntomas ligeros pueden desaparecer espontáneamente. También pueden tratarse adecuada y racionalmente a tiempo para controlar el progreso de la patología. Hay que anotar que aquellos síntomas que desaparecen con rapidez pueden reaparecer, pues tienen una historia semejante a las enfermedades recurrentes, aunque no haya síntomas clínicos de dolor y entumecimiento nervioso.

Se debe diferenciar de la torcedura de los músculos de la nuca, fascitis, subluxación atlantoaxial y de enfermedad degenerativa de la columna cervical.

Profilaxis

Ante todo se debe evitar el giro brusco de la cabeza. Para dormir se recomienda una almohada de altura adecuada y emplear los ventiladores por tiempo limitado.

Tratamiento

1. Mecer y girar:

Como ejemplo tomaremos la lesión del tendón del lado derecho. El paciente, sentado, recibe el tratamiento del operador, quien se encuentra de pie, atrás; coloca ambos pulgares en la parte posterior del occipucio y sostiene la mandíbula con los otros dedos mientras presiona los hombros con sus antebrazos. Levanta la cabeza hacia el lado izquierdo al tiempo que la hace rotar, volviéndola a su posición normal. (Fig. 6)

2. Masajear y tocar los tendones:

Masajear con la yema de los pulgares sobre el tendón del lado derecho del cuello y sobre el tendón longitudianal posterior de la columna cervical, de arriba abajo. Se repite, por separado, tres veces y se frota el músculo angular del omóplato y el trapecio. Para eliminar la contracción y aliviar el dolor, se cambia la manipulación de tocar los tendones, elevando y tocando primero con el pulgar y el índice los músculos

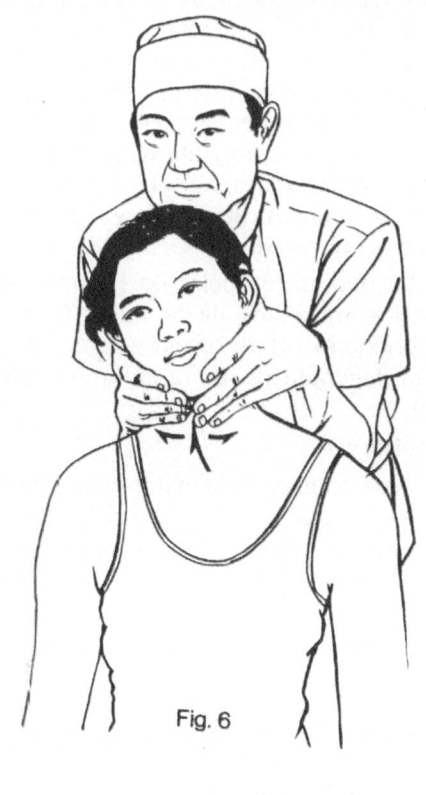

Fig. 6

del cuello, el trapecio del lado afectado y en especial los pequeños músculos internos del cuello. En cada lugar se elevan a distinta altura tres veces, se relaja y se masajea con el lado radial de la palma de la mano.

Esta manipulación se hará con cierta fuerza pues el sitio afectado está entre tendones y músculos. Se emplea la base de la palma de la mano, el músculo tenar mayor del lado radial de la palma, o las yemas de los dedos; con ellos se presiona ligeramente en algunos sitios o puntos a la vez que se hacen suaves movimientos giratorios. Las manos no deben separarse de la piel, evitando que la manipulación se convierta en frotamiento. Al tocar los tendones se deben elevar firmemente junto con los músculos, con el pulgar y el índice. Se debe usar mucha fuerza para levantar y soltarlos, de manera natural, semejando un arco. (Fig. 7)

3. Arrastrar, vibrar, empujar y presionar:

El operador se coloca de pie detrás del paciente, con el brazo derecho doblado, pasa el antebrazo por debajo de la mandíbula y coloca la mano en el lado sano del hombro. Con la fuerza del brazo, los dedos índice, pulgar y medio de la mano izquierda sostienen la parte posterior del occipucio para elevar y arrastrar al tiempo que lo balancea un poco de izquierda a derecha. Si el operador no siente ninguna reacción de resistencia en el cuello, de inmediato puede vibrar las manos, en ese momento suele escuchar un chasquido. Después del relajamiento, el operador se coloca al lado afectado del enfermo para empujar y presionar con la palma de la mano la parte superior de la lesión. Con la mano izquierda toma los dedos de la mano izquierda del paciente al tiempo que dobla los brazos, extendiéndolos hacia los lados. A continuación aumentará la fuerza de ambas

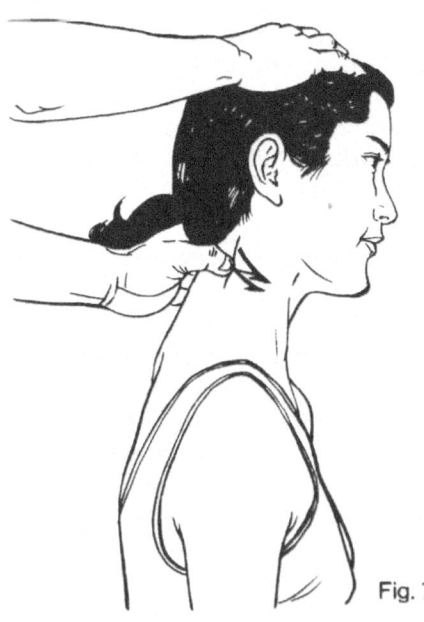

Fig. 7

manos, empujando y presionando hacia el lado opuesto hasta relajar los músculos del cuello.

4. Digitopuntura:

Se puede presionar con los dedos el punto *chengshan* (V. 57) del canal de la vejiga *taiyang* del pie, que se encuentra por debajo de los músculos gastrocnemios (gemelos de la pierna), en la línea que une el punto medio del pliegue transversal de la zona poplítea; o el punto doloroso, localizando exactamente el punto sensible. Estos sitios se pueden localizar en el mismo lado afectado o en el del miembro sano. Se deben coordinar las actividades funcionales positivas de la cabeza y del cuello con el fin de obtener mejores resultados.

Ejercicios funcionales

1. Alargar la cabeza hacia atrás, girándola:

Sentado o de pie, el paciente debe extender la cabeza hacia atrás, girándola a la izquierda o la derecha.

2. Postura como pajarito volando:

La posición es similar a la anterior. Se debe realizar coordinando los movimientos del cuello y de las manos. Por una parte se necesita extender lateralmente el cuello y por otra doblar el codo y extender la muñeca, presionando con la palma de la mano hacia abajo. El ejercicio se efectúa dos veces al día, alargando el cuello a cada lado diez veces. Se puede repetir. (Fig. 8)

3. Torcedura muscular del cuello

Esta enfermedad congénita que por lo general se presenta de manera unilateral, es una de las más comunes de las torceduras de cuello. A causa de la contractura congénita del músculo es-

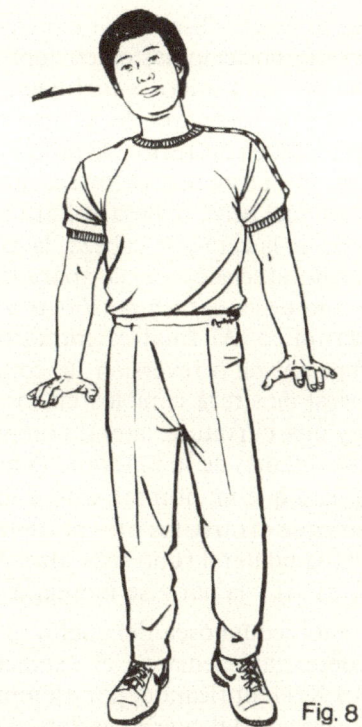

Fig. 8

ternocleidomastoideo en un sólo lado, la cabeza está inclinada en esa dirección en tanto que la faz y la mandíbula le están hacia la opuesta, desequilibrando el normal desarrollo de la cara y del cuello.

Manifestaciones clínicas

La contractura unilateral se manifiesta poco después del nacimiento, y el endurecimiento del esternocleidomastoideo es progresivo. Posteriormente aparece un núcleo duro en los sectores medio e inferior del vientre, se siente dolor en un área de uno a uno y medio centímetros de largo por medio o uno de ancho. Al girar la cabeza hacia el lado sano hay tirantez o resistencia y la inclinación es persistente. Después de jalar y soltar reaparece la inclinación. Pasados tres o seis meses pueden desaparecer algunos hematomas. Poco después se puede observar la contracción del esternocleidomastoideo del lado afectado, agravando la inclinación del cuello y la torcedura de la mandíbula hacia el lado contrario. De no corregirse en los primeros 18 meses del desarrollo del bebé, se desarrollará la asimetría de la cara y la cabeza, la atrofia del lado afectado con la aparición de un lado de la cara hipotrófico y otro hipertrófico. Al final es imposible la compensación o reversión, la columna cervical mostrará cambios en los huesos y una curvatura lateral compensatoria. Además de lo anterior, la asimetría hará que un hombro esté a mayor altura que el otro, los ojos perderán su simetría bilateral (uno más alto, el del lado sano) y la nariz se inclinará.

La torcedura ósea del cuello se puede descartar mediante el examen de rayos X, identificando, por ejemplo, la deformación del cuerpo vertebral de la columna vertebral.

Clínicamente ha de prestarse especial atención a la deformación del cuello como consecuncia de anomalías del músculo ocular o de la mácula lútea de la retina.

Profilaxis

Los objetivos del tratamiento de esta patología se deben centrar en corregir la deformación y prevenir las complicaciones. Por lo general, todos los niños crecen y se desarrollan con rapidez, por lo cual es fácil descubrirla a tiempo y tratarla. De no existir otra deformación secundaria, en el período primario se ha de tratar de inmediato. De existir la deformación secundaria, se debe controlar y frenar el desarrollo progresivo cambiando un poco el tratamiento. Los métodos terapéuticos no son difíciles y se pueden enseñar a los padres, cuidando de revisar y guiarlos continuamente. Además se puede emplear el collarín cervical para prevenir la deformación.

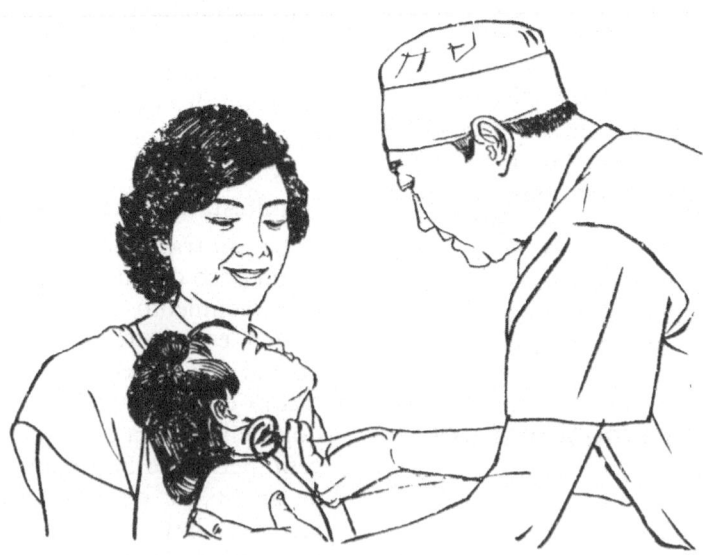

Fig. 9

Tratamiento

1. Frotar y masajear:

El bebé debe ser tomado en brazos o estar en decúbito ventral. El operador, frente a él o sentado a su lado sano, frotará y masajeará en ambas direcciones, de arriba abajo, con el pulgar y el índice, y de ser necesario con el medio, pellizcando el esternocleidomastoideo, en particular el núcleo duro. Cada vez debe hacerse durante unos dos o tres minutos y repetirse después de unos minutos. (Fig. 9)

2. Torsionar y presionar:

Este método es usado principalmente durante el sueño, y su propósito consiste en colocar la cabeza en una posición adecuada, se puede torsionar la cabeza con las manos para fijarla durante dos o tres minutos, luego se suelta, y se repite o se mantiene la cabeza con la almohada en una posición correcta. Al despertar el paciente, se le debe poner la cabeza en una posición razonable, coordinada con la colocación adecuada de los juguetes. A dia-

rio, al darle la comida o jugar con el bebé, hay que conducirlo para que mantenga la cabeza en una posición justa. Así pues, con el tiempo, se puede obtener una mejora y la corrección.

El otro proceso y técnica de esta manipulación consiste en combinarla con las acciones de rotar y balancear, teniendo en cuenta que se presionará ligeramente para corregir la asimetría de la bóveda craneal. (Figs. 10 y 11)

Además en los pacientes con asimetría facial, se puede emplear la base de la mano (se entiende por base de la mano las partes de las eminencias hipotener y tenar, señaladas en la ilustración de la página siguiente) para masajear la cara hipotrófica, hasta sentir caliente la parte atrofiada.

4. Síndrome espondilótico cervical

Esta es una enfermedad degenerativa, característica de la senectud. Debi-

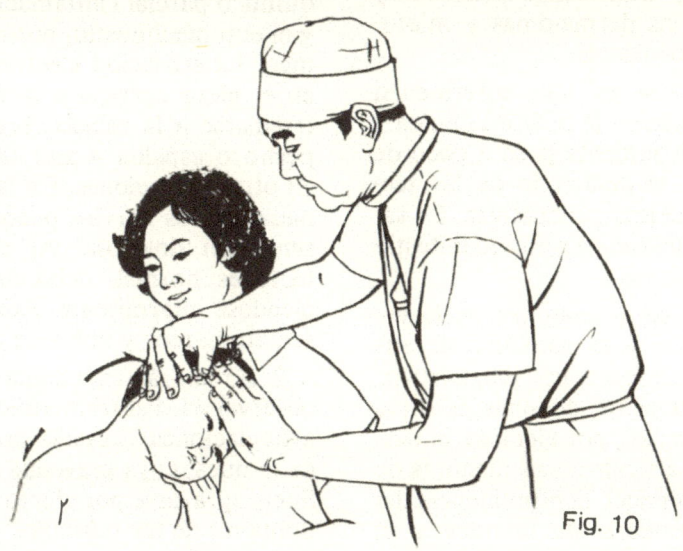

Fig. 10

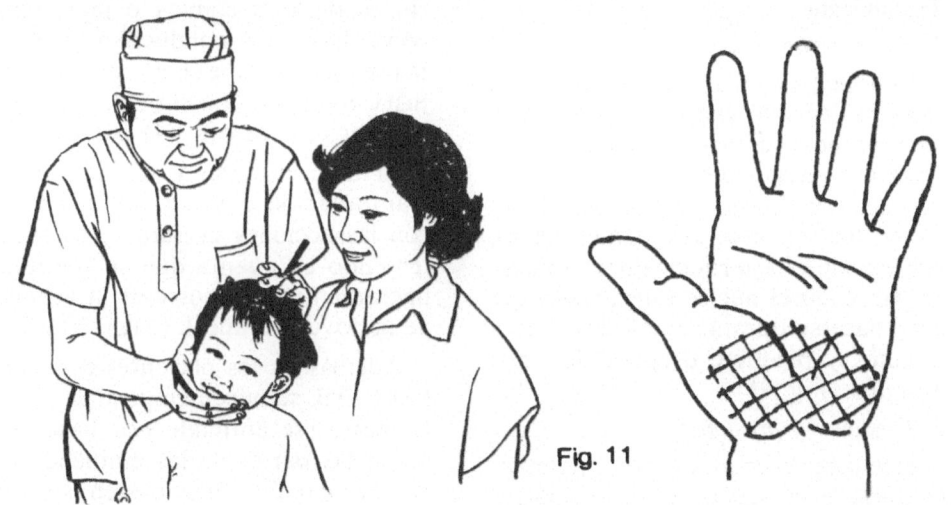

Fig. 11

do a la degeneración de las vértebras, la aparición de osteófitos, estrechamiento de los espacios intervertebrales y artrosis facetaria, se presionan e irritan las raíces de los nervios cervicales, la medula espinal, las arterias vertebrales y otras partes blandas. Se produce dolor, entumecimiento, debilidad y limitación funcional local o refleja en las extremidades y la columna dorsal. La sintomatología dolorosa se puede sintetizar así: transtornos sensitivos y motores en los dermatomas y miotomas correspondientes.

También esta es una enfermedad bastante común en la práctica clínica y su incidencia aumenta poco a poco de acuerdo con el desarrollo de las técnicas y las fuerzas productivas. Es variable y complicada en sus manifestaciones y situación.

Por razón de la anatomía de la columna cervical y la patología de sus tejidos, se hace necesario diagnosticar independientemente de unas u otras enfermedades; así, por ejemplo, el desorden de las articulaciones menores de la columna cervical, la prominencia del disco intervertebral de la nuca y el síndrome de calcificación de los ligamentos longitudinales posteriores, corresponden a una división detallada, concreta y razonable.

Manifestaciones clínicas

1. Dolor y entumecimiento como una corriente eléctrica irradiada. Estos síntomas se acentúan a diario en la medida en que se irritan y presionan las raíces de los nervios de la nuca. La irritacción es causada por un estímulo químico parcial (inflamación aséptica) y el entumecimiento, por agente mecánico. La sensación eléctrica, mostrada en el plexo cervical o braquial, puede irradiarse a la cabeza, brazos, manos, pecho o espalda y aún transformarse en otras sensaciones. En la zona dominada por los nervios puede cambiar la sensación dolorosa. Al comienzo, el tacto es normal, debilitándose o haciéndose intermitente. Además se presentan mareos y dolor de cabeza.

2. En la práctica clínica es frecuente observar el disturbio funcional de las articulaciones causado por la rigidez de la nuca, cuya gravedad es diferente. Suele agravarse por efecto del espasmo temporal de los músculos y el dolor es

tan agudo que inmoviliza la nuca durante algún tiempo. A causa de la metamorfosis degenerativa, la inflamación, la adhesión de las articulaciones, los ligamentos y otros tejidos, la estenosis del disco intervertebral de la nuca, la contractura de tendones y músculos, fibrosis, calcificación y rigidez de los tejidos, se debe limitar el tratamiento a las actividades de extensión de la cabeza hacia atrás, y rotación a ambos lados.

3. Atrofia y debilidad muscular: Este fenómeno es de aparición tardía y son pocos los casos con manifestaciones obvias. La primera es el fácil cansancio cuando el paciente utiliza la columna cervical en su actividad cotidiana.

4. Síntomas aparecidos por el cambio patológico del canal vertebral: En el período primario se muestran los músculos de los miembros inferiores muy tensos, las acciones no concuerdan, la tensión muscular es elevada. Se dificulta el caminar y la capacidad laboral. El tórax y el abdomen manifiestan tensión y se pierde la capacidad para efectuar acciones menudas. En el período avanzado se presenta laxitud esfinteriana, obstrucción en las vías fecales y urinarias, sensación de reblandecimiento en las plantas de los pies, parálisis espástica en los miembros y mayor dificultad para actuar.

Los exámenes mediante los modernos métodos diagnósticos, como son el empleo de una solución de yodo radiactivo, la tomagrafía axial computarizada, el escaner, etc. ayudan en el diagnóstico y diferenciación de estos síndromes.

Podemos decir que esta enfermedad es de tipo mixto. Frecuentemente se toma el síntoma doloroso y de entumecimiento como lo principal, sin que por ello se dejen de observar otros síntomas como el entumecimiento de la lengua, obstáculos para tragar o vocalizar, visión borrosa, distensión de las manos y de los ojos, mayor o menor transpiración y otras manifestaciones más complicadas. Sin embargo, la terapéutica e incluso la moderna medicina tienen la tendencia al tratamiento no operatorio como lo principal.

La seudoangina de pecho o angina de pecho cervical está caracterizada por dolor en el nervio del plexo braquial, en la rama del lado interno del nervio torácico anterior de la séptima vértebra cervical y la primera vértebra dorsal y la rama del lado externo del nervio torácico anterior de la sexta y séptima vértebras cervicales. Por relación con la actividad de la nuca, se presenta dolor a la presión de la pared torácica, sensación de ardor, de distensión, etc. El transcurso de la enfermedad es muy lento, los síntomas aparecen generalmente en la noche o la madrugada; en el electromiograma se presenta un potencial eléctrico patológico, se puede descubrir la variación anormal de la curvatura fisiológica y una metamorfósis degenerativa de las articulaciones óseas, por medio del examen radiológica, pero los resultados del electrocardiograma serán negativos.

Profilaxis

Esta es una enfermedad de edad madura y anciana, sin embargo la mayoría de los cambios de ella son consecuencia de una metamorfosis crónica degenerativa. Con frecuencia la variación comienza en el período infantil o juvenil, por lo cual desde esas edades ha de prevenirse. A pesar de la vitalidad orgánica del cuerpo y alta capacidad de compensación de niños y jóvenes, en el cuerpo hay factores latentes difíciles de descubrir. Debe prestárseles atención al descubrirlos pues de lo contrario se presentará la enfermedad de la columna cervical.

Se debe prestar atención a la adecuada utilización de la almohada. En el estudio y el trabajo se debe tomar una postura correcta y combinar el trabajo con el descanso, haciendo ejercicios adecuados para la nuca.

Tratamiento

Se puede emplear las manipulaciones de masajear, torsionar y tirar. La manipulación de tirar implica ejecutar una fuerza de tracción, es decir, empujar y extender; la manipulación de masajear sirve para resolver los síntomas de dolor, entumecimiento y debilidad, y es la descrita en el tratamiento de la lesión de tendones; la manipulación de torsionar busca recuperar las funciones de las articulaciones.

1. Masajear y golpear ligeramente los tendones:

Tomemos como ejemplo el lado izquierdo. El paciente estará sentado o en decúbito dorsal y de espaldas al operador, quien con la mano izquierda toma la cabeza del paciente y luego con el pulgar derecho, que coloca en el lado izquierdo del cuello, empieza a masajear tres veces los músculos espinales de arriba abajo; especialmente se necesita masajear la región de la apófisis espinosa de la séptima vértebra cervical, el tendón y la masa muscular rígida y espástica. Poco después el operador utiliza dedo medio de la mano derecha para masajear los músculos espinales del lado derecho del cuello. Si se necesita estimular el nervio dorsal de la escápula, es mejor usar la manipulación de golpear de manera ligera el tendón, es decir, se puede golpear el tendón con la fuerza del brazo extendiendo el pulgar, esta forma es similar a palear la tierra con una pala. Cuando se golpea ligeramente la masa muscular a la altura de la séptima vértebra

cervical, el paciente puede sentir una sensación como eléctrica que se irradia a la región dorsal. Después, en el músculo angular del omóplato (en el ángulo escápuloclavicular superior) y en el músculo romboide (en el borde escápuloclavicular), se golpea varias veces la masa muscular, para intensificar el efecto. Si en las regiones periféricas proximales (hombro y espalda) o distales (abdomen y región lumbar) existen síntomas, se puede alternar con la manipulación de masajear o de golpear para estimular la arteria subclavia del omóplato durante dos minutos, para finalizar se puede masajear en él con el lado radial de la palma para relajar. También se pueden masajear tres veces las apófisis espinosas cervicales de arriba abajo.

Al usar la manipulación de golpear de manera ligera el tendón, hay que hacerlo con el pulgar extendido y los otros cuatros dedos doblados; se deben

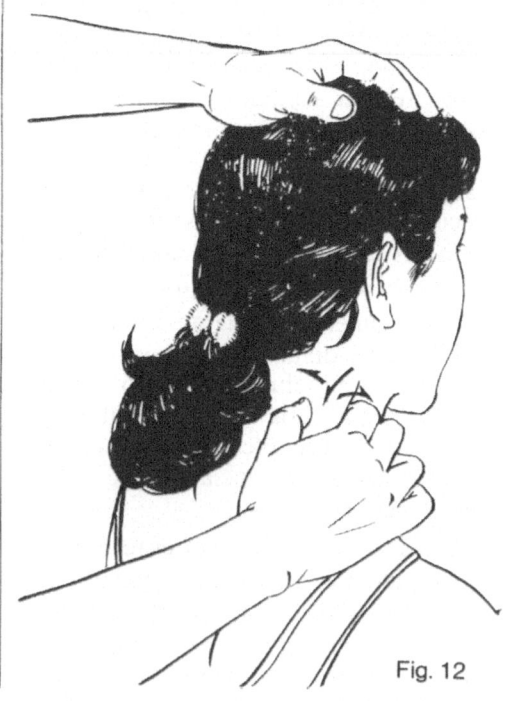

Fig. 12

tomar precauciones para evitar la torcedura del segundo dedo, debido a la fuerte curvatura del pulgar, cuando se golpea el tendón; la uña forma un ángulo de 40° a 60° con la superficie del sitio donde se golpea. (Fig. 12)

En el caso de la seudoangina de pecho, el paciente siente dolor en la pared torácica, y se puede estimular el nervio intercostal correspondiente. Para ello el médico se puede poner de pie a un costado y con el pulgar derecho presionar la zona cercana a la clavícula, siguiendo la zona cervical hasta encontrarla, al mismo tiempo, en colaboración con la mano izquierda, sostiene y presiona el vértex de la inclinación del lado afectado. El enfermo tendrá una sensación eléctrica que recorre la superficie anterior del tórax, en el mismo lado.

2. Tocar el tondón:

Sirve para relajar el tendón y aliviar el dolor.

El médico se pone de pie a la espalda del paciente, con el pulgar e índice eleva y toca los músculos esternocleidomastoideo y trapecio del lado afectado, sobre todo en la inserción proximal a la apófisis mastoidea, incluso el músculo romboide y una parte del músculo angular del omóplato. El médico se puede situar de pie frente al enfermo para tocar y elevar el músculo esternocleidomastoideo dos o tres veces y luego relajarlo.

3. Torsión:

Este método puede cambiar el estado anormal que existe entre los tejidos, resolver las adherencias, promover la recuperación funcional de las articulaciones. Hay que dominar estrictamente las indicaciones.

El médico se pone de pie tras la espalda del enfermo; primero usa la manipulación de balancear la cabeza, luego usa la manipulación de torsión. El método anterior sirve para evaluar la capacidad funcional y algunas sensaciones desagradables, como el mareo, además, es favorable para ejecutar el método siguiente.

a. Torsión en posición sedente: El operador, con la mano izquierda sostiene la mandíbula del lado opuesto por su parte inferior, con la mano derecha presiona la región occipitoparietal del mismo lado. Los puntos esenciales son los siguientes: Primero el enfermo inclina la cabeza hacia adelante, hasta sentirse cómodo. Desde arriba se presiona con la mano apoyada en la región occipitoparietal, y contraer hacia abajo, al mismo tiempo, tracciona hacia el propio operador con la mano que aguanta la mandíbula del lado opuestó, formando así, conjuntamente, una fuerza de torsión, presionando y rotando la columna cervical. Manteniendo la cabeza de este modo, el operador lo hace girar hacia un lado tanto como es

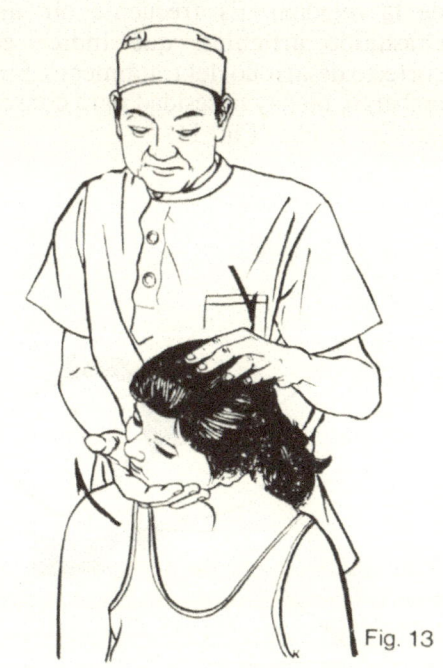

Fig. 13

posible y luego la empuja con fuerza hacia dicho lado, con frecuencia se puede oir un ruido frágil, mostrando un marcado mejoramiento. Primero se aplica en un lado, luego en el otro. Su objetivo consiste en reajustar las relaciones normales de las facetas articulares cervicales superior e inferior. Es mejor utilizar la posición sedente en los enfermos que consulten por primera vez. (Fig. 13)

b. Torsión en decúbito: Cuando se torsiona el lado izquierdo, con la mano izquierda se sujeta la parte occipital y se la flexiona, con la mano derecha se presiona la parte derecha de la mandíbula inclinándola hacia el lado izquierdo. Al torsionar el lado derecho, con la mano derecha se aguanta la parte izquierda de la mandíbula del enfermo, inclinándola hacia el lado derecho; la región temporal derecha se apoya en el antebrazo derecho del médico, quien sostiene el occipucio con la mano izquierda. La fuerza de tracción será fuerte y equilibrada en ambos sentidos de la rotación. Es frecuente oír un chasquido articular, que indica el correcto desarrollo del tratamiento. Sin embargo, no hay necesidad para conseguir ese ruido. (Fig. 14)

Realmente la manipulación de torsionar también es un ejercicio pasivo para las articulaciones. Se utiliza la fuerza con ambas manos en la misma dirección o en la opuesta extendiendo pasivamente o girando las articulaciones. Ese método sirve para las enfermedades de la columna vertebral y las articulaciones. Como la aplicación de fuerza es directa hay que atenerse estrictamente a las indicaciones, controlar el margen de los movimientos y el carácter gradual de la manipulación. Primero hay que cerrar las articulaciones, luego torsionar con fuerza brusca, e inmediatamente relajarlas. Los enfermos deben relajar la mente y los músculos afectados. Es muy importante la colaboración del paciente durante el curso de la manipulación. Hay que desviar la atención del paciente diciéndole que gire hacia un lado. El médico puede torsionar en caso de que los músculos ya estén relajados.

Otra medida es la tracción, que se puede efectuar con aparatos, por ejemplo se utiliza un aparato de contrapeso de cien kilos. La tracción interrumpida (cada vez dura de cinco a seis minutos) es de eficacia rápida y se efectua con seguridad en el eje del cuerpo. Tam-

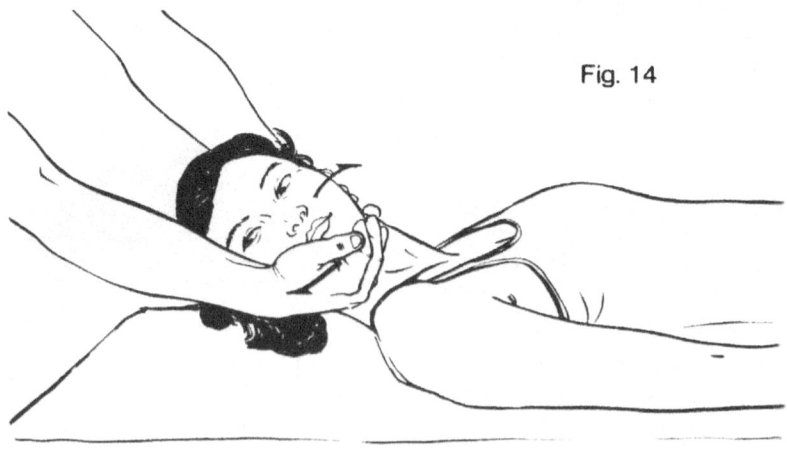

Fig. 14

bién se puede emplear la instalación de tracción eléctrica del tipo de onda de pulso. Estos aparatos son más ventajosos que el instrumento tradicional de tracción cervical de poco peso (generalmente de 10 a 20 kilos); no obstante, hay que utilizarlo de manera prudente.

4. Empujar, tirar y tocar el tendón adormecido:

Sirve para eliminar y aliviar las sensaciones de dolor, parestesias y debilidad. Tomemos el lado derecho como ejemplo:

El enfermo se coloca en posición sedente y el médico, de pie, a sus espaldas. Con la mano derecha sujeta la muñeca del enfermo para levantarla, extendiendo el brazo hacia fuera, y formando un ángulo recto. El operador sujeta entre los dedos pulgar e índice izquierdos el cuerpo muscular del bíceps braquial, mientras cuatro dedos se fijan por arriba, sobre el canal formando por la fascia medial del tríceps braquial, el bíceps braquial anterior; el pulgar se coloca en el surco del bíceps braquial anterior, donde atravieza el nervio radial y medialmente el nervio mediano (está situado en el lado externo tras el deltoides aproximadamente 1,5-2 cm.) con el fin de buscar el sitio hipoestésico (el tendón adormecido). Al encontrarlo, con la uña del pulgar se empuja y tira el nervio tres veces, ascendiendo y descendiendo a distinta altura hasta producir una sensación eléctrica que se irradia distalmente hacia el pulgar e índice, con movimientos involuntarios de estos dedos y de la muñeca. (Figs. 15 y 16)

En personas obesas, robustas y quienes presenten cambios nerviosos, se puede buscar el nervio radial (el tendón adormecido) en los tres lugares siguientes, aunque al encontrar uno de ellos, no es necesario seguir buscando.

1. Con la mano izquierda se sostiene el codo derecho, la mano derecha descansa sobre el hombro; fijando el pulgar en la parte superior, los otros dedos avanzan desde la parte anterosuperior del hombro hacia la axila. Principalmente se empuja y tira con el índice el lado radial de la axila, hasta que el paciente sienta una sensación de entumecimiento o como una corriente eléc-

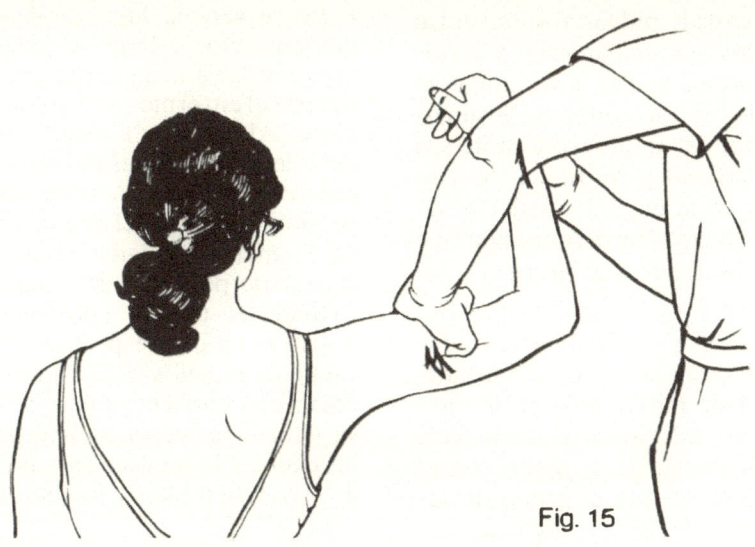

Fig. 15

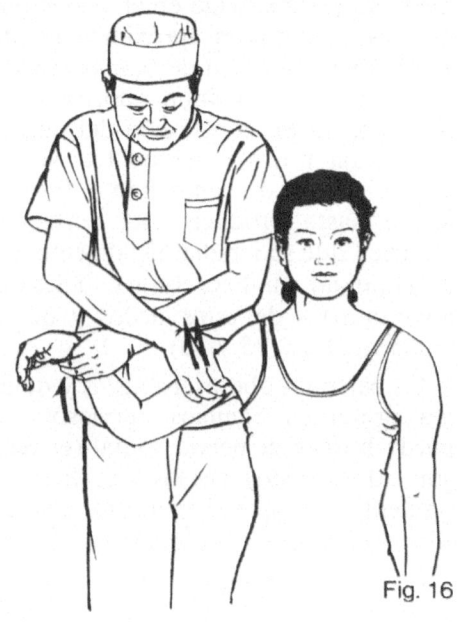

Fig. 16

trica que se irradia hasta el pulgar y el índice.

2. Si no se lo encuentra, se puede localizar a nivel del pliegue anterior radial de la articulación del codo. Se toma la muñeca con la mano derecha de la manera descrita anteriormente, se sostiene el codo con la mano izquierda, aplicando el dedo pulgar al surco entre los músculos braquial anterior y el origen del músculo radial, justo donde el nervio radial se introduce en la superficie anterior del antebrazo y emite sus ramas superficial y profunda. Se empuja y tira de la masa muscular hasta obtener el efecto eléctrico deseado que se irradia distalmente al primero y segundo dedos.

3. A veces es muy fácil encontrar la zona de hipoestesia o tendón entumecido en el lado radial de la parte inferior de las articulaciones de la muñeca, cerca de la palma de la mano con el inconveniente de que el grado de las sensaciones es de menor intensidad.

Si existe la necesidad de empujar y tocar los nervios mediano y cubital, entonces el enfermo adoptará una posición sedente o supina. El médico sostiene el codo con la mano izquierda, separando el brazo unos 90 grados, coloca la mano derecha en el hueco axilar y tomando suavemente el paquete de vásculo nervioso empuja y tira el tendón entumecido, semejante a una cuerda resbalosa; el pulgar se fija por arriba, sólo se utilizan el índice y el medio para empujar y tirar, hasta que el enfermo tenga la sensación buscada. Los dedos y la muñeca se flexionarán y temblarán involuntariamente.

Se puede empujar y tirar el nervio cubital en lado distal del epicóndilo medial, donde el nervio cubital se hace exterior y se introduce en el músculo supinador, tocando el tendón hipoestésico para estimular el nervio. El operador se puede sentar o estar de pie frente a un lado del enfermo. Con el codo izquierdo sosteniendo el codo del enfermo, levanta el hombro en ángulo recto, pone los dedos de la mano izquierda en la superficie posterior del hombro y toca con la mano derecha el tendón entumecido en la superficie proximal de la axila. Obviamente primero se verá la línea de demarcación del músculo, debajo se puede palpar algo similar a una cuerda gruesa que al tocarla el enfermo sentirá como electricidad. Al empezar a tocar el tendón, se debe levantar con el pulgar e índice la cuerda tendinosa. A veces se necesita presionar hacia adelante con los dedos de la mano izquierda colocada en la superficie posterior del hombro, intercalando el tendón adormecido entre pulgar e índice. Después de levantar, se suelta de inmediato. El paciente sentirá como una corriente eléctrica. Si se eleva y toca tres veces, a distintas alturas, los dedos y la muñeca se van flexionando y tiemblan simultáneamente. (Fig. 17)

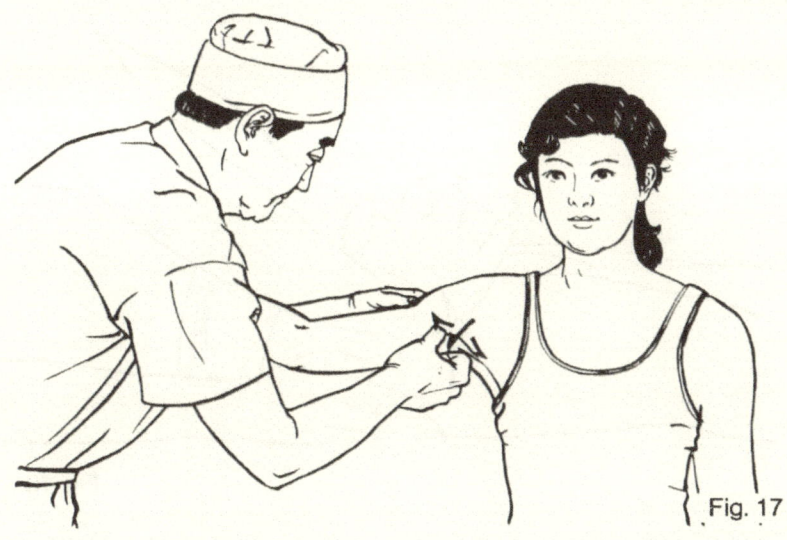

Fig. 17

Después de tocar, empujar y tirar el tendón entumecido, hay que mover los dedos a fin de aliviar algunas sensaciones desagradables, tras efectuar la manipulación. El método es el siguiente: Se sujeta con una mano la muñeca y con la otra se sujeta el dedo a manipular entre los dedos índice y medio y se dobla a la vez que se tira de él hacia fuera, con una fuerza mediana, y se acompaña de un chasquido; luego los otros dedos, uno por uno.

5. *Presionar el punto acupuntural:*

Se usa para eliminar el dolor e incrementar la fuerza.

Con el enfermo en decúbito supino, el médico presiona la cresta ilíaca hasta cierta profundidad, luego toca con el pulgar e índice el tendón lumboabdominal dos o tres veces, en lugar de presionar el punto acupuntural; toca el tendón en el lado externo del muslo en vez de presionar el punto acupuntural *fengshi* del canal de la vesícula biliar *shaoyang* del pie, (localizado así: se pone el paciente de pie con las manos estiradas contra las piernas, y la punta del dedo medio lo señala; o en la línea media de la parte externa del muslo, 7 *cun* por arriba del pliegue poplíteo). En otras palabras, se presiona ese punto con el pulgar doblado, con la palma de la otra mano presiona el pulgar varias veces con la fuerza del brazo. Se puede usar el método digitopuntural (éste es el origen de los masajes): se presiona el punto acupuntural con el dedo medio intercalado entre el pulgar y el índice, y junto con la fuerza de la muñeca y el brazo, se realizan movimientos de temblor durante uno o dos minutos, en intervalos que aumentan la frecuencia. (Fig. 18)

Se presiona el tendón de Aquiles en el caso de que el enfermo esté en decúbito prono. El médico pone la planta del pie del enfermo cerca de su abdomen, con ambas manos agarra por separado los maléolos y coloca los pulgares a los lados del tendón de Aquiles, luego estruja y presiona simultáneamente, y hace masajes más de diez veces; después flexiona la pierna afec-

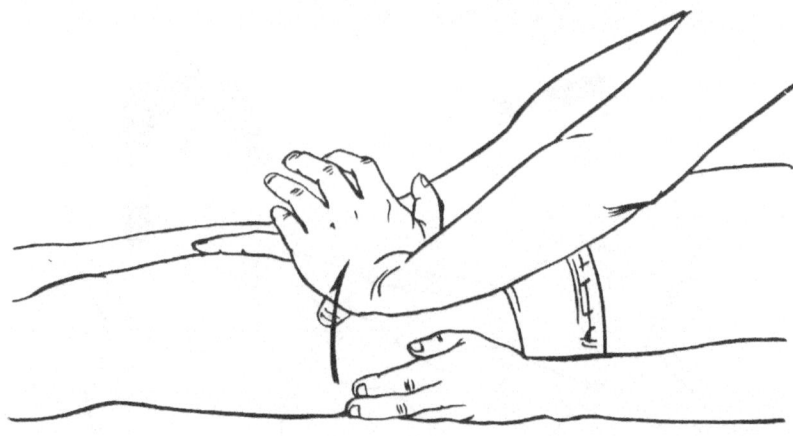

Fig. 18

tada. Poniendo la planta hacia arriba, presiona con ambos pulgares en dos puntos localizados proximal y distalmente a un *cun* del punto acupuntural *yongquan* del canal del riñón *shaoyin* del pie (se localiza en la depresión de la planta del pie cuando está flexionado, es decir, la parte central de la planta), durante uno o dos minutos. (Fig. 19)

Ejercicios funcionales

1. Extender la cabeza hacia atrás:

Este método sirve para ejercitar los movimientos de flexo-extensión de la cabeza y de la nuca, porque puede corregir la incapacidad de extensión. Se recomienda ejecutar los ejercicios estando el paciente sentado, de esta manera se evitarán accidentes por desvanecimiento del paciente, y así las acciones serán más correctas. En ningún caso se deben hacer sin precaución los ejercicios de extender la cabeza, tampoco se pueden hacer demasiado fuertes y rápidos. Este ejercicio favorece la recuperación de la curvatura fisiológica de la columna cervical e incrementa la fuerza muscular. Se debe extender de manera adecuada la cabeza hacia atrás, para luego girar la cabeza. Cada

día se hará una vez, por un período de 15 a 20 minutos. Es preciso realizar las acciones correctas y, es importante insistir en ello. También se puede realizar con el paciente en decúbito prono: se aguanta con ambas manos la mandíbula, extiendo la cabeza hacia atrás y luego se gira de izquierda a derecha. Es

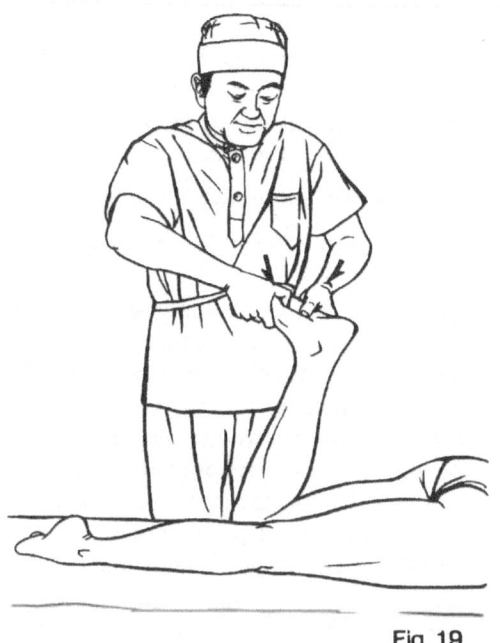

Fig. 19

factible realizar las maniobras en decúbito supino, pero hay que colocar un
cojín alto bajo el hombro y la espalda.

2. Dar media vuelta mirando la luna
(El rinoceronte mira la luna):

El enfermo se sienta con las piernas
ligeramente separadas y los dedos de
ambas manos entrecruzadas. Inclina
hacia adelante la mitad superior del
cuerpo y descansa los antebrazos sobre
los muslos con los dedos entrelazados
y las palmas hacia arriba. La cabeza y
el tronco rotan hacia el lado izquierdo,
luego la cabeza se levanta hacia atrás,
como si estuviera mirando la luna. Al
mismo tiempo, el hombro izquierdo se
eleva ligeramente y el hombro derecho
se baja, por lo que se presiona con el
brazo derecho la pierna. Se hace igual
con el otro lado, cada vez de 15 a 20
movimientos. (Fig. 20)

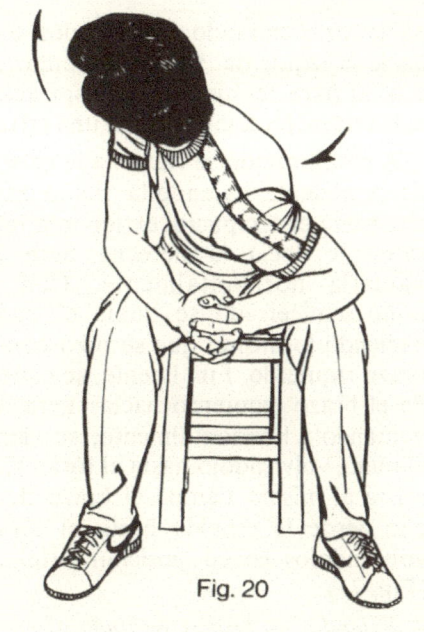

Fig. 20

3. Doblar el codo girando la cabeza
(Los nueve demonios desenvainan las
espadas):

De pie, con los piés juntos, se llevan
los puños a los lados del cuerpo a la
altura de la cintura. Se abre un puño,
se levanta la mano izquierda con fuerza, luego se baja lateralmente colocando la mano detrás de la espalda. Se
eleva el antebrazo en la medida de lo
posible, girando la palma hacia la espalda, y se pegan los dedos contra el
borde interior de la escápula del lado
opuesto. Despúes se levanta la mano
derecha sobre la cabeza, dando un ro-
deo, para sostenerla por la parte posterior. Con la cabeza entre la palma de la
mano derecha, se gira de inmediato
hacia la izquierda; se pegan los cuatro
dedos derechos contra el orificio del
oído del lado opuesto y se inclina con
fuerza el cuello hacia la derecha. En
este momento se presiona fuertemente
con la mano derecha, compitiendo las
dos fuerzas simultáneamente, al mismo tiempo se extiende la mano derecha

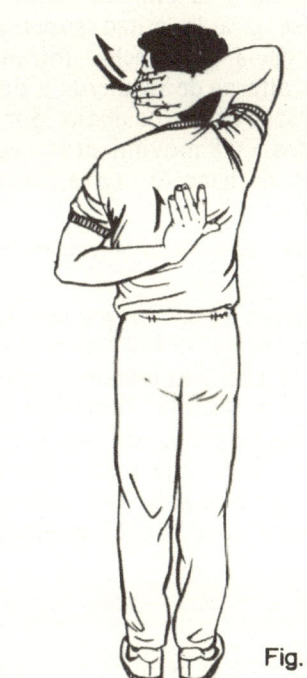

Fig. 21

hacia atrás mirando con los dos ojos hacia la izquierda. Se puede contar de 1 a 30 para terminar (una espiración más una inspiración forman una cifra).

A continuación se flexiona la cabeza hacia adelante, bajando la mano derecha hasta el occipucio, extiéndola lateralmente hacia la derecha para levantarla horizontalmente. Con el puño semicerrado se dobla el codo, haciendo lo mismo que se hizo con el brazo izquierdo. Finalmente, se extiende el brazo izquierdo hacia fuera, levantándolo horizontalmente; se cierra el puño, volviéndolo hasta el tórax y, se retira al mismo tiempo el brazo derecho desde la espalda hasta el tórax, volviéndolos en su posición original. (Fig. 21)

4. Extender los brazos mirando al cielo:

Se extiende con fuerza el brazo derecho hacia el cielo y la parte superior del tórax hacia adelante; se extiende el brazo izquierdo hacia abajo presionando el suelo y la cintura hacia atrás. Luego se gira la mitad superior del cuerpo hacia la derecha, mirando el cielo, se alterna de izquierda a derecha y los brazos de arriba abajo, por separado unos 5 u 8 movimientos, cada día es necesario hacerlo una o dos veces. (Fig. 22)

5. Voltear la cabeza encogiéndose de hombros:

Se relajan ambos brazos con los puños huecos, se dobla ligeramente el codo y se gira lentamente la cabeza a izquierda o derecha, al tiempo que se encoge de hombros con una velocidad rápida. Cada día una o dos veces y cada vez hay que encogerse de hombros continuamente entre 30 y 50 movimientos. (Fig. 23)

6. Mover la cabeza de izquierda a derecha:

Esta acción se asemeja a los lectores

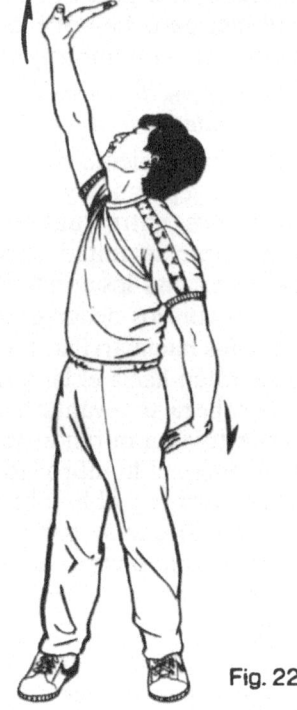

Fig. 22

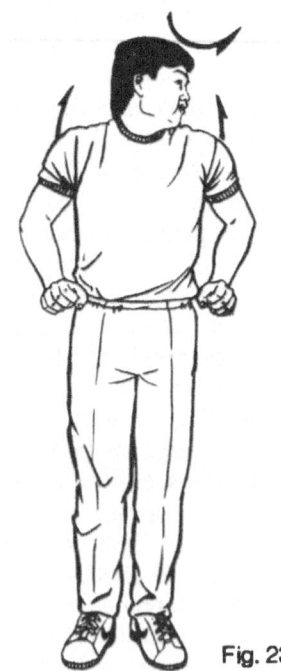

Fig. 23

antiguos recitando versos: se doblan ambos codos formando un ángulo recto y se cruzan los brazos sobre el tórax; se relajan los músculos moviendo la cabeza de izquierda a derecha de un modo rítmico unos 10 ó 20 veces.

7. *"El dragón penetra en el mar"*:

Sentado o puesto de pie con las piernas juntas, y ambas manos apoyadas en la cintura, se extiende el cuerpo hacia adelante bajando la cabeza. Luego se levanta la cabeza al mismo tiempo que se recupera la posición inicial. Se repiten 15 ó 20 movimientos.

III. LESIONES EN EL TORAX Y LA CINTURA

1. Esguince de la pared torácica

Se trata de un suceso doloroso producido por una contusión o un movimiento violento. Es una lesión de las partes blandas, cuyas principales manifestaciones son dolor y dificultad para los movimientos respiratorios.

Manifestaciones clínicas

Ese dolor está limitado al tórax, generalmente no se indentifican equimosis o hematomas, pero existe el dolor a la presión digital e inclusive se agrava el dolor con movimientos mínimos como al toser o al hablar. La aparición de la sintomatología dolorosa es lenta y progresiva. La evolución natural de la enfermedad es progresiva hacia el alivio completo de los síntomas. El curso de la enfermedad puede llegar a una semana o más. Algunos enfermos tienen el dolor limitado al borde costal inferior; en otros, el dolor se irradia a la espalda. El dolor referido se identifica como de tipo punzante y opresivo. En la exploración física se identifican puntos dolorosos localizados, principlmente, en la región pectoral y en la inserción braquial del pectoral mayor, la abducción es dolorosa y los movimientos respiratorios están limitados.

Tratamiento

En el estadio agudo, mediante el examen clínico y radiológico se descartarán la fractura costal y hemoneumotórax. La elección de los métodos de manipulación debe ser cuidadosa a fin de evitar molestias innecesarias al paciente. El reposo y el vendaje elástico son suficientes para el alivio de los síntomas. Además se debe educar al paciente para adoptar una respiración abdominal, lo que mejora notablemente los síntomas.

Al pasar el período agudo, se pueden aplicar las manipulaciones siguientes:

1. Empujar y frotar, toser e inflar:

Se adopta una posición sedente, o en decúbito lateral (con el lado afectado hacia arriba). El médico de pie, detrás del lado afectado del paciente, le sostiene con una mano el brazo y el codo del lado afectado para elevarlos y fijarlos, y empujará hacia abajo con la superficie palmar de la otra mano en la región pectoral. Al localizar el sitio doloroso se fricciona con fuerza presionando hacia abajo. Cada maniobra se realiza tres veces. El procedimiento es similar con el paciente en decúbito. Otro método de manipulación se realiza en colaboración con el paciente: se le pide que tosa y en este momento se realizan las maniobras descritas. (Fig. 24)

2. Tocar el tendón:

Con el paciente sentado se realizan masajes en el músculo pectoral mayor y la masa muscular dolorosa (inclusive el tendón del lado interno de la escápula y de la parte externa e inferior de la escápula) de tres a cinco veces y en diferentes alturas. Se puede adoptar la posición sedente o en decúbito supino para tocar el músculo pectoral mayor, pero se deben extender las articulacio-

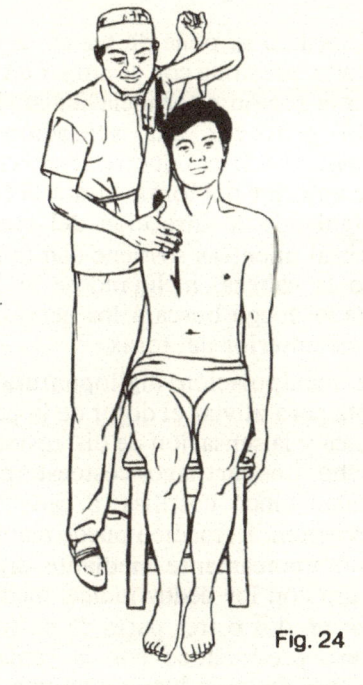

Fig. 24

nes del hombro del lado afectado hacia afuera, formando un ángulo recto. Para tocar el tendón del lado externo de la escápula se puede adoptar la posición sedente o en decúbito prono extendiendo el hombro hacia afuera formando también un ángulo recto. Al tocar el tendón del lado interno de la escápula, se adoptan las mismas posiciones, pero el operador moviliza las articulaciones del hombro del lado afectado que se extiende hacia atrás. Terminando esto se masajea con la primera falange del índice, medio y anular doblados hacia el dorso las articulaciones para relajarlas. Este método es apropiado para quienes presenten los síntomas de dolor de espalda que penetre hacia el tórax, o tengan neuralgia intercostal. (Fig. 25)

3. Frotar y golpear los tendones:

El enfermo adopta una posición sedente, se efectúa siguiendo el borde inferior de las costillas. La manipulación de frotar el tendón consiste en empujar y frotar hacia afuera con el índice y el medio desde el extremo del cartílago costal del esternón hasta la zona intercostal, del interior al exterior, se repite avanzando durante uno o dos minutos. Si el enfermo siente dolor fuerte en el borde inferior de las costillas, causado posiblemente por la fragmentación de fibras menudas, puede tocarse ligeramente y frotarlo en distintas direcciones a fin de aliviar el dolor. Esta manipulación se hace con poca fuerza, pero la manipulación de golpear el tendón será con más fuerza. Frecuentemente, en la zona dolorosa, se puede encontrar algo semejante a una cuerda, de carácter doloroso formando un ángulo cruzado, casi perpendicular a la costilla, se puede golpear de manera ligera el tendón varias veces. (Figs. 26 y 27)

4. Presión digital y digitopuntural:

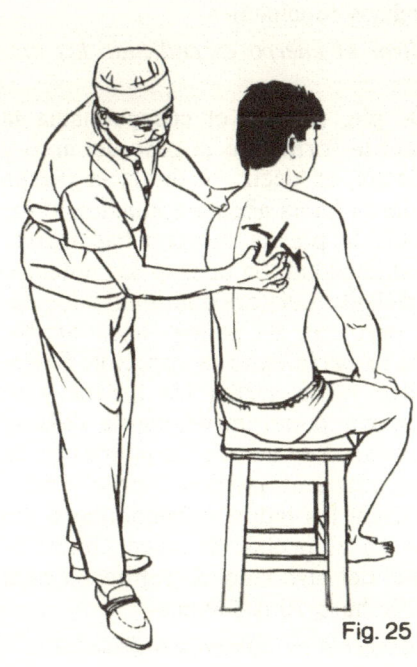

Fig. 25

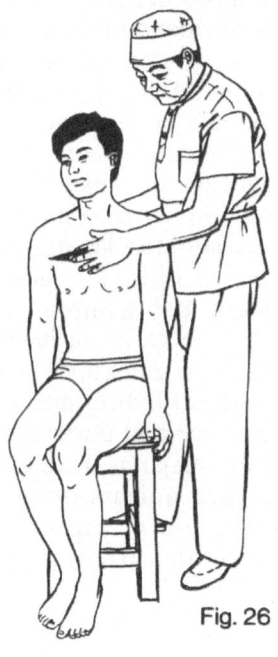

Fig. 26

El médico se pone de pie en el lado afectado, presiona con el pulgar de una mano la región esternoclavicular, buscando provocar una sensación de corriente eléctrica, que se irradia a la parte anterior del tórax. Usará la fuerza siguiendo la dirección del cuerpo vertebral mientras sostiene con la otra mano la cabeza, inclinándose al lado afectado, luego buscará los nervios de la zona anterior del tórax.

La manipulación digitopuntural se adopta para aliviar el dolor de la pared torácica y la sensación de distensión en el pecho. Los cartílagos costoesternales articulan cinco costillas, a cada lado del esternón. El médico puede manipular simultáneamente mediante digitopuntura con los dedos índice, medio y anular en dos o tres pares de costillas, primero presionando con la yema de estos tres dedos y luego empujando y masajeando en ellas, cada vez durante dos minutos. El médico puede enseñar al enfermo para que éste se trate a sí mismo. Se hará varias veces cada día.

Ejercicios funcionales

1. Girar el cuerpo extendiendo las manos:

De pie, se gira el cuerpo hacia la izquierda formando el paso del arco y la flecha, es decir, se dobla la pierna izquierda hacia adelante, quedando extendida la pierna derecha hacia atrás con intensidad. Se cruzan los antebrazos delante del tórax juntando los dedos, pero con las palmas hacia arriba, hacia la parte externa superior. Se extienden hacia arriba los brazos y se vuelven a poner rápidamente delante del pecho. Se vuelven las palmas hacia abajo, estirándolas con fuerza y rapidez hacia los lados, volviéndolas a colocar en el pecho. Se puede hacer lo mismo del otro lado. Se repite, en cada lado se hará 20 ó 30 veces.

2. Encogerse de hombros rodeándolos:

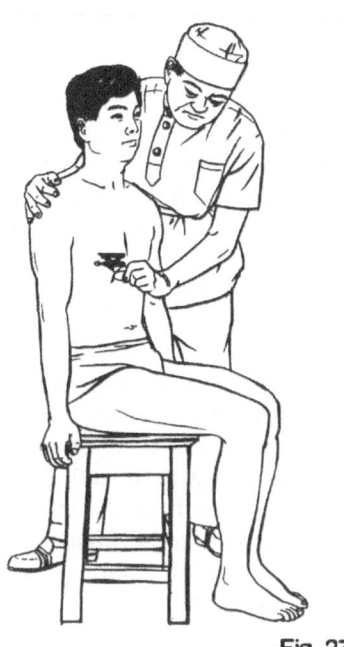

Fig. 27

El paciente se puede sentar o poner de pie. Con los codos flexionados, se toca el hombro con los dedos de la mano opuesta. Se rodea por ambos costados de adelante hacia atrás, encogiéndose de hombros. Cada día dos veces; se necesita hacer respectivamente 20 ó 30 movimientos cada vez y repetir el ejercicio.

3. Empujar las manos desde la parte posterior del cuerpo:

Se debe tomar una posición sedente, se extienden los hombros hacia atrás y se cruzan las manos a la altura de la parte posterior de la espalda. Se vuelven las palmas hacia atrás y hacia abajo, se empuja en repetidas veces hacia atrás mientras se saca el pecho, dos veces cada día; cada vez, 15 ó 20 movimientos. También se puede realizar estando el paciente de pie.

2. Torcedura de la articulación costovertebral

Los principales síntomas de esta enfermedad que se ven en la práctica clínica son el dolor y la distención en el hipocondrio.

Manifestaciones clínicas

Quienes contraen esta enfermedad presentan, generalmente, una historia clínica de torcedura y daño previo. En muchos casos esta enfermedad aparece de manera brusca. En el período agudo, el enfermo siente un dolor intolerable y tiene una sensación de gases dentro del hipocondrio; en tal circunstancia presenta involuntariamente una postura jorobada obligada, no se atreve a girar el cuerpo, toser, respirar de manera profunda ni reírse a carcajadas. En el período crónico aparecen otros síntomas: dolor sordo, rigidez de la espalda, distensión en el pecho, etc.

Mediante el examen, no se ve nada fuera del lugar dañado, aunque se siente tensión y espasmo al tocar el músculo, además de dolor por presión, dolor al respirar profundamente, el dolor se agrava cuando están afectados los miembros superiores del lado lesionado.

Para los adultos y ancianos hay que diferenciarla de enfermedades como la pleuritis o la artropatía de vértebras dorsales.

Profilaxis

Para prevenir esta enfermedad se deben hacer movimientos coordinados entre los miembros superiores y el cuerpo y mantener una postura natural cuando se llevan o levantan cosas pesadas.

Tratamiento

1. Empujar con las manos (Manipulación del boxeo tradicional chino):

En decúbito supino, se inclina la cabeza al lado afectado, levantándolo un poco. El operador, después de encontrar exactamente la zona de dolor local, presionará con la base de la mano o con el lado cubital en la zona de la protuberancia transversal de las apófisis espinosas, poco después empieza a empujar realizando poca fuerza la muñeca en dirección caudal, se efectúa muy rápido acompañándose con frecuencia de un ruido o chasquido. Se puede repetir. (Fig. 28)

2. Torsionar el tórax:

El paciente se puede sentar en un banco bajo, con la cabeza entre las manos entrelazadas, detrás de ia nuca: El operador, de pie a la espalda del enfermo, le agarra con sus manos, desde la axila hacia adelante del cuerpo, los antebrazos. Flexiona una rodilla con la cual sostendrá el lugar lesionado de la columna vertebral. Cuando manipula el operador, con sus dos brazos eleva y arrastra hacia arriba

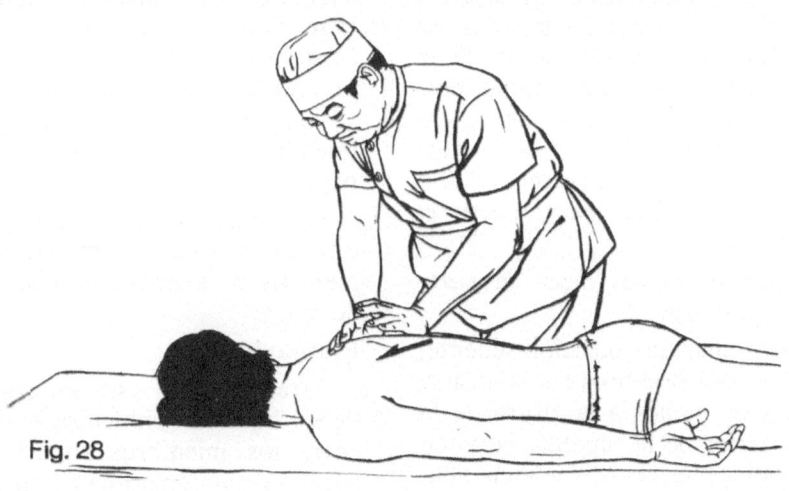

Fig. 28

y atrás, colaborando al tiempo con la rodilla para mantenerla hacia adelante la zona lesionada. Normalmente se puede oir un chasquido durante la manipulación. Si la manipulación tiene éxito, tendrá la posibilidad de aliviar o hacer desaparecer de inmediato el dolor. (Fig. 29)

En cuanto a la parte superior del tórax, el enfermo necesita sentarse de manera transversal en la cama. Inclinando un poco la parte superior hacia atrás, levanta los brazos colocándolos en los hombros del operador; éste llevará en brazos al enfermo contra su pecho, elevándolo y presionándole hacia arriba y hacia abajo. También el enfermo puede ponerse de pie, con las manos en los hombros. El operador, de pie a sus espaldas, le abraza y asegura los codos. El operador retirará hacia atrás la mitad superior de su cuerpo, presionando hacia atrás con los brazos fuertemente pegados. Acompañado de un ruido, el enfermo, de inmediato, se alza del suelo.

3. Empujar y soportar:

El enfermo y el operador se ponen de pie. Por detrás, el operador coloca la base de la mano en el sitio lesionado sosteniendo con la otra mano el hombro del lado afectado, su ayudante esté delante colocando las manos sobre los hombros del enfermo. Los dos empujan de manera alterna los hombros del enfermo, comunicando el movimiento

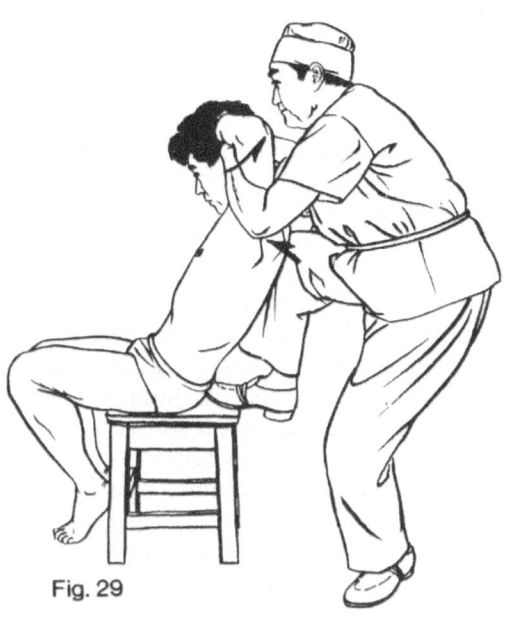

Fig. 29

de izquiera a derecha a la columna vertebral del enfermo, hasta relajarlo totalmente. Sin embargo, hay que fijarse bien en que el ayudante empuje el hombro sano y el operador el otro hombro, formando una efectiva manipulación de empujar hacia adelante mientras el operador actúa de atrás hacia adelante.

4. Digitopuntura en la espalda y el abdomen:

Este método es adecuado para aliviar los síntomas e incrementar el efecto. Se puede sustituir por la manipulación de golpear ligeramente el tendón. Se necesita hacerlo durante uno o dos minutos.

Ejercicios funcionales

1. Girar la cintura en gran círculo:

Se separan los pies a la anchura de los hombros, inclinando un poco el cuerpo. Se gira la cintura desde la izquierda hacia atrás, la derecha y adelante. Luego gira la cintura en la dirección contraria. El brazo izquierdo se mantiene adelante, el derecho atrás y se mueve alternadamente al compás del giro de la cintura. La cintura traza un gran círculo, de ahí la denominación "girar la cintura en gran círculo". Se hace con la misma postura y el mismo número de veces en ambos lados. Cada diez veces forman una sesión. Una vez realizado se puede repetir.

2. Girar el cuerpo con los puños cerrados:

Se gira el cuerpo y adelanta la pierna izquierda, formando un paso de arco y flecha. Se colocan los puños cerrados a los costados del tórax. Se dobla el brazo izquierdo con el puño frente a la cara, lanzándolo al aire. Luego se mueve a la altura del hombro con el puño hacia abajo y cerca del pecho izquierdo, al mismo tiempo se extiende y se retira rápidamente el puño derecho

que está hacia abajo, adelante y a la izquierda. A continuación se dobla el codo y se saca formando un ángulo de 80 grados con el hombro. El puño está hacia abajo y cerca de la parte anterior del pecho derecho. En un instante se extiende y se retira inmediatamente el puño izquierdo. Se cambia el paso de arco y flecha en la pierna izquierda haciéndolo con la misma postura en ambos lados alternadamente 20 ó 30 veces. (Fig. 30)

3. Empujar hacia arriba con la palma, golpear hacia abajo con la pierna:

Separar las piernas y colocar los puños a los lados de la cintura. Se abre la mano, extendiendo el pulgar, arriba se empuja con la mano y se golpea hacia abajo con la pierna. Cada cinco veces forman un grupo. Se hace de manera alterna hacia arriba y hacia abajo dos veces. Se necesitan hacer dos sesiones cada día.

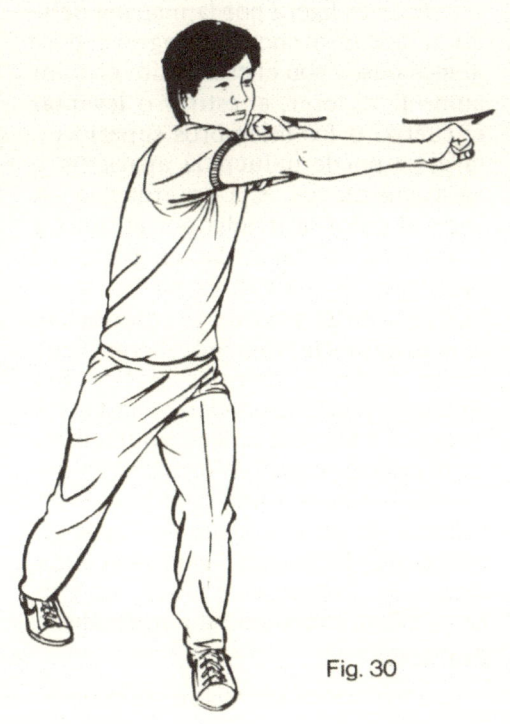

Fig. 30

3. Sindrome de la periostitis costocondral

Esta enfermedad, conocido como síndrome de *Tietze,* y cuyas causas se desconocen, generalmente es recurrente y frecuente en las uniones de los cartílagos costales de segundo a séptimo. Sin embargo, también puede ocurrir en un solo cartílago: generalmente en el segundo. Esta enfermedad suele aparecer en la edad mediana, es rara en la pubertad y después de los setenta años. Hay mayor incidencia en las mujeres que en los hombres.

Manifestaciones clínicas

Esta enfermedad suele presentarse en uno sólo o en ambos lados; con frecuencia en el segundo y tercer cartílagos esternocostales o en el hipocondrio, en donde se encuentra, obviamente, la hipertrofia. El dolor se siente en los cartílagos costales y las costillas. Existe opresión retroesternal, pero esta sensación es ligera por la mañana debido al descanso nocturno, agravándose al mediodía y con el cansancio; el dolor aumenta al toser, al estirar o levantar el cuerpo o los miembros superiores; la gripe puede inducir la aparición o agravamiento de esta enfermedad. A veces el dolor se irradia por el tórax y la espalda, en particular en parte del omóplato. El color de la piel no cambia, pero en el sitio de la enfermedad se puede apreciar una protuberancia de límites claros. El dolor es estático. Sin embargo puede extenderse hasta los huesos. En algunos espacios intercostales se palpan pequeñas formaciones dolorosas similares a una cuerda. Los resultados de los exámenes de rayos X, índice de leucocitos, sedimentación sanguínea, fósforo en el suero sanguíneo y calcio sanguíneo son normales.

Profilaxis

Se recomienda el reposo durante el periodo agudo, evitar las jornadas exhaustivas y la prevención de cuadros virales.

Tratamiento

1. Tomar en brazos al enfermo y remolcarlo:

Se puede tomar una posición sedente. El operador, de pie tras el enfermo, le abraza el pecho. Un auxiliar le ayuda a fijar las piernas del enfermo. Luego el operador lo eleva ligeramente y balancea el tórax, volviendo a la posición original. A continuación lo elevará bruscamente hacia atrás, soltándolo, al mismo tiempo que agarra con ambas manos el hombro del enfermo ayudándolo a expandir el pecho; así finaliza la maniobra. No se espera lograr eficacia de una sola vez. Se necesita repetirlo durante tres o siete días.

2. Empujar y frotar:

Véase el síndrome del esguince de la pared torácica.

3. Aplicar digitopuntura y masaje a los puntos dolorosos.

Ejercicios funcionales

1. Girar la palma y mover los brazos:

Se pone de pie y se colocan los puños en ambos costados. Primero se abre la palma izquierda hacia arriba y se levanta horizontalmente hacia adelante. Se gira hacia abajo y se extira el brazo haciendo un círculo hacia la izquierda. Se dobla el codo pasándolo por detrás de la cintura y se extiende hacia adelante levantándolo horizontalmente. Se repite siete veces en ambos lados, con la misma postura, después se vuelve a la posición original.

Se ponen las manos en forma de ganchos delante del tórax con los dorsos enfrentados y las puntas de las uñas hacia abajo. Bajar las manos hasta el abdomen pegándolas al cuerpo. Se extienden los brazos con las palmas hacia afuera y se ponen en ambos lados del cuerpo; se giran de nuevo las manos elevándolas hasta el tórax. Se repite tres veces. Finalmente, se elevan los puños huecos desde el lado externo del muslo hasta el lado costal del pecho, al mismo tiempo se pone de puntillas, de inmediato se giran las manos, con la palma hacia abajo, separando pulgar e índice, presionan paulatinamente hacia abajo similando ordenar la barba, en este momento se deja caer el talón, terminando el ejercicio.

2. Retirar el brazo y extenderlo:

El paciente, a horcajadas, inclina la cintura. Con las palmas hacia arriba, se cruzan las muñecas a la altura de las rodillas. Al erguir el cuerpo se suben de inmediato los brazos, girando las palmas hacia afuera cuando los brazos alcancen la altura de la frente. Las palmas se alzan separándolas a los costados. Puede repetirse.

3. Encogerse de hombros rodeándolos:

Se puede ver el síndrome de esguince de la pared torácica. Además vale la pena presentar aquí la terapia de estímulo de los nervios usando las agujas de flor ciruelo. Hacer un estímulo habitual en los alrededores de la columna vertebral suele obtener un rápido efecto.

4. Lesión de los músculos dorsales

La zona dorsal es un lugar relativamente estable de la columna vertebral, arriba y abajo están los segmentos cervical y lumbar, más flexibles que desempeñan el papel de sostener la parte superior y unir la inferior, a la vez que participan en los movimientos de flexión y extensión. Por esta razón, clínicamente se ven muchos casos de lesión de los músculos dorsales.

Manifestaciones clínicas

Debido a que están relacionadas mecánicamente las vértebras y las articulaciones costales con los movimientos torácicos, se afectan sus funciones en diferente grado. Surgen así diversos síntomas en las partes blandas que participan en las articulaciones escápulotorácica y en los hombros. En los casos leves, el enfermo tiene sensaciones de calambre, cansancio o laxitud, con frecuencia en un lado y a veces en ambos. En casos graves el enfermo siente rigidez del tendón y del músculo, dolor por presión, limitación de los movimientos pasivos, dificultad para respirar y tedio.

Profilaxis

Esta enfermedad se clasifica dentro de las profesionales. Quienes se dedican a tocar instrumentos musicales, o tienen obligación de asumir posiciones incómodas, como los oficinistas, costureras, u otras actividades sedentarias, deben practicar ejercicios preventivos. Si presentan síntomas que señalen la imposibilidad de recuperación deberán tomar cuanto antes las medidas efectivas para evitar complicaciones.

Tratamiento

1. Masajear la nuca y frotar el hombro:

El enfermo se sienta y el operador se pone de pie detrás de él sosteniéndole con una mano la cabeza. Girándole la nuca, con el pulgar se masajea cada lado y la parte central tres veces, de arriba abajo para luego masajear el trapecio con la base de la mano. A continuación, se frota el hombro dos minutos.

2. Presionar la columna vertebral:

El paciente en decúbito prono. El operador pellizca con ambas manos la musculatura paravertebral de un lado a otro presionando de arriba abajo por tres veces. (Fig. 31)

3. Tocar el tendón:

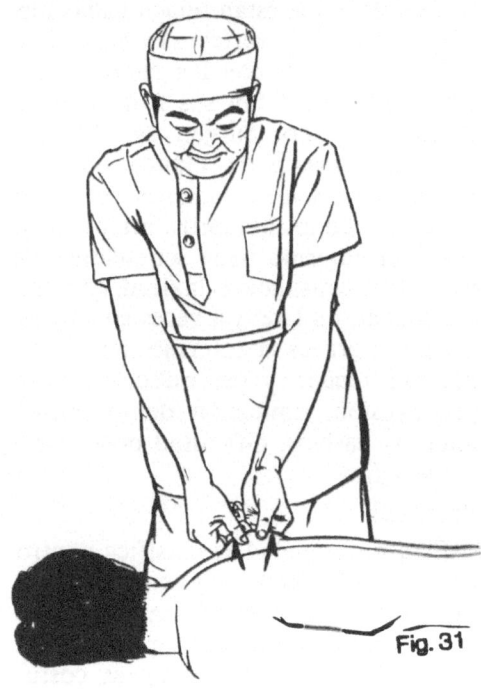

Fig. 31

Véase el síndrome doloroso de la columna cervical.

Elevar los músculos trapecio (incluso el músculo elevador de la escápula), espinales del tórax, romboides, y dorsal ancho de la espalda, masajeándolos y relajándolos.

4. Empujar, tirar y tocar el tendón adormecido:

En posición sedente, tras la manipulación de empujar y tirar los miembros superiores del lado afectado, se pueden empujar y tirar el tendón adormecido, finalizando con una tracción digital.

Ejercicios funcionales

1. Girar el cuerpo moviendo los brazos:

El paciente, a horcajadas y con la mano izquierda haciendo un gancho con la muñeca, extiende el brazo izquierdo hacia atrás; con la palma de la mano derecha hacia arriba, estira con fuerza el brazo derecho hacia la parte superior izquierda, a la vez que gira el torso a la izquierda. Después, con la palma hacia abajo, mueve el brazo derecho de izquierda a derecha pero con la palma hacia afuera. De inmediato extiende el brazo derecho hacia atrás con la mano haciendo un gancho, estira el brazo izquierdo hacia la derecha con la palma hacia arriba y gira el torso a la derecha. Después extiende la mano izquierda con la palma formando un gancho hacia atrás. La mano derecha se mueve por detrás del cuerpo para salir por la parte superior izquierda, con la palma hacia arriba, recuperando la postura original. Se repite varias veces.

Dentro de las acciones referidas, hay que fijarse muy bien en girar la cintura en favor de la postura; este es un punto de partida para cambiar de posición.

Después es preciso cambiar la mano derecha, tomando la misma postura de la izquierda, y hacerlo a la inversa, en

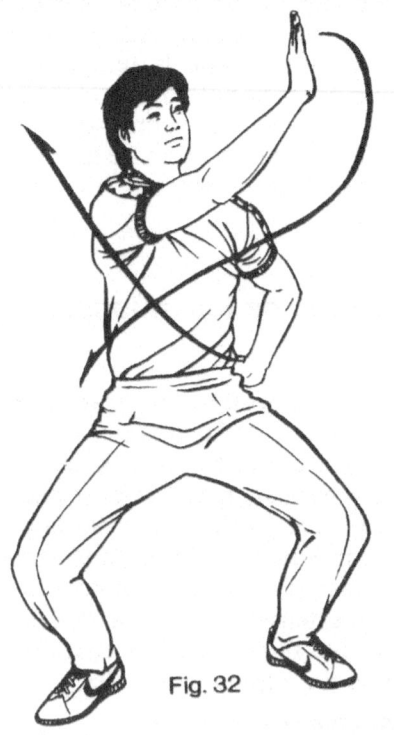

Fig. 32

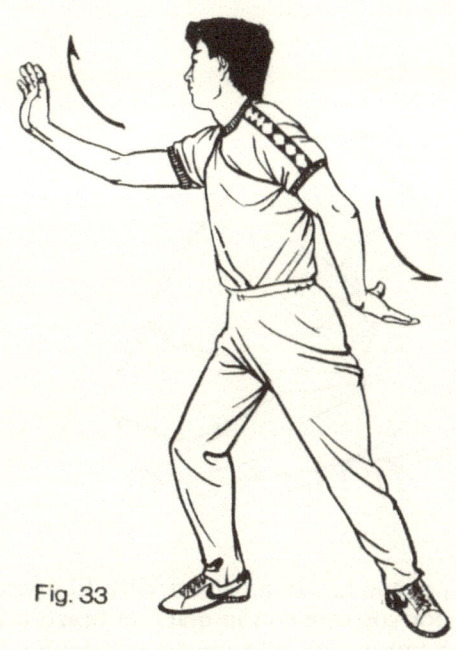

Fig. 33

la dirección contraria. Se debe hacer a ambos lados, con la misma postura y el mismo número de veces. (Fig. 32)

2. "El león balancea la campanilla":

La pierna derecha forma el paso de arco y flecha, para alargar el brazo derecho hacia la parte anterior y superior dejando el brazo izquierdo en la parte posterior e inferior. Los brazos oscilan siguiendo la cabeza de izquierda a derecha (como balanceando una campanilla). Se mueve el cuerpo haciendo un pequeño círculo con las manos, en coordinación con los brazos. Se hace en ambos lados con la misma postura. Es importante elevar los brazos y encogerse de hombros. (Fig. 33)

5. Escoliosis simple de la columna vertebral

Se trata de la curvatura de la columna vertebal hacia un lado, a veces está acompañada de rotación de los discos intervertebrales. Es causada por malas posturas. En casos ligeros, la columna vertebral presenta la forma de "C" y en los casos graves de "S".

Manifestaciones clínicas

Según los casos se puede dividir en tres tipos: leves, poco graves y graves. Los primeros dos casos son reversibles, pero el último, conlleva con frecuencia síntomas peligrosos y deriva en enfermedades cardíacas, pulmonares y otras.

La curvatura lateral vertebral induce inevitablemente a la asimetría corporal: prominencia de los hombros y de la espalda. Al principio el paciente siente cansancio, poco después se nota la deformación al sentarse o estar de pie durante mucho tiempo. Más tarde surge la contracción muscular y de los ligamentos. En estos casos, aún se puede corregir mediante terapia ortopédica. Pero en casos graves, con la obvia deformación y variación de la estructura ósea, es inútil el tratamiento. Por medio del examen de rayos X se puede conocer el grado de la deformación de la columna vertebral y diferenciar el cambio de la estructura de huesos.

Profilaxis

Los ejercicios funcionales son muy importantes para aliviar la sintomatología y constituyen la clave para prevenir y tratar esta enfermedad. Desde la infancia se deben corregir las malas posturas. Sobre todo, en los niños de edad escolar, se debe descubrir a tiempo la deformación para corregir las causas e impedir su desarrollo. Hay que hacer ejercicios físicos a fin de prevenir la posible deformación.

Tratamiento

1. *Mover la cintura y empujar con la palma de la mano:*

a. mover la cintura: El paciente toma posición sedente. El operador soporta

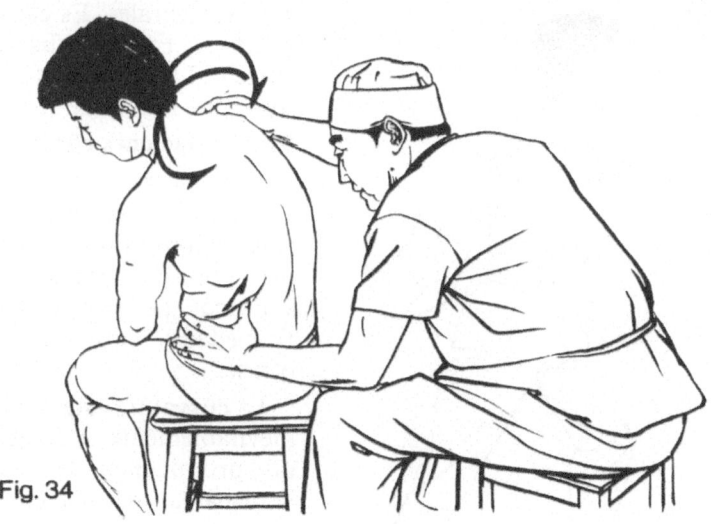

Fig. 34

con el pulgar la apófisis transversa de la tercera vértebra lumbar del lado convexo, sostiene con la otra mano el hombro del lado opuesto y mueve la cintura hacia adelante y atrás. La fuerza de las dos manos debe ser equitativa; en cada lado se hace por separado de ocho a diez veces. Una vez realizado se puede repetir. (Fig. 34)

b. Empujar y rodar con la palma de la mano en la cintura:

Esta manipulación es apropiada para la deformación de la parte inferior de la cintura. El paciente está en decúbito supino. El operador empuja y rueda la cintura con las palmas de las manos a ambos lados, con una fuerza y frecuencia adecuadas. También se puede fijar una mano en la cintura para, con la otra mano, empujar el ilion hacia adelante y hacia atrás. Esta acción puede ser similar a balancear y rotar lateralmente, reajustando las relaciones entre las articulaciones, músculos, ligamentos y otros tejidos.

Otro método adecuado para la curvatura lateral vertebral acompañada de deformación torácica es el siguiente: El paciente se coloca en decúbito prono, con la curva hacia arriba. El operador sostiene con la mano el brazo o el hombro del lado opuesto, empujando con la otra mano el lado sobresaliente durante tres minutos. Se puede repetir.

2. Presionar con los dedos la columna vertebral, empujar y tirar el tendón:

El paciente se coloca en decúbito prono. El operador extiende ambos pulgares y los coloca junto a los otro dedos que forman un puño, alarga los brazos, pegando entre sí el dorso de los pulgares. El operador transmite el peso de su cuerpo hasta el brazo y los dedos, presiona con la uña los alrededores de la espina dorsal cercana a la curvatura y ambos lados de la espina lumbar, de arriba abajo, una vez cada 33 mm. (distancia equivalente a cada espacio intervertebral), con una fuerza adecuada hasta el forámen sacro. Si se encuentra con un punto doloroso, se puede empujar con fuerza varias veces, tres movimientos cada vez.

Se empuja y tira el tendón y el músculo espinal de arriba abajo, tres veces en ambos lados, luego se masajean estas partes para relajarlas. Este método tiene como papel eliminar el espasmo y quitar el dolor.

3. Tracción:

a. Tracción con contrapeso: Es factible utilizar un aparato de contrapeso para la tracción. Si no hay un equipo adecuado, se puede fabricar por su propia cuenta. Se puede colocar una liga bajo las axilas, pasando por la espalda al tórax. Los extremos se fijan en la parte superior imitando la tracción de palanca. Con ambas manos se agarran los extremos superiores de la liga y los pies se separan del suelo, una vez por día durante 15 minutos. Durante la tracción se pueden balancear los miembros, dos a tres veces forman una sesión. Así se podrá corregir la deformación, sobre todo la curvatura lateral con torsión. (Fig. 35)

b. Corregir la deformación de la cintura con almohada:

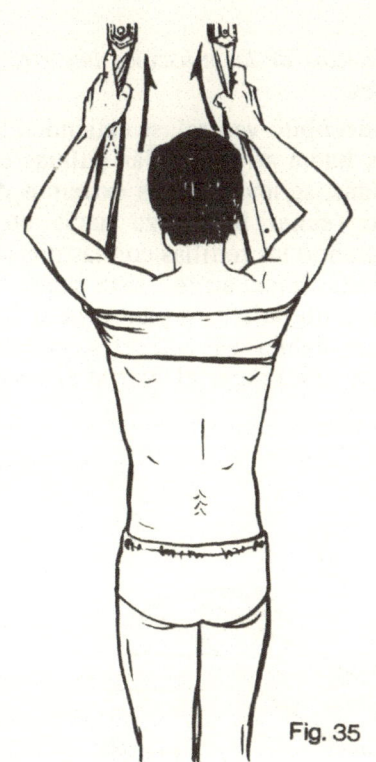

Fig. 35

Se puede hacer con una almohada pequeña y estrecha, de 25 a 30 cm. de largo, unos 6 centímetros de ancho y de 4 a 12 cm. de alto. El paciente se acuesta en decúbito supino en una cama dura colocando la almohada bajo la parte inferior de la cintura, cada día una vez durante media hora o una hora; seis días forman una sesión.

4. Arrancar el hombro:

Puesto de pie, el paciente coloca un brazo sobre el hombro del operador, quien, con una mano le sujeta la muñeca, pasa la otra mano a través de la axila del paciente y le coloca en el pecho del paciente. El operador se inclina lateralmente de manera brusca hacia el lado en que tiene agarrado el paciente por la muñeca levantando con fuerza al paciente del suelo y le vuelve de inmediato al suelo. Después empuja con la fuerza almacenada el lado sano, mientras el ayudante sujeta al paciente para que no se caiga. (Figs. 36 y 37)

5. Tocar el tendón:

Véase el síndrome de esguince de la pared torácica.

Ejercicios funcionales

Los ejercicios funcionales son muy importantes para tratar esta enfermedad. Estos ejercicios ayudan a corregir la deformación, aumentan la fuerza muscular y consolidan el efecto del tratamiento.

1. Doblar la cintura hacia atrás:

Se separan las piernas. Se dobla la cintura hacia atrás mientras se levantan los brazos. La cabeza oscila de un lado a otro, 20 movimientos cada vez. Puede repetirse; sin embargo se hace menos veces en el lado sano.

2. Mover la cintura y presionar el punto doloroso:

Con las manos en la cintura, se separan las piernas a una distancia igual a la anchura de los hombros. Con el

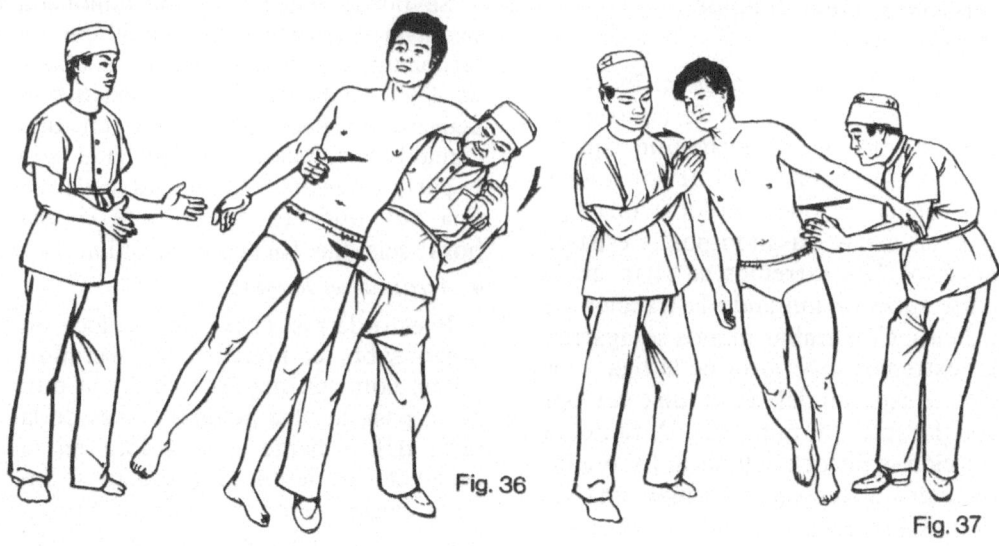

Fig. 36

Fig. 37

pulgar se presiona el punto doloroso de la cintura mientras se gira la cintura, manteniendo relativamente inmóvil la parte inferior del cuerpo. Los movimientos deben ser regulares. Cada vez se hacen diez movimientos, e igual número de veces a cada lado.

Otra técnica: Con la eminencia hipotenar se protege la parte posterior de la cintura, y se gira el cuerpo hacia la izquierda o la derecha.

3. Sostener el cielo con ambos brazos, y extenderlos mirando al cielo:

Con los pies levantados en el mismo plano, se alzan los brazos con los dedos entrelazados o con las puntas cercanas y se mira el cielo con la cabeza levantada, o el dorso de las manos. También se puede hacer este ejercicio tendido en decúbito prono con la cabeza levantada.

4. Ejercicios de los músculos lumbares y dorsales:

En decúbito ventral, se extienden los brazos hacia atrás con las palmas enfrentadas, se levantan los extremos del cuerpo (echar la cabeza hacia atrás extendiendo las rodillas con las piernas levantadas hacia atrás). Esta acción es similar a un pájaro en pleno vuelo. Las acciones deben ser correctas, simétricas, hay que relajar el cuerpo al levan-

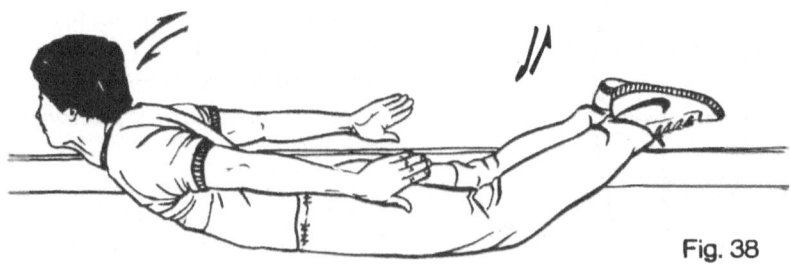

Fig. 38

tar la cabeza y las piernas. Se repite cada día una vez. De dos a tres meses forman una sesión. (Fig. 38)

5. Girar de manera oblicua para mirar el cielo:

Girar oblicuamente la cintura y la columna vertebral sirve para aliviar síntomas y recuperar las funciones articulares, prevenir el desarrollo de la enfermedad e impedir la pérdida de las funciones. No se necesita cruzar los dedos cuando se hagan los ejercicios. Según la situación morbosa (la gravedad del lado convexo de la curvatura vertebral), se pueden realizar los movimientos de doblar los brazos.

6. Lesión aguda de las partes blandas de la cintura

El esquince de la cintura se ve con frecuencia en el trabajo clínico. Es una lesión causada por violencia indirecta. En general ocurre en la zona inferior de la cintura, cuya lesión afecta a varios órganos. Suelen presentarse torceduras agudas de músculos, ligamentos y articulaciones. La mayoría de los enfermos son jóvenes y mayores. Si no se trata de manera acertada, podrá convertirse en un dolor crónico lumbar que puede llegar a ser de muy difícil curación.

Manifestaciones clínicas

Normalmente el paciente tiene una historia clínica de trauma. Tras la lesión presenta dolor local. Existen fibras nerviosas dentro de las cápsulas articulares y membranas sinoviales, que son muy sensible a la inflamación y al estímulo de edema de tejidos, de ahí el dolor agudo, el espasmo muscular y los disturbios funcionales. A veces se puede oir un ruido en la cintura con dolor intolerable o una sensación de pesadez y de laxitud en la cadera

que afectan los movimientos. Los síntomas dolorosos, leves al comienzo, se van agudizando hasta obligar al uso del bastón para poder caminar. En el período crítico, el paciente no puede levantarse y le es difícil girar el cuerpo. Después del período agudo, aún puede trabajar, pero sigue el dolor en la cintura, agravándose con una sensación de rigidez, debido a la presión pasiva de las fibras terminales nerviosas. Ese dolor se introduce hasta la ingle, los lados externo e interno o posterior del muslo. De no curarlo conducirá inevitablemente al éstasis, cicatrización y adhesión; y finalmente se convertirá en una enfermedad de carácter crónico.

En los exámenes se nota dolor local, espasmo muscular en la espina sacra, acompañados de cambios en la curvatura fisiológica de la columna lumbar. El dolor está localizado generalmente en la zona sacrolumbar y sacroilíaca así como en la fascia lumbar superior, además en la parte inferior de la cintura será posible tocar un nudo tendinoso de carácter doloroso. El dolor se irradia hacia las partes mencionadas y en muchos casos existe la limitación de doblar o erguir la cintura. Existen el dolor pasivo de tracción cuando los ligamentos han sido dañados, y el dolor activo de contracción, cuando el músculo ha sido lesionado. Por esta razón, al doblar la cintura ocurre un dolor en el ligamento interespinal y supraespinal (en la zona superficial) y en los alrededores del cuerpo vertebral (en la zona profunda). Al extenderla el dolor se produce entre los músculos (en la zona superficial) y las articulaciones vertebrales (porque las articulaciones vertebrales menores lumbares reciben mayor carga al extender la cintura).

Profilaxis

En los trabajos diarios hay que

adoptar una postura correcta, especialmente cuando se cargan objetos pesados, se deben coordinar las acciones realizadas por varias personas. Mecánicamente es racional levantar un objeto pesado acercándolo al cuerpo y con una fuerza brusca; pero debe ayudarse con la flexión de las extremidades inferiores y no sólo con la flexión de la cintura. Si se trabaja durante largo tiempo con una misma postura, hace falta descansar un poco.

Tratamiento

1. Frotar y presionar:

Tendido en decúbito prono el paciente, el operador presiona con las palmas supuerpuestas en la zona sacrolumbar (la derecha bajo la izquierda). Toca la zona afectada con la eminencia hipotenar, extienden los brazos para masajear primero un lado, y luego el otro. Finalmente se concentra la fuerza en las zona lumbar, sacra y en la depresión del hueso ilíaco para masajearlo y empujarlo de lo superficial a lo profundo. En ese momento, el paciente puede tener una sensación eléctrica que se irradia hasta las piernas. (Fig. 39)

2. Torsionar:

Es indicada para el síndrome leve.

El paciente se sienta en una silla con las piernas separadas, el ayudante fija la raíz del muslo presionándolo para impedir que la pelvis se rote. El operador se sienta tras la espalda del paciente. Pasa una mano bajo la axila del lado afectado para sujetar la nuca y con el pulgar de la otra mano sostiene las apófisis vertebrales afectadas. El paciente debe relajarse para coordinar con el operador; éste, después de sujetarle la nuca, le hace flexionarse hacia adelante, formando un ángulo de 80 a 90 grados y empieza a rotarle el cuerpo todo lo posible (aproximadamente 45

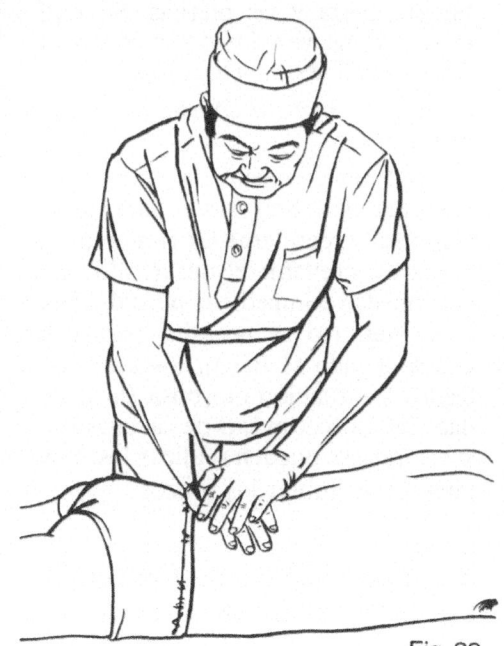

Fig. 39

grados). En esta posición, el operador con una fuerza brusca sigue haciendo rotar el cuerpo un poco hacia adentro, al tiempo que con el pulgar de la otra mano lo sostiene a favor de la manipulación. En estos casos será posible escuchar un chasquido claro de los huesos o sentir una menuda sensación movediza. En caso de que el paciente presente rigidez en la zona lumbar, el operador puede ponerse de pie con los brazos levantados e inclinar el cuerpo quedando casi en cuclillas para aumentar la fuerza de la rotación. No es necesario que se produzca el sonido. (Fig. 40)

3. Elevar llevando en brazos la cintura:

Este método es conveniente para pacientes con dificultad de doblar la cintura hacia adelante.

El paciente, sentado, apoya ambas manos sobre las rodillas y el operador se sienta a su espalda abrazándole de la ingle. Con fuerza lo eleva lentamente

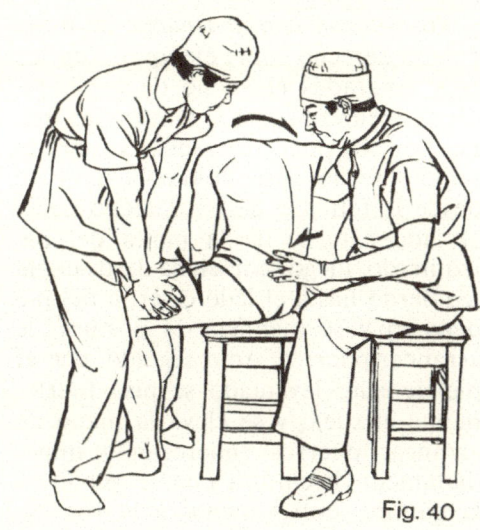

Fig. 40

tres o cuatro veces. Se puede repetir otra vez. El operador también puede sostener la zona lumbar con una rodilla para coordinar la manipulación.

4. Llevar en brazos y tirar:

De pie, el operador se acerca a la espalda del paciente, pasándole los brazos bajo las axilas, dobla ligeramente los codos moviendo un rato de izquierda a derecha hasta que el paciente se sienta relajado, entonces lo elevará rápidamente con ambos brazos, y sosteniéndolo con el abdomen, le hace levantar los pies del suelo al tiempo que se escucha el sonido; se puede repetir. Para terminar se dobla la cintura y se golpea dos veces con la palma vacía.

Se puede aprovechar la postura en que el paciente dobla la cintura hacia adelante: el operador lo lleva en la espalda, así los brazos del paciente caigan delante del pecho del operador, quien le agarra sólidamente ambas muñecas al tiempo que, tirándolas, le dobla la cintura hacia adelante. Este método es similar al de llevarlo en la espalda sacudiéndolo. Después sacará la cadera.

5. Rascar el tendón, y empujar, presionar y arrancar:

El paciente se tiende en decúbito prono. El operador rasca los tendones hacia el núcleo tendinoso de carácter doloroso de la zona sacroilíaca. Este método sirve mucho para los que son atacados más de una vez. (Se puede ver lesión del músculo lumbar)

El segundo método es indicado para las laceraciones de la membrana tendinosa de las apófisis lumbares. Existe dolor al presionar, percibiéndose un sonido sordo; en muchos casos esta laceración ocurre en un solo lado. Se puede presionar con el pulgar hacia abajo en el lado de las apófisis, luego se presiona de arriba abajo, arrancando a la vez hacia afuera. Se hace en distintas alturas y repetidas veces para lograr eficacia.

Ejercicios funcionales

1. Se extiende la cintura de izquierda a derecha y hacia atrás:

Se separan los pies a una distancia igual a la anchura de los hombros. Se extiende la cintura hacia atrás sin mover los pies, en colaboración con ambos brazos. Cuando se flexiona lateralmente la cintura de izquierda a derecha, se debe poner el puño de la mano izquierda en la cintura y empujar la palma de la mano derecha hacia la izquierda, como se indica en la figura. Al hacerlo hay que tomar la misma postura en ambos lados, cada ejercicio se hace respectivamente de ocho a diez veces y se puede repetir. (Fig. 41)

2. Doblar la cintura moviendo ambos brazos:

A horcajadas y con la cabeza hacia abajo, se dobla la cintura poniendo los brazos entre los muslos, pasando los codos por detrás de las rodillas. Se alargan los brazos enfrentando los puños, cerrados, simulando a alguien que arranca puerros. A continuación se yergue la cintura con la cabeza levantada y se lanzan los brazos con fuerza hacia adelante y horizontalmente abriendo la mano con la palma hacia arriba como si fuera a cargar un objeto de 500 kilos. A continuación se contraen los brazos al pecho, empuñados en la cintura; así se repite varias veces formando un curso. (Fig. 42)

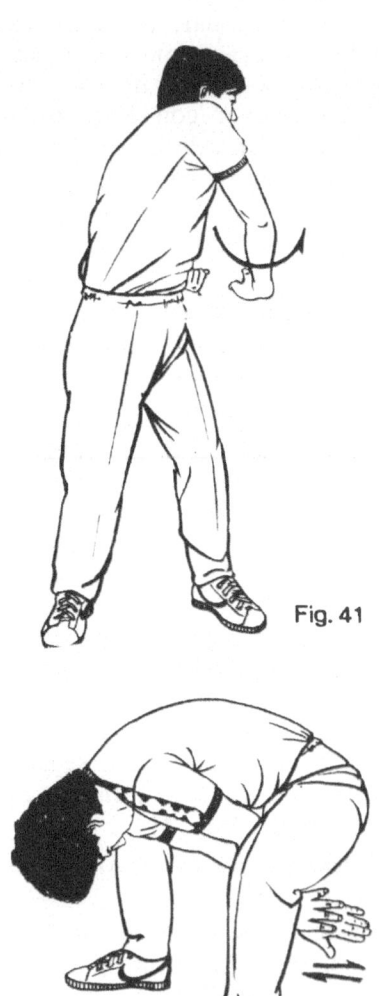

Fig. 41

Fig. 42

Postura con sola una mano: Se toma el lado derecho como ejemplo. Con los pies separados el ancho de los hombros, se elevan hasta la cintura las manos con los puños cerrados. Se abre el puño derecho, pasandolo oblicuamente desde la tetilla o pezón derecho hacia el lado externo de la punta del pie izquierdo, luego se traslada desde el pie izquierdo hasta el lado externo del pie derecho y se mantiene la postura de arrancar puerros. Acto seguido, con el pie derecho levantado se pisa fuertemente el suelo y se eleva la mano de arrancar puerros enderezando inmediatamente la cintura y contrayendo en la cintura ambas manos a la vez. Se puede repetir varias veces.

3. Girar el cuerpo desplegando ambas manos:

Véase el síndrome del esguince de la pared torácica.

7. Lesión de la musculatura lumbar

El síndrome cardinal de esta enfermedad es el dolor de la cintura, sin una trauma obvio, cuyo proceso de variación es crónico. Es una enfermedad muy frecuente. En la mayoría de los pacientes no existe una historia de trauma obvio, mostrándose generalmente en amplios sitios donde concurren el músculo, la membrana tendinosa de la zona sacrolumbar, la cadera, los puntos iniciales y final de los tendones musculares, los ligamentos de diversos órganos de la zona superficial y profunda, etc. Son varias las causas de esta lesión; por ejemplo: las heridas, la deformación e inclusive la acción del frío.

Aquí se presenta principalmente el síndrome de la apófisis transversa de la tercera vértebra lumbar.

Manifestaciones clínicas

En general el paciente no tiene historia clínica de trauma. Se siente diariamente en la cintura un dolor ligero, intercalado, pesado y sordo. En pocos casos se presenta dolor agudo. Al comienzo el dolor es intermitente y luego se hace continuo, acompañado con frecuencia por una deformación lumbar. Esto como un factor interno, determina el carácter prolongado de la enfermedad. El paciente puede mover la cintura normalmente, pero hay una sensación de rigidez y laxitud; no se puede sentar o mantener de pie durante largo tiempo, tampoco trabajar de manera continua. Normalmente en la madrugada el dolor es ligero, los movimientos lo alivian, pero el cansancio o el trabajo duro lo agravan. Además, existe la sensación de que el dormir no puede eliminar el cansancio.

Por medio de los exámenes se ve que está aflorando la parte convexa de la vértebra lumbar o existe deformación de la cintura llana. En muchos casos se puede tocar un sector doloroso espástico en la apófisis transversa de la tercera vértebra lumbar. En la zona sacrolumbar hay dolor intermitente a la presión. Además se puede palpar un nudo doloroso subcutáneo en el lado simple o en ambos lados de la zona inferior de la cintura.

Con cielo nublado o lluvioso, los síntomas se agravan. La medicina tradicional china cree que el cielo y las personas están unidos estrechamente. El cuerpo orgánico corresponde al ambiente del mundo exterior: el frío constriñe, la humedad agrava y enturbia, todo esto afecta a la energía *yin*. En los días nublados y lluviosos, la energía *yin* es excesiva; se obstruye la circulación de sangre y energía, se incomunican los maridianos y colaterales, por lo cual se van agravando los síntomas.

Hay que diferenciar la tuberculosis de la vértebra lumbar y la neuritis cutánea de la cadera. Es fácil distinguir la tuberculosis. Para diferenciar la neuritis cutánea de la cadera se debe tomar la protuberancia dolorosa cutánea de la zona inferior de la cintura como punto clave. Esa protuberancia está debajo del punto medio de la cresta ilíaca a 3 ó 4 cm. aproximadamente. La dirección de su crecimiento es casi vertical. Al tocarla se siente un dolor que se introduce de arriba hacia abajo. El nudo doloroso de la zona inferior de la cintura tiene dirección transversal, se traslada de arriba abajo y el dolor también se irradia, pero con frecuencia se introduce hacia el lado externo del muslo, hasta llegar a la parte inferior de las rodillas.

Profilaxis

Se debe mantener una buena postura en la vida cotidiana. Hay que corregir cuanto antes la deformación de la cintura llana. No se debe mantener durante largo tiempo de pie o con la cintura doblada. Se puede sentar para ejercitar la cintura. Para consolidar la eficacia curativa, el mejor método es templar concienzudamente la fuerza de los músculos lumbares y dorsales.

Tratamiento

1. Bloquear la cintura, presionarla y empujarla:

Es la manipulación principal para tratar esta enfermedad.

El paciente toma posición de decúbito prono. El operador utiliza los dedos pulgar, índice y medio para pellizcar por separado la apófisis transversa de la tercera vértebra lumbar. Los puntos esenciales de esta manipulación son: Primero, presionar hacia abajo y segundo, apretar con los dedos usando una fuerza que combine la firmeza y la blandura. Se pueden usar los mismos dedos de la otra mano o con ambos pulgares apuntar por separado contra la apófisis transversa de la tercera vértebra lumbar apretando hacia la columna vertebral. Se necesita hacerlo dos minutos aproximadamente; además se debe incrementar la fuerza para apretar con los dedos una o dos veces. Al terminar esta maniobra, se suelta. Luego se presiona y se empuja con las eminencias hipotenares de la mano los músculos lumbares interespinales. Pri- mero se aprieta hacia abajo, luego se empuja con la palma hacia afuera repetidas veces. También se puede usar una sola mano, se empuja en un lado y luego en el otro. Si surgen los síntomas en solo un lado, puede bloquear solo el lado afectado. (Figs. 43 y 44)

2. Pellizcar y tirar con fuerza los músculos lumbares y dorsales:

El paciente se tiende en decúbito prono. La maniobra es similar funda-

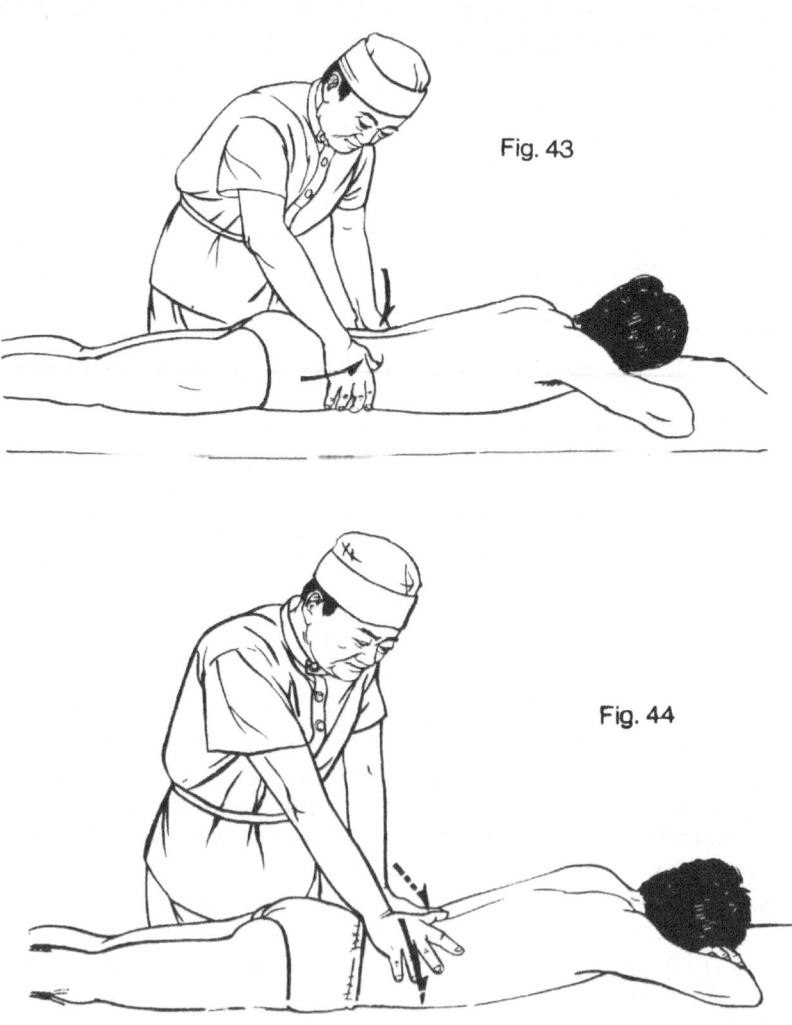

Fig. 43

Fig. 44

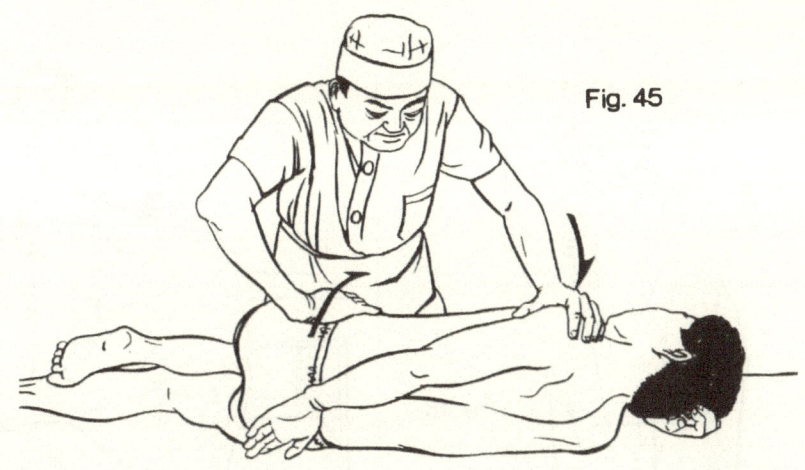

Fig. 45

mentalmente a la manipulación infantil de pellizcar y tirar con fuerza los músculos lumbares, pero al pellizcar 3 veces hace falta elevar una vez. Se utiliza el lado radial del sector medio de ambos pulgares e índices. (Se pueden ver las complicaciones y la mala nutrición infantil debido al empeoramiento de bazo, estómago, mala alimentación, con cara pálida y enflaquecida).

3. Torsionar lateralmente:

El paciente se tiende de costado, con el lado sano hacia arriba, se extiende la pierna que está abajo, doblándose la que está arriba. El operador presiona con una mano el muslo hacia adelante y empuja con la otra el hombro hacia atrás con una fuerza en dirección opuesta, encerrando bien las articulaciones de la columna vertebral, de inmediato se presiona y empuja. En muchos casos se puede apreciar un chasquido. En este caso se empieza a torsionar el otro lado. Para los que tienen la cintura plana con la función lumbar muy baja, se puede torsionar lateralmente. Durante la manipulación se puede sustituir el ademán mencionado por el codo flexionado. (Se puede obrar en consonancia con el prolapso del disco intervertebral lumbar)

(Fig. 45)

4. Digitopuntura en la columna vertebral y golpear ligeramente el tendón:

Los dos métodos sirven para la contracción de los músculos lumbares y la rigidez de la cintura. (Véase los artículos sobre la escoliosis simple de la columna vertebral y el síndrome de la vértebra cervical).

El paciente está en decúbito prono. El operador aplica la digitopuntura a la columna vertebral 3 veces desde las apófisis lumbares hasta el forámen sacro. A continuación se utiliza la manipulación de golpear ligeramente el tendón 3 veces. Se golpea más veces en la zona sacra para aumentar la eficacia antiespasmódica y de aliviar el dolor. (Figs. 46 y 47)

5. Girar el cuerpo en la cama:

El paciente se sienta transversalmente en el borde de la cama. El ayudante le abraza la rodilla con una mano, y sostiene con la otra el cóndilo calcáneo. El operador se pone de pie tras la espalda del paciente, abrazándole el pecho por las axilas, después lo eleva, empuja y tira con mucha fuerza; manteniéndola, al tiempo que gira el cuerpo de izquierda a derecha. El ayudante

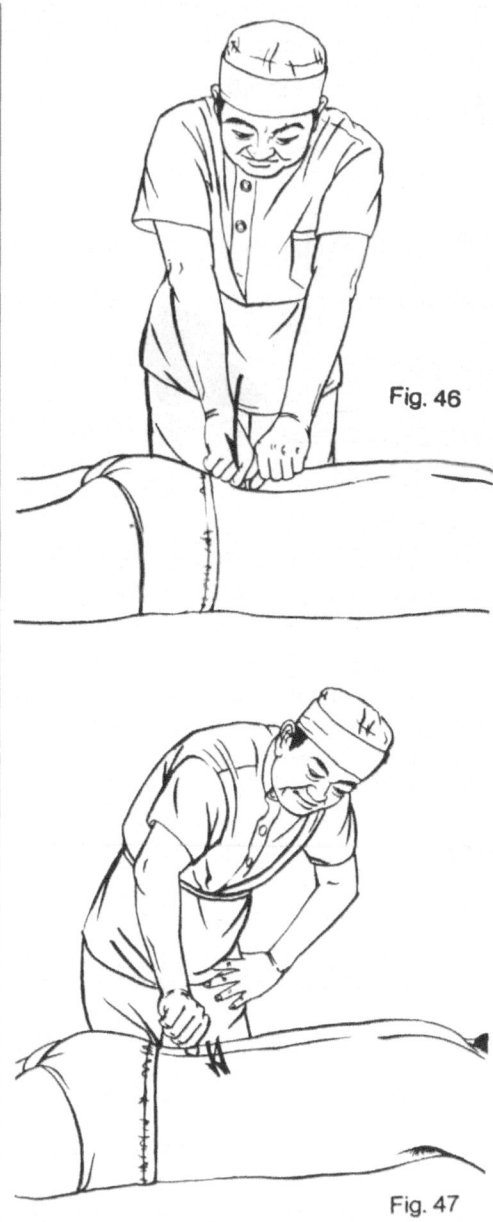

Fig. 46

Fig. 47

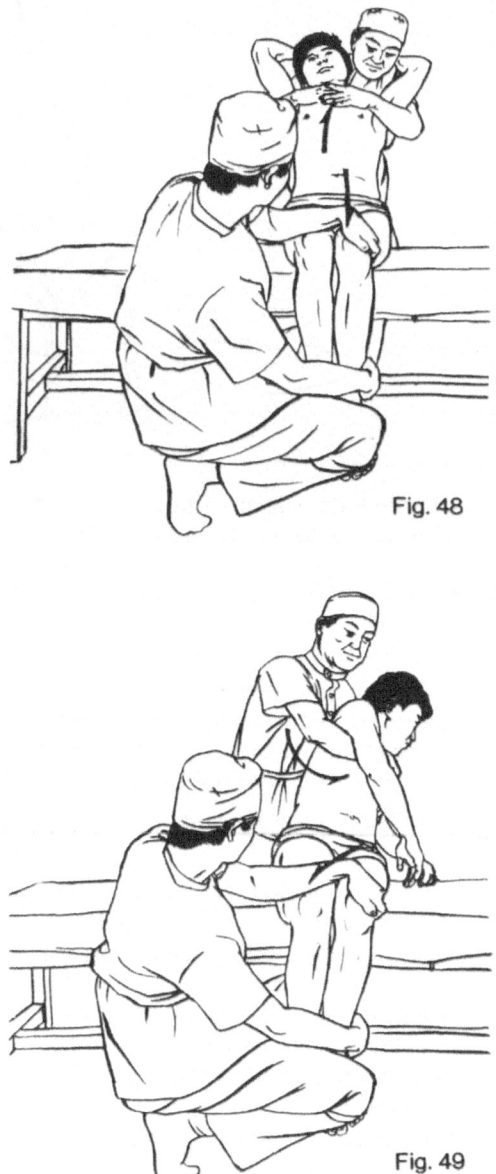

Fig. 48

Fig. 49

coordina con el operador durante la manipulación; se necesita hacerlo en cada lado, 2 ó 3 veces. (Figs. 48 y 49)

6. *Golpear ligeramente y empujar:*

El paciente pone en alto ambas manos, de pie junto a la cama. Frente a éste, el operador le golpea ligeramente el pecho con ambas manos; luego, con mediana fuerza le empuja bruscamente la zona anterior del hueso ilíaco, haciéndolo caer en la cama. Al terminar, se puede repetir. (Figs. 50 y 51)

7. *Rascar el tendón:*

Este método está indicado para el

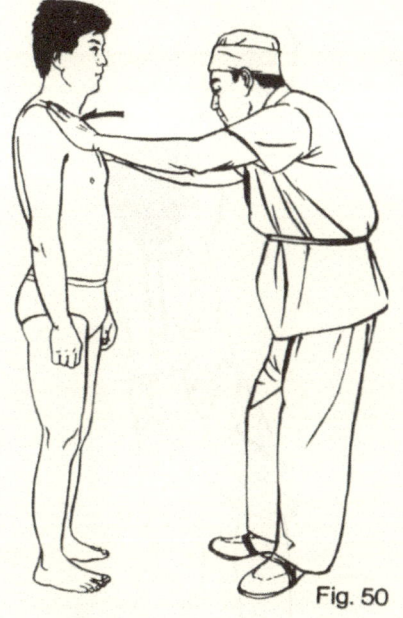

Fig. 50

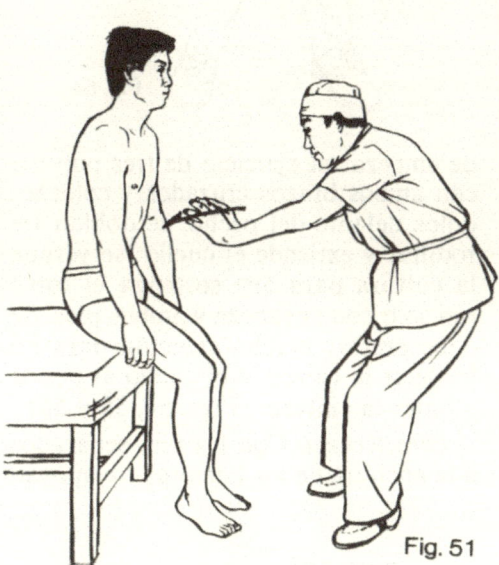

Fig. 51

nudo doloroso subcutáneo de la parte inferior de la cintura.

Se ejecuta con ambas manos. Primero se doblan las articulaciones interfalángicas de los dedos pulgar, índice y anular, enganchando con las yemas la zona lateral de la cabeza del nudo del

tendón que se ha de rascar. La otra mano se coloca encima, rascando con la fuerza del brazo del lado opuesto varias veces en la dirección del pie. La punta del dedo debe formar un ángulo recto con la superficie de la piel donde está ubicado el nudo tendinoso. Segundo, se dobla la articulación interfalángica del pulgar, enganchando con su uña, tendida al lado radial, el nudo tendinoso, se presiona transversalmente con la palma de la otra mano sobre el pulgar, rascándolo unas veces con la fuerza del brazo del lado opuesto hacia la dirección del pie. En general se utiliza una fuerza moderada. Este método tendrá más eficacia para el paciente con el nudo tendinoso relativamente blando, de carácter agudo. (Figs. 52 y 53)

Ejercicios funcionales

1. Ejercicios de los músculos lumbares y dorsales:

Con los pies separados a la anchura de los hombros, el torso semidoblado y ambas rodillas un poco flexionadas, se levanta la mano hacia atrás y arriba del

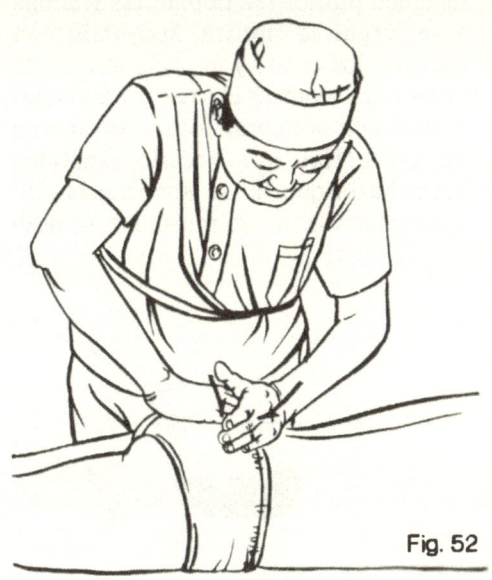

Fig. 52

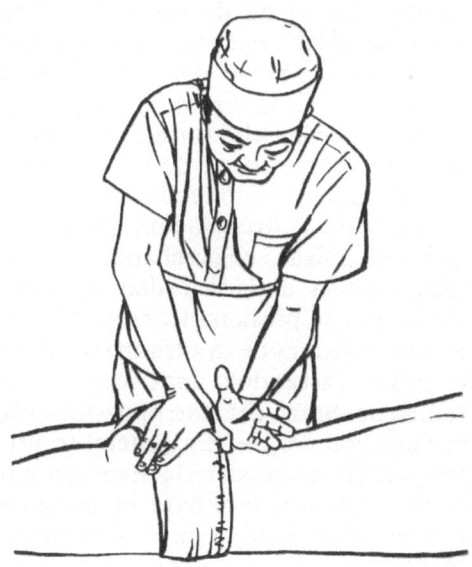

Fig. 53

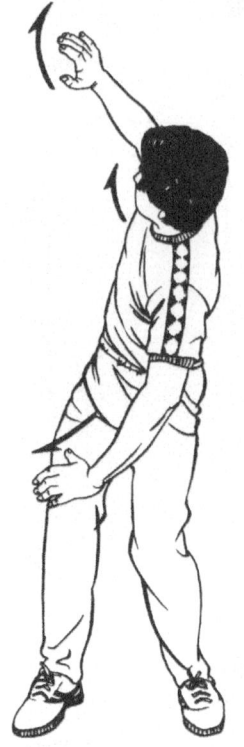

Fig. 54

lado derecho, girando la cabeza hacia la derecha y arriba. Con la mano izquierda se toca ligeramente la parte anterior de la rodilla derecha. Se hace unas cuantas veces con la misma postura en ambos lados.

Otra técnica: Tendido sobre la espalda, primero se practican los ejercicios de cinco puntos (se doblan las rodillas y se yergue la cintura, apoyando con los pies, los codos y el occipucio en la cama para levantar el torso, con lo cual la columna vertebral forma un puente de arco). Hay que hacerlo repetidas veces hasta que no se pueda más. Incrementada la fuerza muscular, se pue-

de empezar el ejercicio de tres puntos: con ambos brazos cruzados y colocándolos delante del pecho, se doblan las rodillas y extiende el cuello; se yergue la cintura para que sostenga el torso tan solo con la cabeza y ambos pies. Se debe prestar mucha atención para no lesionar la cabeza o el cuello al erguir y bajar la cintura. (Figs. 54, 55 y 56)

Otra técnica: Con los pies separados a la anchura de los hombros, se apoyan

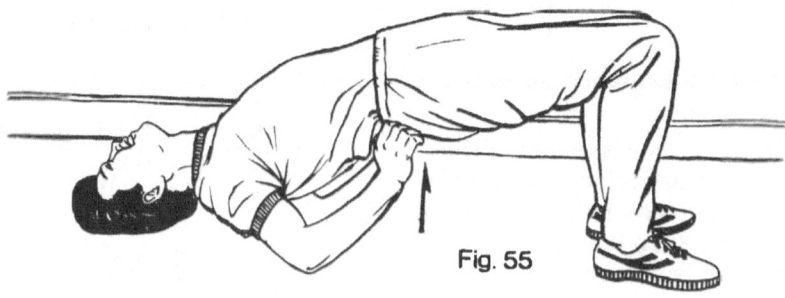

Fig. 55

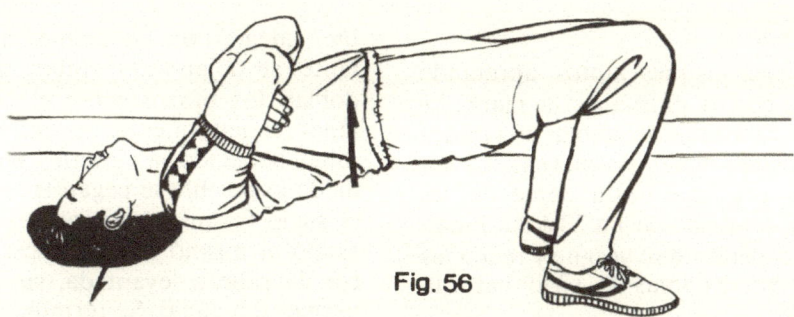

Fig. 56

las manos detrás de la cintura, o se dejan caer hacia atrás. Cuando se dobla la cintura hacia atrás, se puede elevar y bajar el hombro con la ayuda de ambos brazos, aumentando la eficacia.

Otra técnica: Tendido en decúbito prono, se extienden hacia atrás los brazos. enfrentando las palmas. Se levantan los extremos del cuerpo imitando el vuelo de los pájaros (véase el artículo acerca de la escoliosis simple de la columna vertebral). 2 ó 3 meses de ejercicios de los músculos lumbares y dorsales forman una sesión. Tras una sesión se puede tomar un descanso temporal. Si después de un mes los enfermos se sienten mejor, sobre todo de los síntomas de la cintura y de la espalda, no pueden interrumpir la práctica. El "vuelo de pájaro" exige que se practique hasta que la cabeza, el pecho y ambas piernas se puedan alejar de la cama, formando un ángulo de 40 grados aproximadamente.

2. Presionar los puntos dolorosos moviendo la cintura:

Ver la escoliosis simple de la columna vertebral. (Figs. 57 y 58)

3. Llevar en los brazos la cabeza doblan-

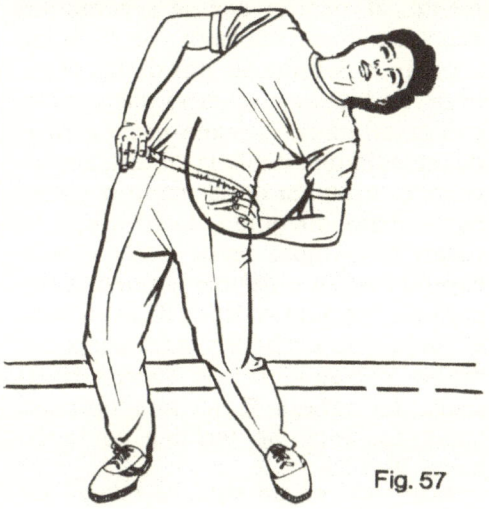

Fig. 57

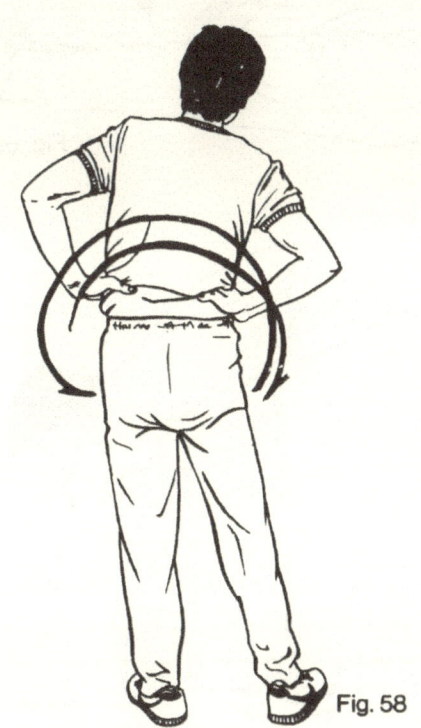

Fig. 58

do la cintura:

Se ponen los pies juntos, apretando la oreja con la palma de la mano, se baja la cabeza y se dobla la cintura manteniendo rectas las piernas. La cabeza se presiona hasta cerca de las rodillas, contando de 1 a 20 ó 30. Finalmente, el paciente se yergue y relaja las manos, volviéndolas al sitio natural. (Fig. 59)

4. Tocar el suelo con la cabeza levantada:

Siguiendo la postura anterior, se entrelazan los dedos tras el occipucio, girando las palmas hacia arriba y extendiéndolas en la medida de lo posi-

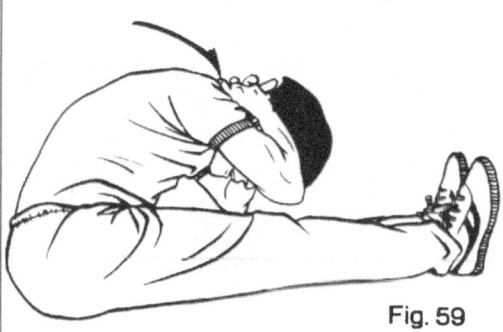

Fig. 59

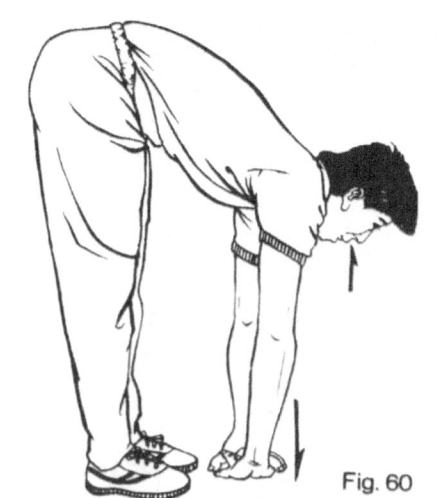

Fig. 60

ble. Luego, con las palmas hacia adelante, se dejan caer ambos brazos, se doblan los brazos sobre el pecho, bajándolos lentamente. Se estiran las rodillas doblando la cintura y en la medida de lo posible se pegan las palmas en el suelo (o en los dorsos del pie), mirando al mismo tiempo hacia adelante con la cabeza levantada, sin alzar los talones del suelo. Se termina contando de uno a treinta. (Fig. 60)

Si cuando se dobla la cintura no se pueden pegar las manos en el dorso del pie, entonces se dobla la cintura veintiun veces, coordinando con los movimientos de los talones, al caer éstos se presionan los brazos y las manos hacia abajo con el fin de poder doblar más la cintura. Por fin se yergue con los brazos al frente, volviendo al sitio original con los dedos separados y las manos sueltas.

5. Contraer los brazos desplegándolos:

Ver el síndrome de la periostitis costocondral.

6. Doblar la cintura clavando los dedos en el suelo:

Se pone de pie, con ambos puños en la cintura. Primero se da el paso izquierdo de arco, manteniéndolo firmemente, al tiempo que se separan los dedos un poco doblados. Se levantan las manos pasándolas por detrás la cabeza. Se inclina el cuerpo hacia atrás, con la palma de la mano hacia arríba; de inmediato se dobla la cintura enganchando la palma de la mano que está hacia abajo, sin juntar los dedos, y se pasan por ambos lados de la cabeza cayendo delante del pie izquierdo. Separando las puntas de los dedos se toca el suelo y se extienden rectamente los brazos clavándolos con fuerza en el suelo. La cabeza se levanta mirando hacia adelante. Se termina contando hasta 20 ó 30.

Acabando en un lado, se relajan las

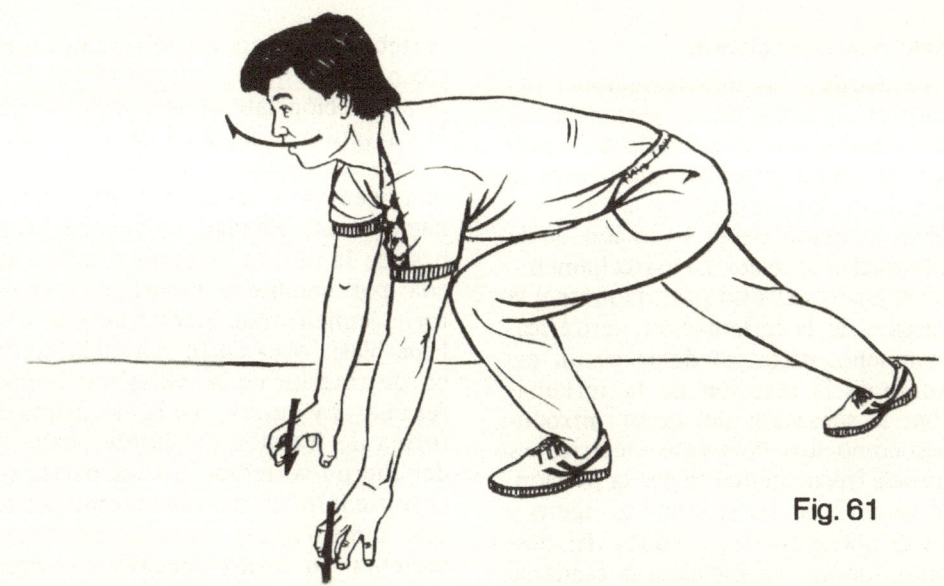

Fig. 61

manos, se levanta el torso, con la postura antes mencionada y se gira el cuerpo hacia atrás cambiando el paso de arco a la derecha. Se hace con la misma postura el mismo número de veces. Finalmente se pone de pie volviendo al sitio inicial. (Fig. 61)

8. Prolapso de discos intervertebrales lumbares (hernias de disco)

Es una especie de síndrome doloroso de la cintura y de la pierna causada internamente por la degeneración de los discos intervertebrales lumbares, y externamente por el trauma de la cintura, la ruptura parcial o total del anillo fibroso. Este, junto con el núcleo pulposo, sobresalen del tubo vertebral, presionan y estimulan la raíz nerviosa y la médula espinal, causando así síntomas diversos.

El prolapso del disco intervertebral lumbar puede presentarse en seis direcciones: primero el núcleo pulposo sobresale pasando por el lugar de ruptura del anillo fibroso hacia atrás y hacia el exterior, en el 76% de los casos. En segundo lugar, el núcleo pulposo queda hacia arriba mientras abajo sobresale la lámina vertebral (se denomina tubérculo de Schmol's). En tercer lugar, se presenta la protuberancia en la cripta de la raíz nerviosa, pasando por el costado del disco intervertebral. Cuarto, en menor escala, aparece la protuberancia del anillo de la apófisis del cuerpo vertebral debida a la ruptura de la parte anterior. Menos aún son los casos de los enfermos con protuberancia periférica de todo el disco intervertebral con la dirección hacia atrás.

Según estadísticas, de 2.316 casos de dolor de la cintura y de las piernas, en el año 1980, esta enfermedad ocurre principalmente entre las personas de 20 a 40 años de edad. Clínicamente la incidencia de los casos típicos es del 5%, y la de los atípicos es del 20%, de aquí se ve que esta enfermedad no pertenece todavía a las comunes y reincidentes.

Manifestaciones clínicas

El ataque y las manifestaciones del dolor de cintura y de las piernas están relacionados con el estímulo y la presión del objeto protuberante contra la cápsula de la duramádre y la raíz nerviosa; el grado de la situación de la enfermedad se relaciona estrechamente con el grado y el sitio protuberante y la reacción de la inflamación periférica. En muchos casos, el dolor es un estímulo de la reacción de la inflamación; la sensación del dolor introducido como una corriente eléctrica es causada frecuentemente por la presión. En general, de día el dolor es ligero y por la noche fuerte, después del descanso, montar en bicicleta o tenderse en la cama, empieza el alivio. A veces los pacientes se ven obligados a tenderse de costado (duermen sobre el lado sano), así se puede disminuir la presión y el estímulo del objeto protuberante contra la raíz nerviosa aliviando el dolor agudo. Algunos síntomas como la marcha, la tos, el estornudo, la respiración profunda o la defecación pueden agravar los síntomas. En los casos de la protuberancia en un solo lado, el dolor de la cintura y de las piernas permanece en el mismo lado; en los que tienen la protuberancia en la zona central, el dolor se puede mover desde arriba hasta los miembros inferiores. No obstante, el dolor es ligero en un lado y en el otro fuerte; o el ligero alterna con el fuerte en ambos lados, además existen parálisis en la zona lumbar y dificultades para orinar y defecar.

Exámenes por medio de los rayos X y exámenes secundarios:

El objetivo de los exámenes de película plana consiste en eliminar la posibilidad de la enfermedad orgánica de las articulaciones óseas. Mediante las proyecciones frontales se puede observar la torcedura lateral de la columna vertebral, si existe espaciamiento o estrechez del espacio intervertebral. Con la proyección lateral se puede ver que la curvatura fisiológica de la columna lumbar desaparece, convirtiéndose en una línea recta, inclusive sobresaliendo hacia atrás; además, el cuerpo vertebral de la quinta vertebra lumbar, ancha por delante y estrecha atrás, se torna cuneiforme, pero limitada a la hiperplasia ósea en forma de labio del borde anterior de las vértebras lumbares cuarta y quinta; o a la osteofima en forma de tracción del borde posterior del cuerpo vertebral. En las partes superior e inferior del espacio intervertebral aumentan las incisuras del cuerpo vertebral en forma cóncava y el espesor del borde. Las partes anterior y posterior de los espacios se estrechan totalmente en la parte delantera, y se ensanchan en la parte trasera. En las proyecciones oblicuas se puede ver el foramen del espacio intervertebral menos estrecho que el foramen del espacio superior e inferior del cuerpo vertebral, cuya curvatura se convierte en línea recta.

Profilaxis

Se deben conocer bien los órganos del disco intervertebral. Estos empiezan a degenerar entre los 20 y 30 años, por lo cual se deben tomar de manera activa las medidas para retardar el curso degenerativo, por esta razón hay que mantener la postura correcta en la vida cotidiana, evitando las heridas innecesarias.

Hay que conocer la razón importante de que la vida viene del movimiento. Se debe insistir concienzudamente en hacer ejercicios físicos de cualquier forma, incluyendo las manipulaciones para fortalecer las condiciones físicas. Si la posición de los huesos es normal, los tendones serán flexibles. Si los tendones y músculos están robustecidos, se fortalecerán los huesos, así se puede retardar la degeneración de los órganos heridos, y se puede desempeñar un papel activo para la prevención de las heridas menos graves.

Tratamiento

1. Torsionar la cintura y las piernas:

Es el método principal para tratar el prolapso del disco intervertebral.

1. Torsionar la cintura de manera lateral: tendido en posición lateral, se pone arriba la pierna sana, doblando la cadera y la rodilla hacia abajo. Se extiende la pierna afectada, relajando todo el cuerpo. Tomemos el lado izquierdo como ejemplo: el operador se pone de pie a un lado del vientre del paciente. Al manipular, el operador con los codos doblados, presiona con el codo derecho al enfermo en el muslo levantando a la vez hacia la parte inferior, con la mano izquierda empuja la fosa supraclavicular anterior del hombro izquierdo del enfermo hacia atrás. Con estas dos fuerzas opuestas estrecha las articulaciones de la columna vertebral sin necesidad de mover en ambas direcciones. Con los dedos pulgar e índice de la mano izquierda, sostiene el antebrazo, alrededor del codo y se para un poco; en seguida se torsiona con fuerza brusca, escuchándose con frecuencia un sonido, que no se necesita conseguir (sobre todo en quie-

nes tienen hinchazón, espasmo y dolor agudo de las articulaciones). El operador debe utilizar más fuerza en el lado derecho que en el izquierdo. (Fig. 62)

2. Torsionar la cintura de manera tendida y oblicua. En ambos casos, el paciente toma posición de decúbito prono. La manera anterior está indicada para la cintura plana en el período plástico o en el de alivio. Con la mano izquierda, el operador presiona la zona sacrolumbar y con la otra mano sujeta por delante de los muslos, apretándolos para elevarlos hasta alcanzar cierta altura. Además, en coordinación con la mano izquierda, acumula su fuerza y presiona bruscamente hacia abajo; luego tira con fuerza hacia arriba, escuchándose un sonido menudo. Para quienes tienen rigidez de la cintura no es indicada esta manipulación. La última se denomina también manipulación de torsionar en posición prona. El operador presiona con la mano izquierda la zona sacrolumbar, sujetando con la mano derecha por delante del muslo del lado opuesto. De inmediato inclina hacia arriba la pelvis, terminando el arreglo de las dos fuerzas. En este momento el operador empieza a presionar con la mano izquierda, y a tirar a la vez con la mano derecha, emitiendo un chasquido fuerte. A los que tienen grave rigidez de la cintura, no se les debe realizar esta

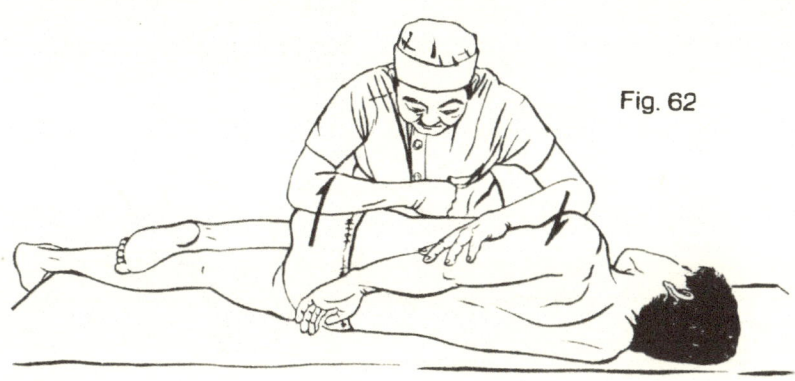

Fig. 62

manipulación, debido a la resistencia involuntaria del enfermo y a la contracción violenta del músculo extensor del antebrazo del operador, lo cual produciría la lesión de los tendones de la zona cubital. (Figs. 63 y 64)

Las tres maneras de torsionar la cintura mediante la manipulación de girar y empujar tienen la función común de cambiar la anchura del espacio intervertebral, incrementando la fuerza de reabsorción del núcleo pulposo, afec-

tando la maleabilidad del músculo, de unos grupos musculares y de ligamentos circundantes de la columna vertebral. Al mismo tiempo esto puede arreglar el desorden de las articulaciones de la columna vertebral, sobre todo mejorar y recuperar la curva de la protuberancia anterior de la cintura logrando el mejoramiento y arreglo del desequilibrio de la uniformidad interna y externa.

3. Torsionar las piernas: Sirve mu-

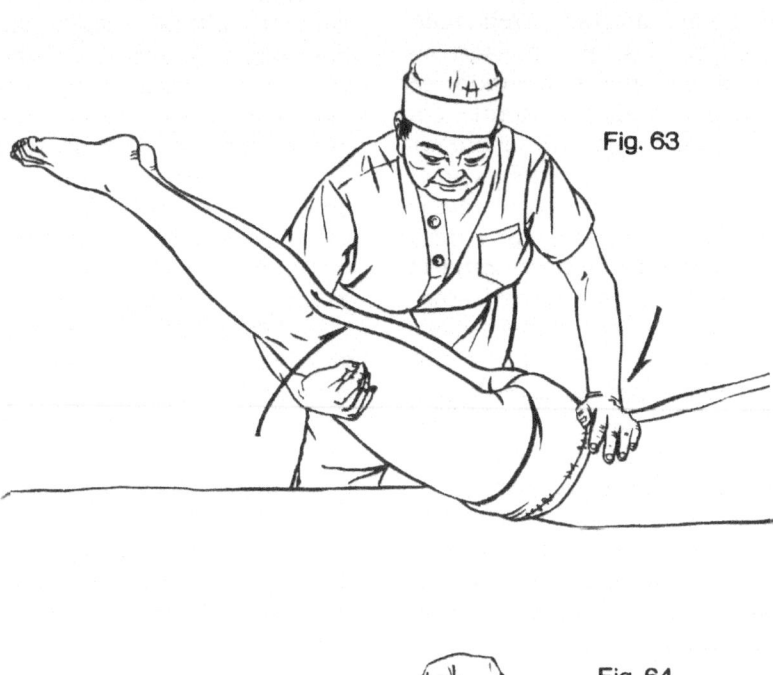

Fig. 63

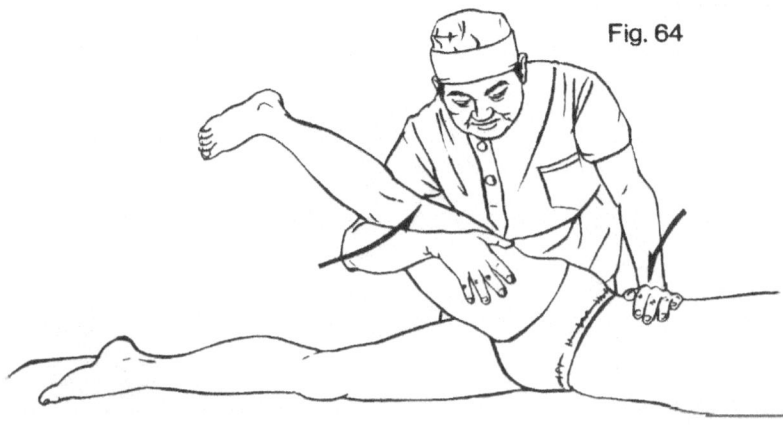

Fig. 64

cho para recuperar las funciones de extender las piernas y elevarlas, especialmente, torsionarlas en posición recogida hacia el interior. Mediante una fuerza indirecta se afecta la raíz del nervio ciático. Por medio de las operaciones, se puede notar que se traslada la raíz del nervio un cm. aproximadamente en el foramen del espacio intervertebral por medio de los movimientos de torsionar y relajar, por esta razón se puede eliminar la adherencia de ese lugar, promoviendo la absorción congestiva y se afecta al mismo tiempo el músculo piramidal. Se puede quitar la contractura del músculo flexor del sector inferior del lado posterior del muslo. Mediante la manipulación de calmar el dolor, no sólo puede aliviarse el dolor sino también incrementarse las funciones de levantar las piernas. (Fig. 65)

4. Torsionar las piernas en posición central: El operador, de pie, al lado afectado del enfermo, extiende el brazo izquierdo, con el codo doblado apoyando la pierna del enfermo, con la mano derecha ayuda a extender la rodilla poniéndola en el vientre, la pega contra el cuerpo y la eleva; una vez realizado esto, el operador nivela bien la pelvis,

y después empieza a extender la muñeca derecha con el dorso hacia arriba, volteando el antebrazo hacia atrás. Con la raíz de la palma presiona directamente hacia abajo, o sea, hacia la dirección del lado sano, pegándola contra el tercio inferior del muslo. En este momento, da medio paso hacia la izquierda, yergue la cintura cayendo con la pierna hacia atrás. Además coordinando la flexión de las articulaciones, el codo trae la pierna a fin de efectuar los movimientos en ambas direcciones, de caer hacia atrás e inclinar hacia adelante; aumentando poco a poco las funciones de extender rectamente la pierna y elevarla, y superar la restricción. Cuando se torsionan las piernas de esta manera, se puede hacer en coordinación con la mano derecha o sea que se coge el dorso del pie extiéndolo. La observación demuestra que la elevación de la pierna de 15 a 30 grados no produce el traslado de la raíz del nervio dentro del canal vertebral, de 30 grados para arriba habría traslado; pero, el sitio de mayor traslado se encuentra en la raíz del nervio de la 5ª vértebra lumbar. Cuando la pierna se eleva de 60 a 80 grados, los traslados serán en las vértebras lumbares 4ª, 3ª y 2ª; la

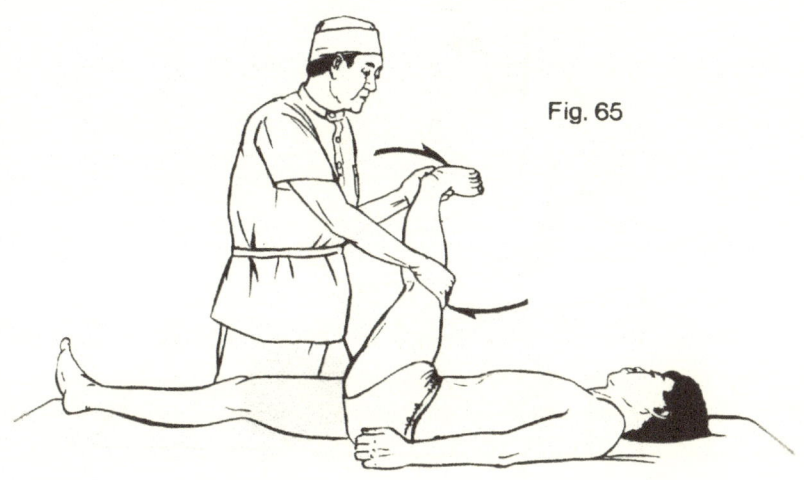

Fig. 65

raíz del nervio de la quinta vértebra lumbar se traslada de nuevo, más o menos entre 3 y 5 mm. De este experimento se concluye que se puede tomar como una de las acciones de tratamiento, afectando también la raíz del nervio, con eficacia terapéutica siempre que se utilice una fuerza adecuada. (Fig. 66)

5. Torsionar las piernas en posición desplegada hacia afuera: El operador se pone de pie en el lado afectado del enfermo. Con la mano derecha levanta la pierna del lado afectado colocándola en su propia rodilla. Con la mano izquierda empuja y presiona el lado interno de la rodilla y el muslo del lado sano a fin de hacer resistencia; luego, con la ayuda de la pierna sana, extiende la pierna del lado afectado hacia afuera. Lo siente muy tenso por un lado y relajado por el otro. Esto sirve más

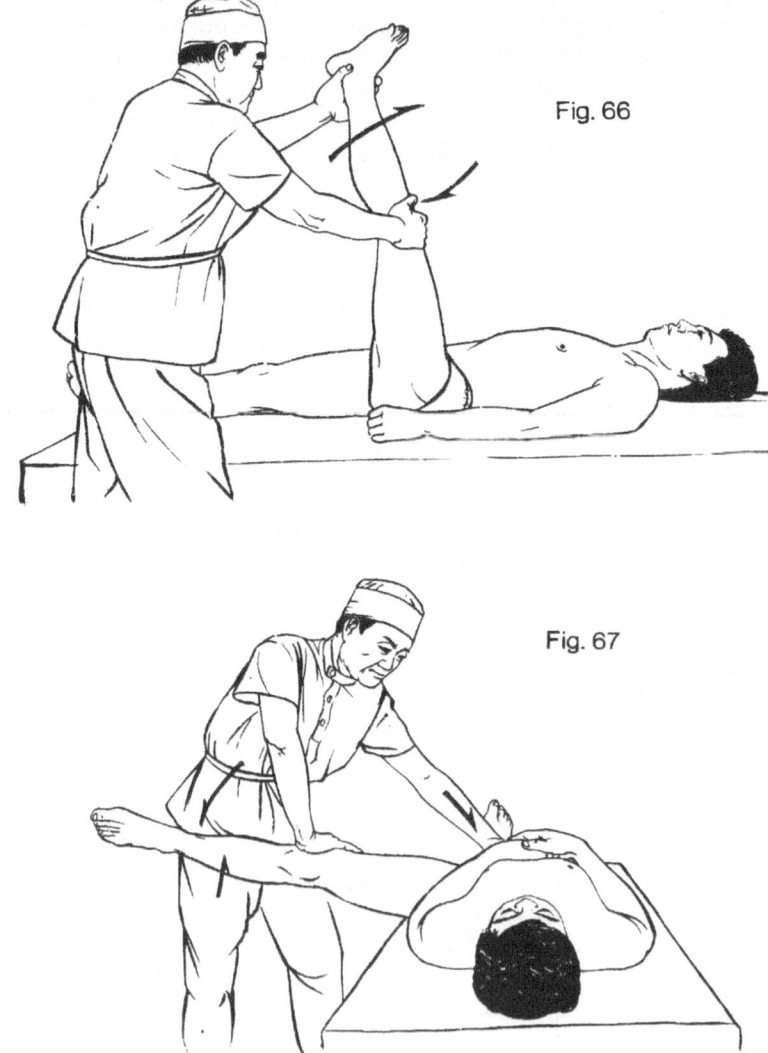

Fig. 66

Fig. 67

para soltar el músculo aductor del muslo. (Fig. 67)

Por medio de torsionar la cintura y la pierna, se ha visto durante la recuperación de las funciones, que se puede utilizar la misma razón para superar varios obstáculos tales como la adherencia, el espasmo, la rigidez, etc., convirtiendo los factores patológicos en los fisiológicos para promover el mejoramiento y la recuperación de la lesión.

2. Torsionar las piernas sosteniendo la cintura:

Este método es apropiado para el período de recuperación. Tendido de costado, se coloca el lado lesionado hacia arriba. Tomando el lado derecho como ejemplo, el operador sostiene con el pulgar de la mano izquierda la apófisis espinosa de la parte inferior de la cintura y tira con la mano derecha el maléolo de la pierna lesionada hacia atrás. Durante el curso de tirar hacia atrás, aflojar y tirar de nuevo hacia atrás, si se siente relajado, se puede hacer en coordinación con las dos fuerzas de empujar desde la parte delantera y tirar hacia atrás, escuchándose frecuentemente un chasquido.

(Fig. 68)

3. Mover la cintura:

Tendido en decúbito supino, con las rodillas y caderas dobladas, el operador presiona con la mano izquierda el hombro izquierdo y con la mano derecha el lado externo de la rodilla izquierda, formando dos fuerzas contrarias; es decir, presiona el cuello hacia abajo y empuja el hombro hacia arriba. Se debe tomar la fuerza del lado derecho como la principal hasta tocar la cama, sacudiendo al paciente varias veces con la misma postura, en ambos lados. Se puede repetir. (Fig. 69)

4. Digitopuntura y arrancar los tendones:

Para tratar la ciática o reumatismo, este método y la maniobra de torsionar las piernas son importantes manipulaciónes.

a. Con el paciente tendido en decúbito prono, el operador presiona profundamente con el pulgar las articulaciones sacrolumbares del lado lesionado o los puntos dolorosos ubicados en la cadera; abajo queda el punto donde se entrecruzan el músculo pira-

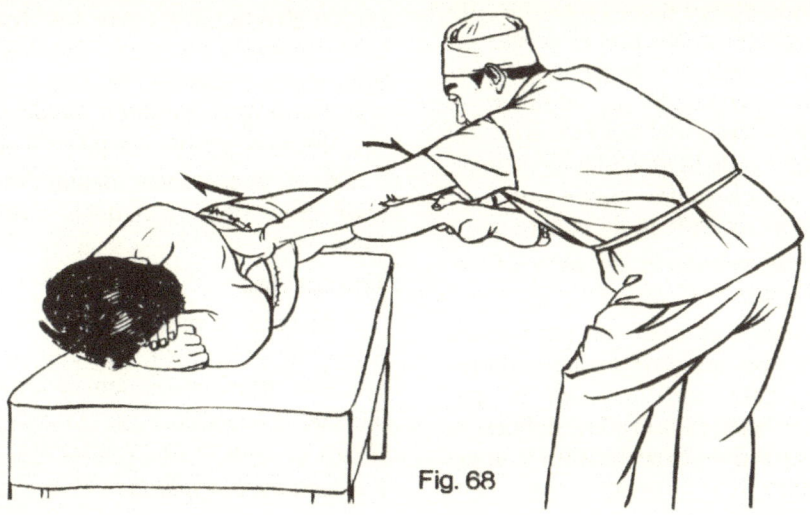

Fig. 68

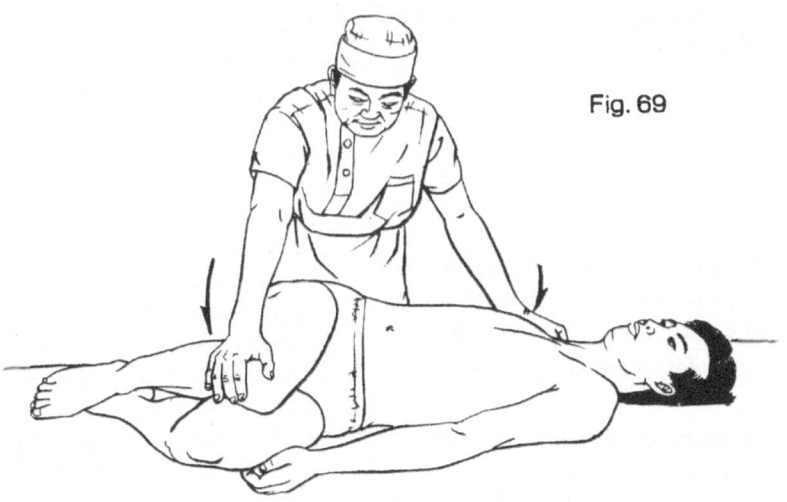

Fig. 69

midal y el nervio ciático. Cuando presiona hasta cierta profundidad, usa la fuerza de empujar y tirar (en dirección oblicua, pero hacia la superior externa), o primero empuja y tira, luego presiona, así se puede aliviar el dolor y eliminar la adherencia.

b. Empujar y tirar el tendón: Aparte de empujar y tirar el músculo glúteo mayor y el músculo piramidal en la depresión central de la cadera afectando el nervio ciático, según el estadio de la enfermedad, también se puede empujar y tirar la fosa superior externa del músculo glúteo medio y el músculo glúteo pequeño, afectando el nervio superior de la cadera y la parte inferior media de la zona glútea; es decir, se empuja y se tira en el lado externo del tercio inferior de la articulación sacroilíaca el músculo glúteo mayor, afectando el nervio inferior de la cadera.

5. Tracción voluntaria en posición de colgar al revés:

Este método es opcional para casos graves de limitación de las actividades lumbares. Está contraindicado en pacientes de edad avanzada, débiles o quienes sufren de hipertensión y angina de pecho.

6. Poner una alhomada:

Véase la ecolosis simple de la columna vertebral.

Anexo: Secuela quirúrgica del prolapso del disco intervertebral lumbar

Tras las operaciones, el dolor suele seguir durante largo tiempo, debido al desorden en la estructura ósea, la adherencia de la raíz del nervio, la contractura de los músculos y los cambios recién producidos entre los discos intervertebrales cercanos, dejados por la operación. Además, la causa externa traumatológica también puede agravar el dolor con síntomas típicos o atípicos.

En no pocos casos originalmente la operación tiene prognosis preventiva mala.

Tratamiento

Aparte de la manipulación de girar y torsionar la cintura, mencionada en el párrafo anterior, las demás son indicadas; pero hay que elegir la más idónea según el estadio de la enfermedad.

1. Extender la espalda:

Los dos se ponen de pie, espalda con espalda y estrechan los brazos (el operador pasa sus antebrazos por los codos del enfermo de adentro hacia afuera, las manos del enfermo se colocan en las espaldas). El operador dobla la cintura sosteniendo con su cadera la región sacrolumbar del enfermo y lo lleva a cuestas para que separe los pies del suelo. El paciente debe relajarse totalmente y no puede levantar la parte superior del cuerpo ni las piernas manteniendo una postura estable y natural. Entonces el operador empieza a sacudir moviendo las rodillas. Poco después saca la cadera de manera ligera, estable y suave. Este método es indicado para la rigidez de la cintura, sobre todo para los que tienen dificultad de erguir la cintura. No hay necesidad de obtener el chasquido. Se puede repetir. Cuando deja al enfermo debe coordinar las acciones para prevenir la caída. (Fig. 70)

Para los pacientes graves, que no pueden erguir la cintura, se debe usar la manipulación de tirar la espalda: El enfermo pega su pecho contra la espal-

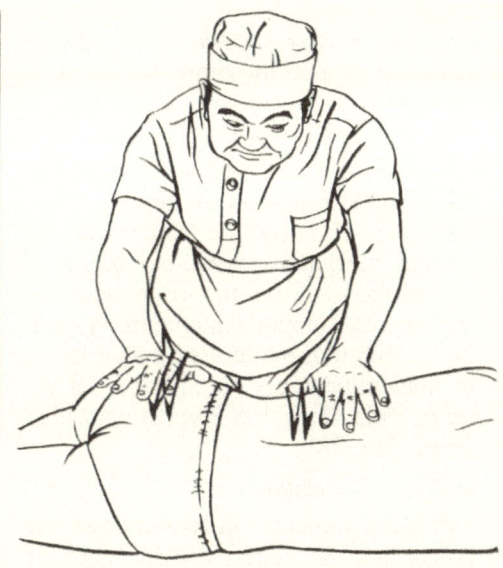

Fig. 71

da del operador, pasando los brazos por delante de su cuello, éste le toma las muñecas con firmeza, doblando la cintura para llevarlo en la espalda. Le balancea un poco de izquierda a derecha sacudiendo las piernas en busca de alivio. Puede continuar con la manipulación de extender la espalda, mencionada en el párrafo anterior, cuando lo necesite.

2. Empujar la cintura y echarla a rodar en cama:

Hay que empujar la cintura junto con la cadera, cada vez se empuja lentamente 40 veces. (Fig. 71)

3. Rascar el tendón:

Se puede ver la manipulación séptima de la lesión de la musculatura lumbar.

Ejercicios funcionales

1. Mover las piernas y presionarlas:

a. En posición levantada, apoyándose en una mesa o una silla, se levanta la pierna afectada, moviéndola progresivamente hacia adelante y atrás pero

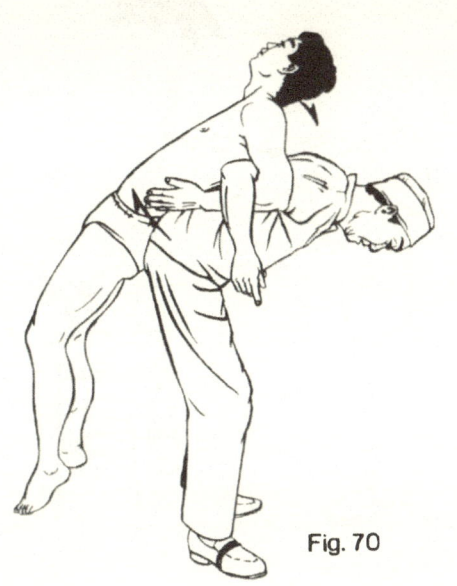

Fig. 70

sin usar mucha fuerza. Cada vez se harán de 20 a 30 movimientos. Se puede repetir.

b. Con una pierna levantada y la otra en un banco o en la cama, se presionan las piernas doblando la cintura, o se sienta en el borde de cama con las piernas alargadas, luego se dobla la cintura con ambas manos extendidas incrementando paulatinamente la escala. De ninguna manera se puede hacer de manera brusca y precipitada. 10 minutos cada vez y 1 ó 2 veces cada día. (Figs. 72 y 73)

2. Poner en cuclillas:

Se debe aumentar la fuerza de erguir la cintura. Se necesita estar con las puntas de los pies frente a una pared o un armario, apoyándose con ambas manos en la pared o en el armario. Se pone en cuclillas con la cara a un lado, se separan las rodillas hacia ambos lados, cuando se levanta, lo harán paulatinamente con la ayuda de erguir la cintura, logrando así la fuerza requerida. Hay que repetirlo varias veces.

Otra técnica:

Con los pies separados a la misma anchura que los hombros, se giran un poco las puntas de los pies hacia el lado interno, se apoyan ambas manos en la mesa o se extienden horizontalmente hacia adelante. Puesto en cuclillas, no se debe levantar el talón del suelo (se debe erguir la cintura al levantarse), ni se puede quedar en cuclillas en caso de no mantener la firmeza. Se hará con precisión. Al principio se puede hacer 20 veces, más tarde se aumenta hasta 80 ó 100 veces diarias, de acuerdo con la petición del tratamiento médico. Dos o tres meses forman un curso y de ninguna manera se puede interrumpir. (Fig. 74)

3. Caminar con las puntas del pie o estar de pie:

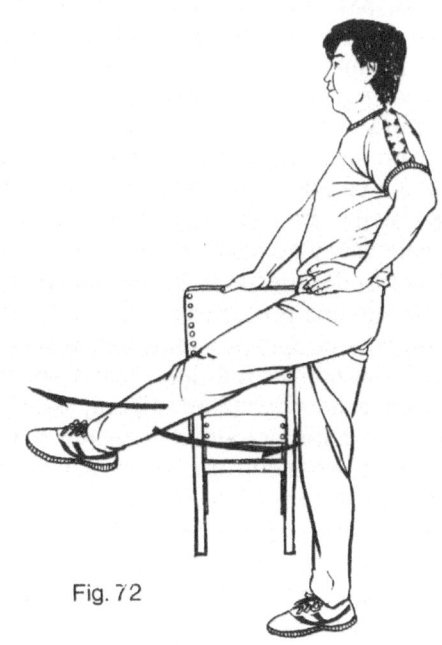

Fig. 72

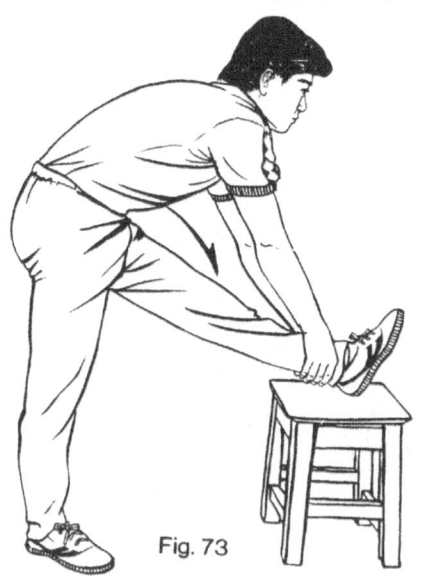

Fig. 73

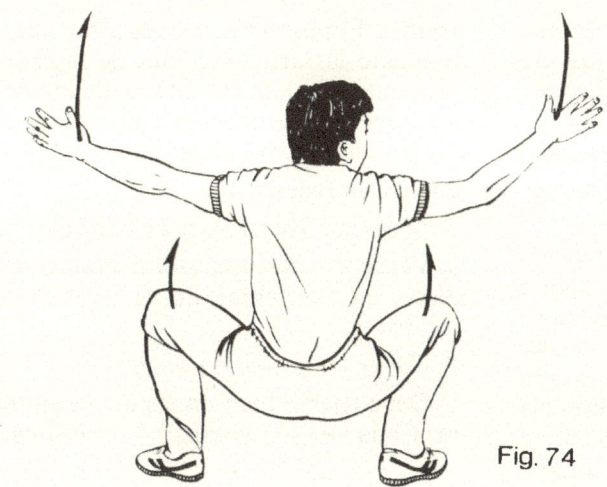

Fig. 74

9. Sindrome de la lesión del músculo piramidal

El músculo piramidal es un pequeño músculo de la zona profunda de la cadera. Este desempeña el papel de rotar externamente las articulaciones de la cadera, por cuyos agujeros pasan los vasos sanguíneos de los nervios ciáticos, y otros. Tras la lesión, el músculo piramidal grueso, debido a la congestión, edema y espasmo, estimula y presiona el nervio ciático (inclusive los vasos sanguíneos), produciendo una serie de síntomas como el dolor de la zona glútea y ciática; todo esto se denomina síndrome de la lesión del músculo piramidal.

Manifestaciones clínicas

La mayoría de los enfermos tiene historia de trauma, algunos sólo refieren que han cogido frío en la noche. En la zona lumbar y glútea existe dolor o en un solo lado de la cadera hay sensaciones de distensión y dolor que, incluso, se introduce hasta la parte posterior en el muslo del mismo lado, casi no se puede caminar, sintiendo que se le acorta la pierna afectada y cojea. Se pueden agravar las sensaciones con la tos, los estornudos y al defecar, hasta que se estiran involuntariamente. A veces existe un dolor relativamente fuerte como si se cortaran con un cuchillo y un dolor expulsivo. A medida que pasa el tiempo surgirá la atrofia del glúteo. No obstante, existe una sensación de relajamiento cuando se echa la cintura hacia atrás.

Obviamente existe el dolor a la presión en la superficie del músculo piramidal, limitado a veces cuando se toca,

Cada vez se hace en cierta cantidad. Se practica la fuerza muscular en coordinación con la contracción del glúteo y los músculos del abdomen. Esto es favorable tanto para el mejoramiento de la postura como para promover la recuperación del nervio y del músculo. Este ejercicio, sirve por ejemplo para el nervio de la quinta vértebra lumbar, el primer nervio sacro, el gastrocnemio y el sóleo.

4. Ejercicio de músculo lumbar y dorsal:

Se puede obrar de acuerdo con el ejercicio primero de la lesión de la muscultura lumbar.

5. Presionar el punto doloroso moviendo la cintura:

Se puede ver la escoliosis simple de la columna vertebral.

6. Girar el cuerpo moviendo ambos brazos:

Se puede hacer según el primer ejercicio de la escoliosis músculo dorsal.

7. Doblar la cintura moviendo ambos brazos:

Se puede hacer según el segundo ejercicio de la lesión aguda de las partes blandas de la zona lumbar.

además surge la protuberancia del tipo de cuerda, la dilatación del músculo abdominal, o la blandura del músculo, disminuyendo la flexibilidad.

El dolor se presenta en el nervio ciático, el punto medio de la zona poplítea y en las pantorrillas.

Cuando se levanta la pierna afectada menos de 60 grados, hay dolor agudo en la zona glútea y en el miembro inferior, sin embargo, se siente un dolor menor cuando se levanta la pierna pasando 60 grados. Esto se diferencia del síndrome del prolapso del disco intervertebral de las vértebras lumbares.

Tratamiento

1. Digitopuntura y empujar y tirar el tendón:

Las dos manipulaciones mencionadas se realizan de acuerdo con lo estudiado en el síndrome del prolapso del disco intervertebral de las vértebras lumbares.

2. Torsionar las piernas:

Se usa principalmente el método de torsionar las piernas en posición fetal, sirve para eliminar el espasmo del músculo piramidal y adherencia parcial. (Véase el síndrome del prolapso del disco intervertebral de las vértebras lumbares)

3. Mover las caderas:

Este método está indicado para el dolor de las articulaciones de la cadera.

Tendido en decúbito supino el paciente, el operador se pone de pie del lado afectado, doblando la cadera y la rodilla para mover la región pélvica. Durante el curso de la manipulación no se debe obligar a doblarla o sacudirla, sino que se combinará el movimiento de la cadera y las piernas. Al rotar hacia dentro se sacará la pierna y al rotar hacia fuera se contraerá la pierna. De manera natural se presiona la rodilla. El punto esencial es girar internamente las articulaciones de la cadera, contrayéndola simultáneamente hacia adentro. Se necesita hacer 10 ó 20 movimientos para cada lado.

Ejercicios funcionales

1. Mover las piernas y presionarlas:

Véase el síndrome del prolapso del disco intervertebral de las vértebras lumbares.

2. Correr en un mismo lugar:

Debe fijarse bien en erguir la cintura. Cada vez se necesitan 10 minutos.

10. Separación de la sínfisis pubiana

Ocurre generalmente en el curso del parto natural, perteneciendo a una de las lesiones pubianas. Presenta ante todo un dolor fuerte en la zona de la sínfisis pubiana y dificultad para mover los miembros inferiores.

Manifestaciones clínicas

Dolor local, dificultad para el movimiento en ambos miembros inferiores, dificultad para caminar, la paciente no puede estar de pie apoyada en una sola pierna; al subir o bajar una escalera se agrava el dolor, pero al caminar con el cuerpo inclinado el dolor se alivia un poco; no se puede girar el cuerpo y sólo puede tenderse en decúbito supino.

Por medio del examen se nota hinchazón local, el dolor de presión es obvio y al tacto se observa que la sínfisis pubiana se ha ampliado hasta uno y medio o dos centímetros. Tendida sobre el dorso, la paciente no puede juntar estrechamente las piernas, ni extenderlas; si se presiona una pierna, la otra no se puede levantar. La reacción del examen de presión en la pelvis es positiva y por medio de los rayos X se ve que la sínfisis se ha ensanchado o está mal unida. Al inflamarse, se manifiesta externamente con un aumento de volumen.

Profilaxis

En caso de sospecharse hay que consultar muy pronto al médico y tratar la enfermedad a tiempo.

Tratamiento

Tirar, golpear y apretar:

Este método es adecuado para las que han sufrido la separación recientemente o para las que la han sufrido durante mucho tiempo, logrando una eficacia satisfactoria.

La enferma debe quitarse los pantalones y sentarse en el borde de la cama entre acostada y sentada. El primer ayudante se pone de pie tras la enferma apoyándola contra su espalda, el otro, de frente, le sujeta los tobillos, dejándole doblar rodillas y caderas, separando las piernas y girándolas hacia afuera. La enferma debe tocar con los talones sus glúteos. El operador, sentado a un lado o cerca de la zona glútea, con una mano le presiona la sínfisis pubiana y con la otra agarrará la muñeca derecha (o izquierda) de la enferma.

El operador tendrá la dirección y coordinación de las tres fuerzas de tirar, golpear y apretar, acercando la sínfisis pubiana afectada.

1. El operador, con su mano izquierda o derecha, aprieta fuertemente la pelvis;

2. El operador toma la muñeca derecha o izquierda de la enferma golpeando fuertemente con la otra mano el dorso de la mano que ha puesto en sínfisis pubiana, al tiempo que empuja y presiona con fuerza;

3. El segundo ayudante mueve los miembros inferiores de la enferma hacia adentro y los tira directamente, apretando la articulación.

Cada semana se trata 2 ó 3 veces. Generalmente se necesitan de 2 a 4 semanas para la curación total.

Las enfermas graves, tras la operación, pueden utilizar las vendas para fijar la articulación. Al dormir o acostarse es mejor tenderse en decúbito lateral. Durante un mes no se puede tener actividad sexual alguna.

En los casos de luxación del pubis observada mediante el examen de rayos X, se debe tomar el lado superior de la luxación como el punto clave de la manipulación. Al golpear o presionar se debe concentrar la fuerza en este lado; y de tenderse, se deben inclinar un poco hacia el lado sano para facilitar la recuperación.

Anexo: Ostitis pubiana aséptica

Manifestaciones clínicas

Al sufrir un ataque de carácter patógeno, en la zona de la sínfisis pubiana, especialmente en la zona anterior de la pelvis, se presenta escozor y dolor lancinante que se alivia tras el movimiento. Los casos graves presentan dolor continuo y tienen dificultad para caminar, por la noche no se pueden girar debido al dolor, o se despiertan como consecuencia del dolor. Algunas enfermas sienten dolor antes de orinar o defecar, pero se alivia después de hacerlo. A excepción de esto, en la zona inguinal existe dolor que se irradia hasta la zona perineal o los órganos genitales externos (testículos), a veces surge una sensación extraña en la zona del músculo vasto medio.

Tratamiento

1. Golpear ligeramente el extremo del pubis:

En decúbito supino, primero se debe localizar la espina ilíaca anterosuperior y según el estadio de la enfermedad en solo un lado o ambos lados, usar la uña del pulgar para golpear ligeramente el tendón. Luego, se deslizan las manos hacia el extremo del pubis, donde se golpeará ligeramente el tendón algunas veces. Durante la manipulación, el operador se ubica al lado de la cabeza de la enferma, con preferencia sentado en el borde de cama; o de pie, con el fin de manipularlo hacia el lado de los pies.

2. Masajear y cortar:

Este método es indicado también para el espasmo del músculo vasto medio.

En decúbito supino, el operador se sienta en el borde de la cama, coloca la pierna de la enferma en la rodilla, y la sujeta con una mano. Con la base de la otra mano masajea la raíz del muslo varias veces, deslizándose hacia el centro del muslo cortando con el dorso de la mano. Esta manipulación se asimila a cortar, pero la sensación es fuerte. Se necesita hacerlo repetidas veces.

3. Tocar el tendón:

Este método es adecuado para las enfermedades de la cadera y la zona ilíaca.

Tendido en decúbito supino, se doblan las rodillas y caderas permitiendo elevar y tocar el músculo femoral del lado superior del muslo y el músculo sartorio. En decúbito prono, se toca el músculo aductor en distintas alturas varias veces. Es más conveniente tocar el aductor en estos casos. Levantada la enferma, alza los brazos doblando los codos y apoyándose en la pared con ambas manos colocadas en el occipucio, el operador eleva y toca el músculo biceps femoral repetidas veces. Las tres posiciones referidas son mejores para tocar los tendones y son de fácil realización.

4. Mecer la cadera y agitarla:

En decúbito supino, el operador coge con su mano el tobillo de la enferma, extiende la rodilla con movimientos giratorios, lo contrae internamente y externamente lo estira. En esta circunstancia el operador avanza y se retira de inmediato, repitiendo una vez más las acciones de estirar y contraer. La cadera, esta vez, se agita a la manera del arco, sin hacer circulos. Hay que hacerlo varias veces. Este método sirve para el arreglo y estimulo de las zonas glútea e ilíaca, y el mejoramiento de sus funciones.

5. Mover la cadera:

Este método es indicado para las lesiones de las articulaciones de la cadera. (Véase la lesión del músculo piramidal)

Ejercicios funcionales

Estos se pueden seleccionar de acuerdo con los tratamientos para las dos enfermedades antes mencionadas.

1. Separar la cadera y juntarla:

En decúbito supino, se doblan las rodillas y la cintura lentamente y se aumenta poco a poco la amplitud. Se debe practicar de manera alternativa, haciendo hincapié en separar la cadera. Cada vez se harán 20 movimientos y se puede repetir. También se puede practicar sentado.

2. Patear las piernas:

Este ejercicio sirve para las zonas glútea, ilíaca y las piernas.

La paciente se pone de pie con las manos en la cintura y junta los pies. Manteniendo en posición estable la pierna sana, alza el pie de la pierna afectada, pateando hacia adelante, y retirándolo de inmediato. Después patea hacia el lado externo y se retira. Luego patea hacia atrás y lo retira. Se lanza la pierna al mismo tiempo que camina hacia adelante. Cada 5 movimientos forman una sesión (incluyen 4 pasos).

3 Doblarse de pie desplegando ambos brazos:

Este ejercicio se usa para la cintura, cadera, rodillas, hombros y codos.

Se juntan los pies e inmediatamente se pone en cuclillas, sin alzar los talones. A la vez se doblan los codos, cerrando los dos puños hacia la parte interna. Al ponerse en cuclillas, se deben incrustar los codos en la zona inguinal; luego se levanta apoyandose en la fuerza de las rodillas. Girando los puños hacia abajo y soltándolos rápidamente hacia ambos lados, se termina el primer movimiento. Se repiten 10 movimientos antes de terminar la primera vez. En el tratamiento del espasmo del músculo aductor femoral, la paciente debe separar ambas rodillas cuando esté en cuclillas, además incrustará los codos entre las rodillas. Los demás movimientos son iguales.

4. Contraer alternativamente las caderas y los hombros hacia adentro:

Este ejercicio se utiliza en las zonas glútea, ilíaca y lumbar.

Tendido en decúbito supino, con la rodilla doblada se contraen al mismo tiempo la cadera izquierda, y el hombro derecho (con el codo doblado). Se hace con la misma postura en ambos lados y 5 movimientos forman un grupo. Cada vez se hacen 2 grupos a cada lado, 1 ó 2 veces al día.

11. Bursitis de la tuberosidad isquiática

Esta enfermedad, causada por trauma u otros factores, es, en realidad, una hidropesía, hinchazón de la bursa sinovial o una reacción de inflamación. Es una de las bursitis más comunes.

Manifestaciones clínicas

En la realización de ejercicios atléticos, acrobáticos, gimnásticos, danzas, etc. se pueden producir de manera brusca dolores agudos, e incluso cojeras que con el tiempo se tornan crónicos. Estos síndromes se pueden agravar al repetirse las condiciones en el lugar del trauma. Además de surgir la hinchazón ligera del lado lesionado en la zona de la tuberosidad isquiática y de palparse posiblemente una porción con dolor migratorio, se presenta dolor en el extremo inicial del músculo flexor del muslo o en el abdomen, además de notarse uno o varios pedazos dolorosos similares a cuerdas que se mueven transversalmente, en la zona relacionada con el ilíaco y con el 2°, 3° y 5° segmentos del sacro en el mismo lado. También se puede percibir una sensación de vacío en el lugar cercano. Al estirar el cuerpo o al caminar, los pies se giran más hacia el lado externo.

Profilaxis

En cuanto a las prevenciones profesionales, hay que realizarlas en el período más temprano. Lo importante es hacer movimientos preparatorios antes de empezar una actividad.

Tratamiento

1. Empujar y presionar:

El método es apropiado para esta enfermedad y la torcedura en el extremo inicial del músculo flexor del muslo. En decúbito prono, el operador, de pie en el lado sano, apoya una mano en la zona del sacro y con el pulgar de la otra toca minuciosamente el punto doloroso localizado en la tuberosidad isquiática, luego empuja y presiona ligeramente en las cuatro direcciones.

Esta manipulación exige que frente al segmento del tendón doloroso que se toca, se utilice una fuerza variable de mediana a gran intensidad, para empujarlo y presionarlo. Cada vez se puede contar hasta 10. Promueve la circulación de sangre y elimina el éstasis sanguíneo, para eliminar los hematomas.

2. Empujar, tirar el tendón y tocarlo:

Tendido en decúbito prono, el operador inclina su cuerpo hacia adelante y con los pulgares de ambas manos empuja y tira el tendón doloroso en la parte profunda, empezando a hacerlo en la tuberosidad isquiática del lado opuesto, de arriba abajo, se repite 2 ó 3 veces. Para la manipulación posterior, se necesita levantar al paciente apoyándolo en la pared.

3. Rascar el tendón:

Esta bursitis deviene con frecuencia de la fascitis de la zona glútea. La manipulación es muy conveniente por su capacidad de recuperar la masa dolorosa que se mueve transversalmente. Esta se diferencia de la masa subcutánea dolorosa por una reacción orgánica en las zonas sacrolumbares y sacroilíaca. Al rascar el tendón se puede cambiar la forma de la masa subcutánea en la zona sacroilíaca, también se disminuyen los síntomas o se elimina en la parte subcutánea con eficacia.

4. Torsionar oblicuamente y mover internamente la cadera:

Estas dos manipulaciones se adoptan para los casos de síntomas mayores ya eliminados, pero en los cuales persisten los menores.

Tendido en decúbito supino, se imita la manipulación de torsionar oblicuamente la cintura. Se presiona la articulación sacroilíaca con la mano que ha presionado en la zona sacrolumbar. Se continúan las contracciones y relajaciones hasta sentirse totalmente relajado. Se deben coordinar las dos fuerzas: se empuja con la mano soltándola rápidamente. El operador le sacude la parte interna de la cadera y la extiende.

Así se repite 2 ó 3 veces.

Ejercicios funcionales

1. Estar de pie con los pies, los rodillas y las caderas en flexión:

Este ejercicio es adaptado para las enfermedades de la zona lumbar y del muslo.

Con los pies separados a una distancia equivalente a tres pies juntos y manteniéndose a horcajadas, se giran las puntas de los pies hacia el lado interno, dejando las rodillas hacia afuera. Se doblan las rodillas y las caderas en ángulos rectos y se agarran los dedos de los pies. Se elevan las manos con las palmas hacia arriba, desde ambos lados del pecho hasta las orejas, bajándolas poco a poco con las palmas giradas y suspendiéndolas a los lados de los muslos con fuerza leve. Finalmente, mirando hacia adelante, se cuenta hasta 30.

2. Postura similar a tirar la cola de la vaca hacia atrás:

Este ejercicio está indicado para las enfermedades de la cintura, brazos y piernas.

Primero se toma el paso de arco con la pierna izquierda, pisando hacia adelante y pateando hacia atrás; con el brazo derecho empuñado fuertemente, se sube desde el lado derecho y se baja por el izquierdo, manteniéndolo detrás de la cintura. El codo se dobla y se coloca el puño frente a la zona lumbar, el brazo izquierdo frente al pecho apretando el puño fuertemente. Se flexiona el codo desplegando el brazo hacia afuera a la misma altura del hombro, manteniendo verticalmente el antebrazo con el puño hacia arriba. A continuación se engancha con fuerza la mano, pero con el puño hacia la parte interna, al tiempo que se gira paulatinamente la cabeza hacia el lado izquierdo, mirando el puño, mientras cuenta de 1 a 30. Al terminar, se contraen los brazos en cruz delante del abdomen y se da un paso de arco con la pierna derecha. Se hacen las mismas posturas y número de veces a cada lado. Finalmente, se cruzan los brazos en el abdomen con los puños cerrados antes de volver a la posición inicial.

3. Postura de extender hacia afuera con una sola rodilla:

Este ejercicio es apropiado para las enfermedades de la zona lumbar y de los muslos.

Tendido en decúbito supino, la pierna sana se mantiene recta sin moverla; la pierna afectada se levanta poniendo el talón en la rodilla sana, después se flexiona la rodilla del lado afectado, se estira hacia afuera y se contrae hacia adentro varias veces. Al estirarla se debe hacer con mucha fuerza; cada vez 10 movimientos. Se puede repetir el mismo número de veces e igual postura en ambos lados.

4. Flexión del torso:

Este ejercicio es indicado para las enfermedades de las articulaciones sacroiliacas.

Tendido en decúbito supino, el paciente entrecruza las manos en la nuca, para levantar el torso al máximo, se mantiene sentado, pero con las piernas extendidas en el suelo. Se debe hacer varias veces.

En este ejercicio, el paciente debe utilizar la fuerza de contracción del músculo abdominal.

IV. LESIONES EN LOS MIEMBROS SUPERIORES

EN EL HOMBRO Y EL BRAZO

De las lesiones de los miembros superiores, la lesión del hombro es la más común. La estructura ósea del hombro comprende la escápula, la clavícula y el extremo superior del húmero. Forman parte de la articulación axilar los ligamentos resistentes y flexibles, las cápsulas sinoviales, y los músculos robustos; así se forman las articulaciones acromiohumerales, esternoclaviculares, acromioclaviculares y las acromiotorácicas. Entre ellas, la articulación acromiohumeral es la más importante; no tiene la estructura segura de los huesos, tampoco músculos ricos ni fuertes. Esto la diferencia de las articulaciones de la cadera. La cavidad articular es pequeña y superficial, la proporción del hueso humeral y la cavidad articular es de 3 a 1, la distancia entre la superficie de la articulación y la cavidad es de 2 cm. La cápsula sinovial es relativamente débil y flácida; por esta razón la estabilidad de las articulaciones del hombro se mantiene realmente por el músculo y los ligamentos. Dentro de los ligamentos articulatorios del hombro están los coracohumerales, los glenohumerales superior, medio e inferior; en la parte superior de la cavidad escapular se adhiere el tendón muscular de la porción larga de los bíceps humerales y en la parte inferior el tendón muscular de la porción larga de los tríceps humerales; los músculos del "el manguito tendinoso" abrazan la cabeza humeral, y la consolidan con el deltoides. Unicamente en la parte anteroinferior de la articulación del hombro falta la protección de las partes blandas, siendo un punto débil y propenso a sufrir las luxaciones.

1. Esguince del hombro

El esguince del hombro pertenece a las lesiones de las partes blandas motivadas por golpes o choques, provenientes de fuerzas externas. Generalmente ocurre en la parte superior del hombro o posteroexterna; de no tratarse bien se presentará la adherencia de esta articulación.

Manifestaciones clínicas

Esta enfermedad ocurre en personas de cualquier edad, pero con frecuencia en los obreros cargadores, deportistas y gimnastas. Siempre es diferente la gravedad; los esguinces ligeros se curan con facilidad, pero los graves se presentan como lesión relativamente profunda y grande, inclusive con hinchazón local, cianosis, inflamación y dolor a la presión. Clínicamente hay algunos casos graves con fragmentación parcial de las fibras orgánicas o fractura ligera; estos síntomas duran unas semanas.

En el examen general es fácil detectarlos, pues en la mayoría de los casos existe una historia de trauma. En la zona del hombro lesionado hay inflamación, dolores a la presión, equimosis, causado por los movimientos activos y limitación de las actividades funcionales. Sin embargo, debe diferenciarse de la fractura y la fragmentación del tendón muscular. En caso necesario se debe radiografiar.

Tratamiento

1. Digitopuntura o presión de los sitios de pulso:

Se utiliza el pulgar para presionar los puntos acupunturales y del pulso. Se pueden presionar el punto del pulso del riñon (a 0,5 *cun* por arriba del punto *qupen,* localizado en el punto medio de la fosa supraclavicular, a 4 *cun* lateral del canal *Ren*); el sitio *anmei* de la escápula (a 0,5 *cun* por arriba del punto *tianzong,* en la depresión infraescapular, unión del tercio superior y medio de la distancia entre el borde superior de la espina escapular y el ángulo inferior de la escápula); el sitio *shuangtiao* (a un dedo de la axila), o el punto *taijian* (a 1,5 *cun* por debajo de la parte anterior del acromión) o el punto *jujian* (a 2 *cun* por debajo del punto anterior).

2. Frotar el hombro:

El enfermo toma asiento, el médico pone las palmas de las manos en la parte anterior y posterior del hombro afectado, girándolo y masajeándolo varias veces. (Fig. 75)

3. Masaje:

El enfermo sentado y el operador, de pie tras el lado lesionado, con las primeras articulaciones del dedo indice, medio, anular y meñique flexionados masajea la parte dañada. Con la otra mano apoya la parte delantera del hombro como contrafuerza. Esta manipulación es adecuada para las enfermedades escapulares.

4. Hacer movimientos giratorios:

El enfermo se sienta mientras el operador sostiene con una mano el codo del hombro lesionado. Con un lado del meñique cerca al dorso de la otra mano, o con los nudillos de los dedos meñique, anular y medio de la otra mano efectúa movimientos rotatorios consecutivos en el hombro. Al utilizar esta manipulación hay que tener el puño hueco, la muñeca relajada, suave y utilizar una fuerza equitativa y

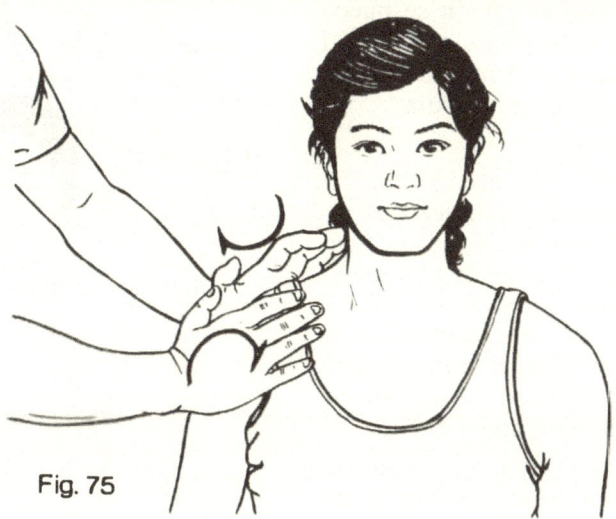

Fig. 75

penetrante. Hay que pegar la mano a la superficie corporal, sin despegarle de la piel pero sin hacer frotamiento. En el trabajo clínico se puede hacer primero en el estado de tensión de los músculos y los ligamentos; se repetirá cuando estén totalmente relajados, así se obtienen buenos efectos.

Estas cuatro manipulaciones son para aflojar el músculo y el tendón, promoviendo la circulación de la sangre, además de quitar el dolor.

5. Empujar, tirar el tendón y tocarlo:

Para practicarlo se pueden emplear el pulgar u otros dedos. Cuando se empuja y tira el tendón que está delante del hombro, el enfermo puede sentarse y extender hacia atrás las articulaciones del hombro. El operador, de pie tras el enfermo, empuja y tira el tendón con los dedos índice, medio y anular. También puede tomar asiento si se empuja y tira el tendón del lado externo, pero se hará sólo con el pulgar. Cuando se empuja y tira el tendón del ángulo superior interno de la escápula y el tendón de la parte inferior de la espina escapular, se puede hacer con ambos pulgares. El enfermo estará tendido en decúbito prono o sentado.

Cuando se toca el tendón se puede elevar y tocar el trapecio, el pectoral mayor y el tendón doloroso de las partes trasera o inferior de la axila.

6. Girar el hombro:

Este método permite soltar el músculo y el tendón, favorecer las articulaciones y mantener la mayor escala de movilidad; por eso es apropiado para la limitación ligera de las funciones articulares de los hombros o la limitación grave durante la última etapa del período de recuperación. Se toma el lado derecho como ejemplo:

El enfermo está sentado y el médico, de pie tras el enfermo, sostiene el re-

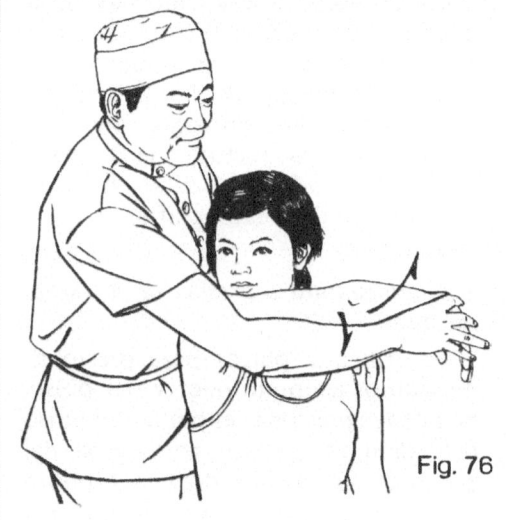

Fig. 76

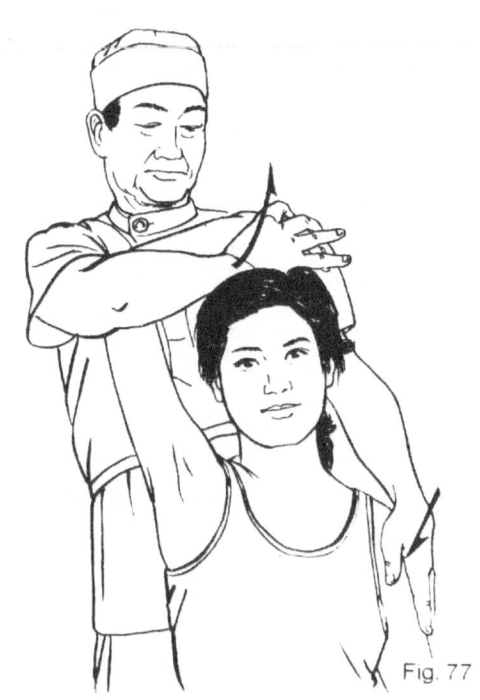

Fig. 77

verso de la muñeca del miembro afectado con el borde hipotenar de la mano derecha, enganchando ligeramente con el pulgar y el índice los huesos cúbito y radio cerca de la muñeca. El operador, moviendo las articulaciones del hombro, por medio del codo, eleva el miembro enfermo (en el caso de doblar el codo) y lo contrae hacia el pecho. Después lo alza sobre la cabeza, lo gira hacia adelante y luego hacia atrás de la cabeza y lo despliega hacia los lados. Sigue bajándolo, para repetir varias veces el ejercicio. Se hará primero en círculos pequeños, ampliándolos paulatinamente. Las articulaciones del codo del enfermo se debe flexionar siguiendo el movimiento de las articulaciones del codo del operador. (Figs. 76, 77, 78 y 79)

7. Fijar el hombro:

Los enfermos graves pueden usar una banda colgante del cuello para sostener la muñeca, así la mantienen unos 3 ó 7 días. Después de retirar la banda, se pueden practicar los ejercicios funcionales.

Ejercicios funcionales

1. Encogerse de hombros:

Empiezan con movimientos pequeños, suaves, para ir aumentándolos paulatinamente, en cuanto a la amplitud, intensidad y frecuencia. Se puede empezar este ejercicio aunque con la banda colgante.

2. Encogerse de hombros rodeándolos:

Se puede obrar de acuerdo con lo señalado para el esguince de la pared torácica.

3. Movimientos de desplegar y girar:

Se hacen en un solo lado o en ambos. Con la palma hacia arriba, se pasa la mano del lado lumbar, girando hacia la parte trasera y alargándola; luego se mueve hasta la parte lateral, se dobla el codo y con la palma hacia arriba se

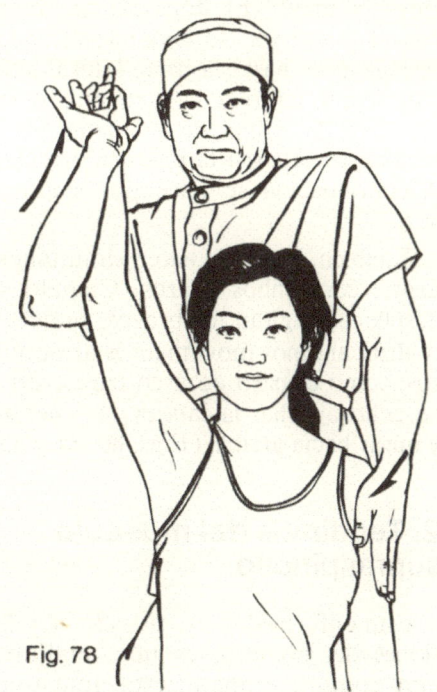

Fig. 78

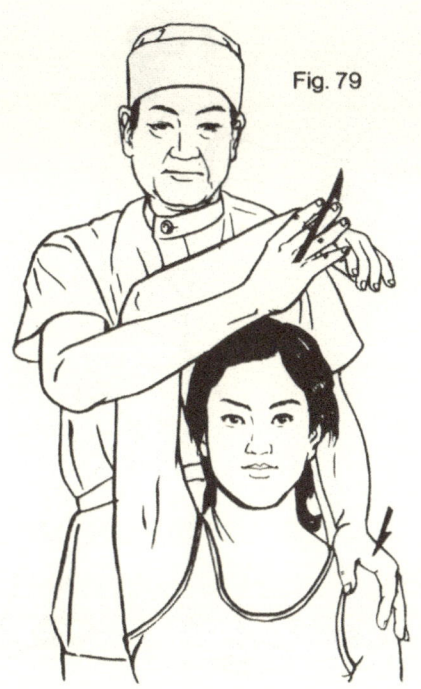

Fig. 79

eleva la mano El dorso hacia abajo pasa a la cabeza; se extiende el codo, resbalándolo hasta la parte lateral para bajarlo a lo largo de la parte delantera, pero con la palma de la mano hacia arriba, volviendo a la postura original. A continuación se hace por segunda vez.

También se puede hacer simultáneamente con ambos brazos. Cuando se despliegan y giran los brazos, se deben realizar algunos movimientos armoniosos, como el paso de arco izquierdo o derecho, agachar la cabeza y el cuerpo, y mirar hacia arriba. (Figs. 80, 81 y 82)

2. Tendinitis del músculo supraspinoso

Esta enfermedad es causada por lesiones del hombro, es una tendinitis muy común, se manifiesta ante todo por el dolor y el disturbio de las funciones.

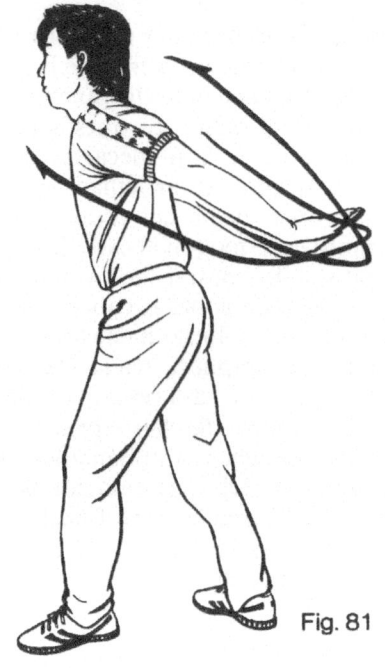

Fig. 81

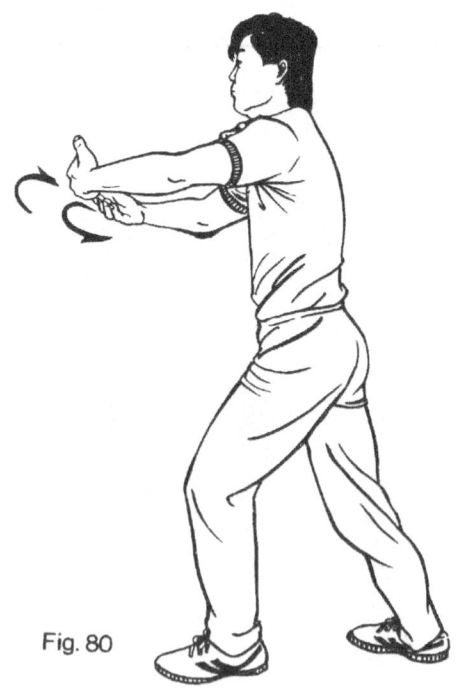

Fig. 80

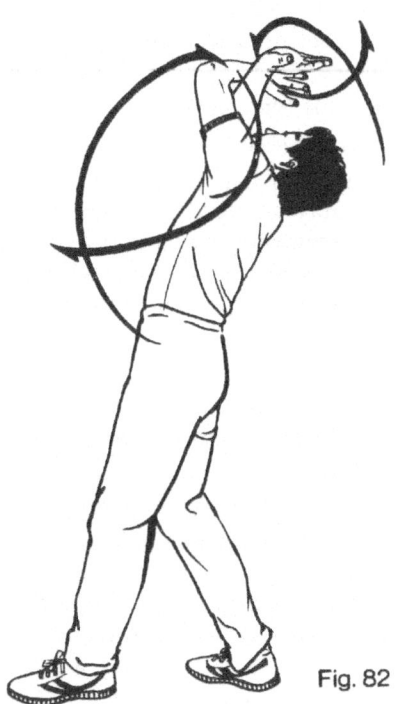

Fig. 82

Manifestaciones clínicas

Ocurre frecuentemente en los adultos. Presentan síntomas tales como el dolor, obstáculo para mover la articulación, el espasmo y atrofia muscular en la zona del hombro. Por lo general es de carácter crónico.

Debido a la situación de los nervios axilares, a veces, el dolor se introduce hacia abajo hasta el brazo y la mano, y hacia arriba hasta el trapecio. No obstante el punto doloroso se encuentra en la inserción del músculo supraspinoso en la protuberancia mayor del húmero.

El obstáculo en los movimientos del hombro se muestra en la limitación para la extención externa del hombro, porque para ello se necesita contraer el músculo supraspinoso, y éste, pasa precisamente por un estrecho espacio compuesto por el acromión y la cabeza humeral; es comprimido y se produce un dolor característico de esta enfermedad.

El espasmo y la atrofia muscular se refiere al causado por el dolor. El espasmo y la degeneración pueden producir la atrofia muscular y aumentar

los obstáculos para mover el hombro.

Atención: la enfermedad, a veces, es una manifestación aislada de una enfermedad general.

Profilaxis

Al presentarse una lesión pequeña o estar demasiado cansado el músculo se debe tomar un descanso, desplegando toda la capacidad autocurativa del organismo.

Tratamiento

Se deben elegir diferentes manipulaciones según los síntomas del período crónico y agudo.

1. Mover el hombro:

Se sienta el enfermo, relaja el miembro superior afectado y lo desciende de manera natural. El operador, de pie junto al lado lesionado, le toma la muñeca y realiza círculos de delante hacia los lados y de atrás hacia delante, yendo de movimientos pequeños a grandes, varias veces. (Fig. 83)

2. Frotar el hombro:

Véase el esguince del hombro.

3. Voltear el hombro dando un semicírculo:

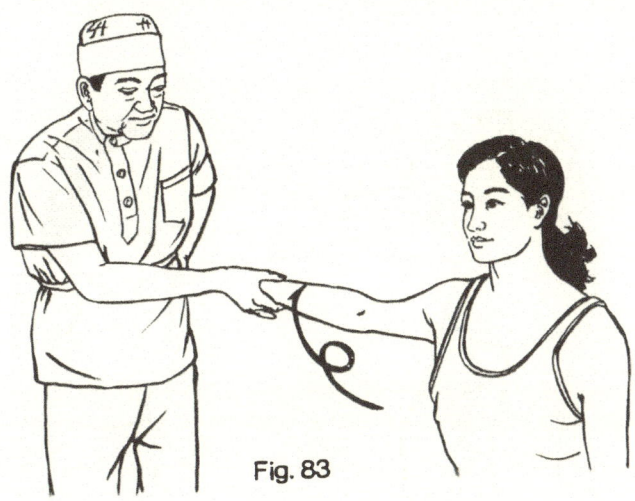

Fig. 83

Se hace como en el esguince del hombro, para eliminar la adherencia muscular.

4. Tirar el hombro y sacudirlo:

Sirve para aliviar la lesión.

El enfermo sentado con los brazos relajados mientras el operador le toma la muñeca del brazo afectado con ambas manos y la tira hacia abajo; al mismo tiempo la hace vibrar con fuerza equitativa de 3 a 5 veces. También se puede sacudir el brazo. Esta manipulación es apropiada para las lesiones de los tendones del hombro. (Fig. 84)

Otra técnica: El operador toma con la mano derecha el dorso de la mano del enfermo, que la mantiene hacia arriba, extiende el brazo del enfermo y lo sacude suavemente con la fuerza de la muñeca varias veces, posteriormente lo sacude con la fuerza conjunta de la muñeca y del brazo 1 ó 2 veces.

Las manipulaciones referidas permiten aflojar los músculos y tendones, activar la circulación de energía y sangre en los canales y colaterales, facilitar el movimiento de las articulaciones, eliminar la hinchazón y quitar el dolor.

En casos graves se puede usar una banda colgante y hace falta descansar.

Ejercicios funcionales

Durante el periodo agudo, evitar los movimientos de abducción y giro externo de los brazo, realizados con mucha fuerza.

1. Agitar el brazo hacia delante y hacia atrás, de izquierda a derecha:

El paciente de pie, relajado el brazo afectado, lo agita hacia delante y atrás, de izquierda a derecha.

2. Levantar y descender los brazos:

El paciente de pie o sentado, extiende un brazo hacia arriba y el otro hacia abajo, intercambia los movimientos cada vez con más fuerza. Posteriormente realiza el ejercicio de frotar la espalda de arriba hacia abajo: se coloca una mano en la espalda y la otra en el cuello, haciendo movimientos similares a los de arrancar un sable (frota vigorosamente en las dos direcciones). Se hace alternativamente en ambos lados; 5 movimientos a cada lado forman un grupo, cada vez, de 1 a 2 grupos.

3. Extender y voltear el hombro:

Se puede obrar según el esguince del hombro.

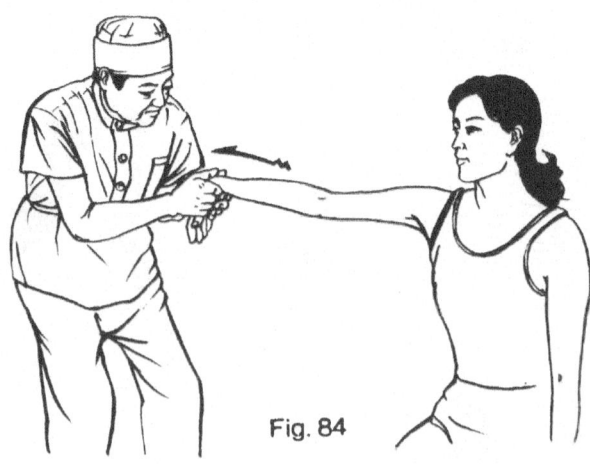

Fig. 84

3. Fragmentación del músculo supraspinoso

Es una lesión frecuente en hombres de más de 40 años de edad, afecta gravemente la función y estabilidad articular.

Manifestaciones clínicas

Tiene una clara síntomatología traumática, dolor en el hombro y obstáculo para los movimientos.

La lesión es causada por caídas o traumas por objetos pesados. A veces, el paciente mismo siente u oye un "clac".

Tras la lesión es evidente la incapacidad para extender o levantar el brazo, siendo el dolor muy fuerte cuando se intenta realizarlo. Si la fragmentación es completa se observa el encogimiento del hombro lesionado, el músculo supraspinoso ha perdido la función de fijar al húmero, el deltoides no tiene punto de apoyo para abducir el brazo, por todo lo cual la contracción del deltoides se convierte en una fuerza que tira de la cabeza humeral hacia el acromión.

Por medio de los exámenes, se observa que el punto doloroso está en la cúpula de la tuberosidad mayor del húmero. A veces, en la parte inferior de la bursa del acromion, se puede palpar una protuberancia anómala que se mueve bajo los dedos al mover el brazo hacia delante, hacia atrás o al voltearlo. Este es justamente la tuberosidad mayor del húmero.

Desórdenes en la rotación externa del brazo. Cuando se voltea el brazo externamente aparece un fenómeno anormal, se voltea primero la escápula y luego se inclina lateralmente el cuerpo, esta torcedura hace abducir el brazo formando un ángulo de 90 grados aproximadamente. Este curso anormal del movimiento en que el húmero gira externamente sobre sí mismo constituye una característica de esta lesión.

Tratamiento

No se pueden usar manipulaciones durante el período agudo, éstas están indicadas sólamente para la fragmentación parcial del tendón del músculo supraspinoso (se puede obrar conforme al tratamiento de la tendinitis del músculo supraspinoso).

Quienes tienen la mayor parte fragmentada, deben usar un soporte para fijar la articulación del hombro en 30 grados hacia delante, el brazo 90 grados hacia el exterior y flexionado el codo en ángulo recto. Hay que mantener esta postura durante 4 ó 6 semanas, durante ese período se debe evitar la atrofia del deltoides por desuso y la periatritis del hombro.

Ejercicios funcionales

Después de quitar el soporte de fijación, hay que empezar activamente los ejercicios funcionales.

1. Agitar la mano hacia delante y hacia atrás, de izquierda a derecha:

Se puede practicar en consonancia con el primer ejercicio funcional de la tendinitis del músculo supraspinoso.

2. Encogerse de hombros y rodearlos:

Se puede hacer en consonancia con el esguince de la pared torácica.

3. Voltear el cuerpo girando los brazos:

Es adecuado para las lesiones del hombro y de la región lumbar.

El enfermo se pone a horcajadas, extiende hacia atrás el brazo izquierdo enganchando con la mano del mismo lado, la mano derecha, con la palma de ésta hacia arriba la dirige hacia la izquierda y hacia arriba. Gira el torso hacia la izquierda mientras voltea la palma derecha hacia abajo. A continuación mueve el brazo derecho hacia la derecha, lo desciende y lo extiende hacia atrás, al mismo tiempo levanta la mano izquierda con la palma hacia arriba. El cuerpo se gira hacia la derecha. Así se realiza varias veces.

4. Tenosinovitis de la porción larga del bíceps braquial

La enfermedad es causada por la adherencia de la vaina tendinosa de la porción larga del bíceps braquial con el consiguiente obstáculo para el deslizamiento del tendón. Es una de las lesiones frecuentes en la zona del hombro.

Manifestaciones clínicas

La lesión ocurre por lo general en los trabajadores manuales de edad mediana. Los enfermos de edad avanzada sufren frecuentemente de manera simultánea otras enfermedades, como por ejemplo la periartritis del hombro.

En el período agudo aparece principalmente espasmo del deltoides (de carácter protector), hinchazón parcial, dolor y dolor a la presión. El dolor se agrava cuando se mueve el hombro y se alivia con el descanso. El dolor se localiza principalmente en el surco cercano a la tuberosidad anteroexterna del húmero. Se presenta rigidez articular y atrofia muscular cuando se sufre simultáneamente de periartritis del hombro.

Al flexionar el codo o abducir el brazo contra una resistencia, se produce un fuerte dolor en la vaina tendinosa de la porción larga del bíceps braquial, el signo Yergason's es positivo, lo cual constituye la base fundamental para determinar la lesión.

Profilaxis

Cuando el dolor en el hombro no se alivia, sino que cada vez es más fuerte, entonces hay que disminuir a tiempo la intensidad del trabajo físico, tomar un descanso y recibir tratamiento médico.

Tratamiento

1. Empujar y tirar el tendón:

El paciente sentado y detrás de él el operador. Le toma la muñeca del brazo afectado y le hace tocar la zona espinal (le extiende el hombro, le voltea internamente el codo y se lo flexiona). Le coloca el borde de la membrana entre el pulgar e índice de la otra mano en el deltoides (el pulgar en la parte posterior y los otros dedos en la parte anterior del brazo), toca el tendón doloroso con los dedos índice y medio, de arriba hacia abajo, 3 ó 5 veces. Después, con la mano izquierda sostiene el codo del enfermo girándolo externamente, formando 90 grados aproximadamente; coloca la mano derecha en la parte anterior del hombro poniendo el pulgar flexionado sobre el tendón doloroso; coloca la otra mano sobre el pulgar flexionado y lo empuja con la fuerza del brazo. El operador debe utilizar una fuerza equilibrada y acertada que llegue hasta la zona profunda. Así lo hace de 3 a 4 veces en distintas alturas, además, el operador debe tener una sensación resbaladiza bajo los dedos.

2. Golpear el tendón:

Se tiende en decúbito supino el paciente. El operador apoya una de sus manos en la muñeca del enfermo, flexionándole el codo un poco hacia afuera y volteándole la articulación del hombro. Posteriormente, con la uña del pulgar golpea ligeramente el tendón a lo largo de la vaina tendinosa del bíceps braquial. Se hace de 3 a 4 movimientos, ascendentes y descendentes, en distintas alturas, 1 ó 2 veces.

3. Mover los hombros:

Véase el esguince de hombro.

4. Empujar el hombro:

Se realiza de la parte proximal a la distal, empujando el hombro con la base de la mano unas 10 veces.

5. Tirar el hombro y sacudirlo:

Se puede obrar en consonancia con la tendinitis del músculo supraspinoso.

Ejercicios funcionales

Se ejecutan pasado el periodo agudo.

1. Voltear el hombro hacia atrás:

El paciente de pie, se coloca el brazo lesionado detrás del cuerpo y el sano delante de él. Se agarran por separado los extremos de una cuerda que pasa a través de una polea. Se tira lentamente de la cuerda por un lado y por el otro, de 30 a 50 veces.

Otro ejercicio:

Se sostiene con ambas manos un palo colocado detrás del cuerpo y se tira de él hacia arriba y a la izquierda y luego hacia arriba y a la derecha. Así se hace alternativamente en ambos lados de 3 a 5 veces.

2. Desplegar y voltear el brazo:

Se puede hacer según el esguince del hombro.

3. Mover los hombros:

Apoyando en el occipucio ambas manos, con los brazos se presiona la cabeza hacia delante y se suelta llevándola hacia atrás, 30 ó 50 movimientos.

5. Miotendinitis de la porción larga del biceps braquial y fragmentación del tendón muscular

La primera patología es causada por el excesivo cansancio y la segunda, sobre la base de la primera, por una pequeña lesión motivada por una fuerza externa, por eso, constituyen dos etapas de una misma patología: la antecedente y la consecuente.

Manifestaciones clínicas

Al comienzo, la sintomatología de la miotendinitis es ligera, sólo se siente un leve dolor y rigidez en el hombro. Tras una lesión o excesivo trabajo, se agudizan los síntomas. Se presenta un dolor fuerte, el dolor a la presión es claro, el dolor se agrava cuando se flexiona el codo o se portan objetos pesados. El paciente se siente extenuado. Este es el sindrome *Yergason's* (+).

En los pacientes que sufren una fragmentación parcial se presenta dolor local y el típico dolor a la presión. Cuando flexionan el codo pueden percibir una sensación de espasmo o de frotamiento en el surco entre los extremos del músculo fragmentado. Los enfermos que sufren fragmentación completa, en los casos crónicos no se observan síntomas claros, sólamente tienen dolor sordo, brazos fláccidos pero no hay claro obstáculo de las funciones, en los casos agudos presentan dolor o dolor a la presión. Al extender el codo en la parte inferior del antebrazo se observa una hinchazón blanda, pero al flexionarlo, la hinchazón se convierte en una protuberancia dura (las partes fragmentadas se contraen y se trasladan hacia los extremos opuestos). Finalmente, la depresión aparece de nuevo sobre la hinchazón. En los enfermos jóvenes, tras la contracción aguda del músculo presentan dolor intenso acompañando de un sonido. Ese dolor se irradia a las articulaciones cercanas, hay obstáculo para el movimiento y lasitud para la flexión del codo, seguido de la hinchazón del hombro y la equimosis subcutánea.

Tratamiento

La inflamación es notaria y los órganos son débiles durante el periodo agudo, por eso no está indicado aplicarle total o parcialmente las manipulaciones de tocar, empujar, tirar y rascar el tendón para evitar el agravamiento de la lesión. Las manipulaciones están contraindicadas en los casos de fragmentación completa.

1. Masajear, rodar y tambalear:

Estas maniobras se usan en el período crónico. Sirven para relajar el músculo y el tendón, promover la circulación de la sangre, activar la circulación de energía y sangre en los canales y colaterales y eliminar el dolor.

2. Mover el hombro:

Se usa durante el período de rehabilitación (se puede obrar según lo descrito para la tendinitis del músculo supraspinoso)

3. Fijación:

Cuando se presenta inflamación grave, en los casos de lesiones agudas, se puede usar la banda colgada del cuello durante 3 semanas. Con este auxilio se puede gobernar y favorecer la recuperación de los órganos afectados.

Ejercicios funcionales

En el período de recuperación, los enfermos con fragmentación parcial pueden seleccionar los siguientes ejercicios:

1. Levantar lateralmente el hombro:

El enfermo de pie, agarra con las dos manos los extremos de la cuerda que pasa por una polea, tira con el brazo sano la cuerda para que se levante el afectado hasta quedar en la horizontal. Repetir 20 ó 30 veces.

2. Ejercicio de espalderas:

Se levanta uno o ambos brazos.

El enfermo se pone de pie frente a las espalderas, trepa los barrotes con ambas manos desde abajo hacia arriba todo lo que pueda. Se hace 15 ó 20 movimientos, 1 ó 2 veces al día.

3. Tambalear, balancear y mover el hombro:

Tambalear: Describir círculos en ambos sentidos.

Balancear: Describir arcos en ambos sentidos.

Mover: Mover el hombro hacia delante y hacia atrás.

Siempre se realiza iniciando el movimiento con amplitud de pequeña a grande, de la parte inferior a la superior. El número de movimientos depende del estado de salud de cada uno.

6. Bursitis de la parte inferior del acromión

Es una de las bursitis más común causada por lesiones del hombro o como secuela de la tendinitis del músculo supraspinoso. En la práctica clínica se observa, ante todo, dolor en el hombro, hinchazón y obstáculo al movimiento.

La bursa continúa también por la parte inferior del deltoides, constituye una de las mayores bursas sinoviales humanas. Durante la actividad de la articulación del hombro, esta bursa cambia de posición: cuando el hombro rota externamente, la mayor parte de ella entra en la parte inferior del acromión; pero cuando se deja caer de forma natural el hombro, entonces la mayor parte de esta bursa queda ubicada bajo el deltoides. En la parte superior de la bursa sinovial se ubica el acromión, cerca de la apófisis coracoides; en la parte inferior está situado el músculo supraspinoso y más inferiormente se conecta con pequeños músculos y la tuberosidad mayor del húmero. Si ocurre un cambio patológico de la bursa, se afecta primero el músculo supraspinoso apareciendo el desorden funcional de la articulación del hombro.

Manifestaciones clínicas

Dolor en el hombro, dolor local a la presión y obstáculo al movimiento.

Normalmente, el dolor es sordo, al comienzo se tiene una sensación desagradable en el lado externo del hombro, que en el periodo agudo se puede encontrar en todo el hombro. Cuando se gira externamente el hombro, ese dolor se agrava, irradiándose a veces hasta el cuello y el extremo distal del brazo, por esta razón los enfermos acostumbran a pegar el miembro afectado contra el pecho.

El dolor a la presión se localiza en el lado externo de la articulación del hombro y en la parte inferior del acromión. En la medida en que la bursa sinovial prolifera se hipertrofia y acumula liguido sinovial, se amplia el perfil del hombro. En algunos casos se presenta una masa quistica en el borde anterior del deltoides. Cuando se gira el hombro externamente, esta masa es más evidente aún.

Tras una lesión aguda, dias después, se puede producir la bursitis sinovial.

Es fácil diagnosticar esta enfermedad. En ciertos casos atipicos, se encuentran algunas dificultades para diagnosticarla, en tales situaciones se puede realizar una de estas tres posiciones fisicas para determinar su existencia:

a. El enfermo sentado, gira externamente el hombro afectado y abduce el brazo formando un ángulo recto con el cuerpo. El operador lo sostiene moviéndolo hacia delante y hacia atrás. Si aparece dolor en el hombro, es signo positivo de la enfermedad.

b. El paciente sentado levanta el brazo del lado afectado pasándolo por encima de la cabeza hasta el vértex, posteriormente lo lanza con fuerza hacia delante, el médico, al mismo tiempo, con su mano le opone resistencia. El

dolor del hombro indica la lesión.

c. Tendido el paciente en decúbito supino, abduce el brazo del lado afectado formando un ángulo de 60 grados y flexiona el codo en ángulo recto. El operador, de pie junto al lado afectado, sostiene con su vientre el codo lesionado y se apoya con ambas manos sobre el brazo para luego sostener y presionar con fuerza el hombro, al mismo tiempo, tambalea el miembro afectado para hacer los movimientos trituradores. Como en los otros casos el dolor es signo positivo.

Tratamiento

Las siguientes manipulaciones están indicadas para el periodo subagudo y crónico.

1.Girar el hombro:

Se puede obrar de acuerdo con el apartado acerca del esguince del hombro.

Primero se debe observar la disminución de reacción tras los masajes indirectos en la bursa sinovial afectada, efectuados sobre el acromión. el deltoides y la cabeza humeral. para promover la desinflamación y quitar la adherencia de los órganos.

2. Rascar el tendón:

Está indicada para el periodo crónico.

El enfermo toma asiento. abduce el brazo afectado un ángulo de 70 grados y flexiona el codo; el médico. colocado detrás del enfermo. le sostiene con su codo el codo y el antebrazo afectado y entre el pulgar y el resto de los dedos le toma la muñeca levantándola ligeramente. La punta del pulgar de la otra mano la coloca en la parte inferior del acromión, presiona con la mano. rasca el punto doloroso del tendón o lo masajea hacia delante y hacia atrás o de arriba hacia abajo. (Fig. 85)

3. Rodar en el hombro y moverlo:

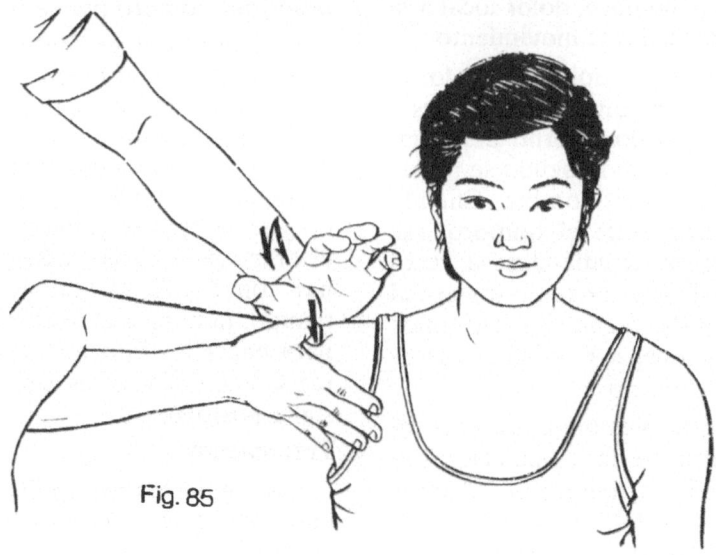

Fig. 85

Lo hace para terminar la manipulación.

4. Fijación:

Durante el período agudo, se puede usar la banda colgante del cuello, además hace falta descansar unos días.

Ejercicios funcionales

1. Encogerse de hombros y rodearlos con ambos brazos:

Se puede hacer según el esguince de la pared torácica.

2. Elevar los hombros:

Está indicado para la zona del hombro, codo y muñeca.

De pie el paciente, flexiona ambos codos para enfrentar en el pecho los dorsos de las manos con los dedos hacia arriba. Se elevan los brazos hasta el punto más alto. Se voltean las manos separándolas hacia ambos lados y se despliegan externamente los brazos dejándolos caer antes de volver a la posición original. Cuando se hace por segunda vez hay que alcanzar una nueva altura sobrepasando 1 ó 2 cm. a la anterior. (Fig. 86)

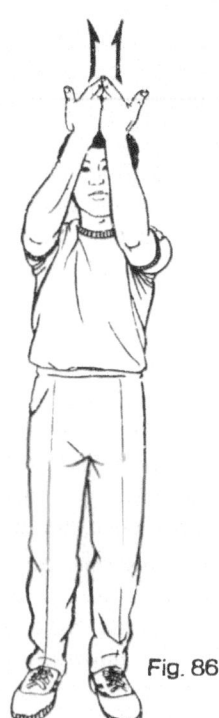

Fig. 86

También se puede practicar este ejercicio sentado o en decúbito supino.

7. Periartritis del hombro

Es una afección retrógrada, un trauma amplio de las partes blandas de la articulación del hombro. Se presenta dolor de la articulación del hombro por las noches y obstáculos funcionales.

Manifestaciones clínicas

Es crónica, ocurre normalmente en adultos afectando más a las mujeres que a los hombres, aunque sin aparente lesión traumática o muy ligera. Puede durar varios meses o años.

Dolor en el hombro: En muchos casos, los enfermos presentan dolor crónico o una sensación desagradable en el hombro, en otros el dolor es agudo. El dolor o dolor a la presión, se limita a la zona de rotación clavicular, la apófisis coracoides o al borde inferior de la espina escapular. Se puede irradiar hacia el brazo. A veces es muy fuerte, sobre todo por las noches impidiendo dormir, además, los enfermos se muestran temerosos a la presión local, al frío y al viento.

Obstáculos funcionales: Al principio, son motivados por el espasmo muscular; en el período tardío, por el espasmo muscular y la adherencia entre músculos, a manera de rigidez. El grado de la limitación de las funciones se relaciona con la inflamación, la adherencia de los órganos (se muestra como una rigidez). El grado de limitación funcional se relaciona con la inflamación, la adherencia y el espasmo. En muchos casos, incluso es difícil tocarse el hombro.

Por medio del examen de rayos X se puede observar (en el 83% de los casos) que la densidad del hueso cortical de la tuberosidad mayor del húmero se ha incrementado y su soltura no es normal. Por el contrario, la densidad del hueso esponjoso ha disminuido o ha cambiado de forma. En menos casos se puede ver la sombra de la calcificación en el lugar del tendón del músculo supraspinoso.

También se puede diagnosticar mediante la solución radiográfica de yodo en la articulación del hombro.

Profilaxis

Después de entrar en la edad madura, se deben evitar las actividades violentas, rápidas, bruscas, excesivas, etc. En la vida ordinaria se debe tener la buena costumbre de evitar las lesiones cuando se hacen algunos movimientos fuertes como empujar, arrastrar, elevar y levantar objetos, usando la fuerza adecuada. Tras la curación, también se debe prestar mucha atención para evitar la presencia de algunos síntomas dejados por la enfermedad.

Tratamiento

Las manipulaciones ortopédicas son óptimas en cualquier período de esta enfermedad.

1. Tres manipulaciones en posición sedente:

a. Recoger internamente el brazo: El operador está de pie y detrás del enfermo. Desde la parte delantera del hombro le empuja el tendón y lo tira. Pasa al lado izquierdo del enfermo pegándose a su hombro y coloca la mano izquierda delante del pecho sosteniendo el codo derecho del paciente. Pasa por la espalda la mano derecha para colocarla sobre el hombro derecho. manipular, el operador eleva y tira el codo del enfermo con la mano izquierda hacia el pecho, recogiendo internamente el brazo, con la base de la mano derecha presiona rítmicamente el hombro derecho. Con esta manipulación se alivia el dolor y se distrae la atención.

El operador lo hace simultáneamente con ambas manos. Cuando el operador recoge internamente el codo hasta un límite máximo, lo mantiene inmóvil durante 2 minutos; el dolor que aparece después de incrementar las funciones es menor pues el músculo está relajado. Relajado el enfermo, el operador le toma la muñeca y la lleva hacia delante soltándola, así se repite después de varios movimientos. Se debe alcanzar una nueva altura al repetirlo. Esta manipulación calma al enfermo. Hay que esforzarse por recuperar las funciones hasta llegar a un nivel en que el lado afectado sea capaz de sobrepasar el cuello o, por lo menos, tocarlo en el mismo lado; además, cuando se contrae la escápula, se debe elevar un poco más que antes. (Figs. 87 y 88)

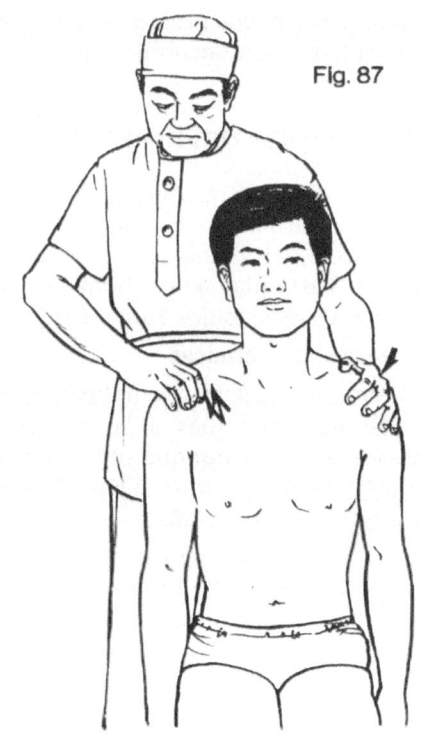

Fig. 87

b. Voltear el brazo hacia atrás para tocar la apófisis espinosa: Se debe practicar según las necesidades de la manipulación, de ningún modo de manera brusca, de lo contrario se puede producir una fractura espiral en el extremo distal del húmero. Al manipular se deben hacer en el miembro superior afectado algunos movimientos, como por ejemplo: girar el hombro externamente, voltearlo internamente, aproximar al cuerpo el brazo, flexionar el codo, voltear el antebrazo hacia atrás pegándolo a la espalda, flexionar la muñeca y los dedos y tocar con la yema del dedo medio las apófisis espinosas de la columna vertebral hasta llegar a cierta altura.

El operador se pone de pie tras el hombro lesionado del paciente y le sostiene con la mano izquierda el hombro; con la mano derecha le toma la muñeca; le mueve paulatinamente el hombro hacia atrás, hacia arriba y hacia la columna vertebral hasta lograr una sensación de relajamiento. En ese mo-

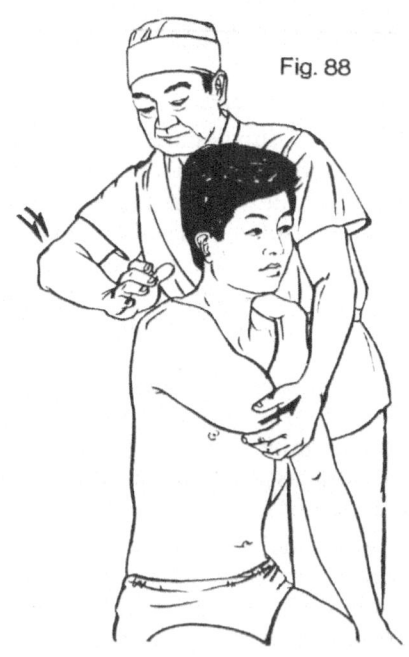

Fig. 88

mento, con la mano izquierda le toma la muñeca mientras que con la derecha le sostiene el codo, estabilizando el hombro y brazo y pegándose a la vez al cuerpo del enfermo. Con esto se disminuye el dolor causado por los movimientos innecesarios. Se debe tomar la muñeca y flexionar el codo de manera natural, la muñeca debe estar pegada a la cintura y a la espalda. En este momento hay que añadir las otras dos manipulaciones para tocar las apófisis espinosas. En la zona anterior del hombro, hay que empujar y tirar el tendón con la mano derecha a fin de aliviar el dolor. En el curso de tocar las apófisis espinosas se determina la altura tocando con el dedo medio del enfermo. El operador sostiene con la mano izquierda la muñeca del paciente, tirándola y soltándola, es decir, volteando el antebrazo hacia atrás y volviéndola a la posición elevada en el lugar central.

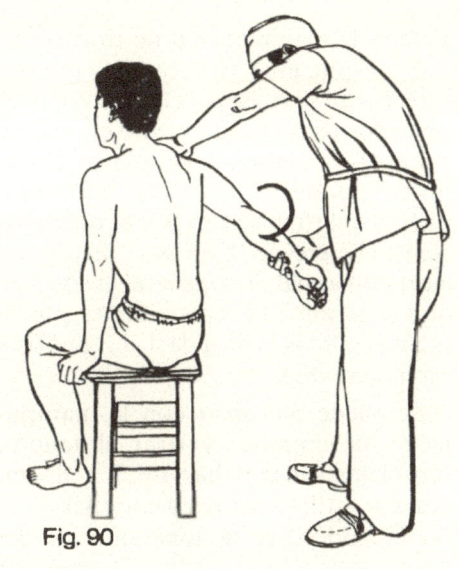

Fig. 90

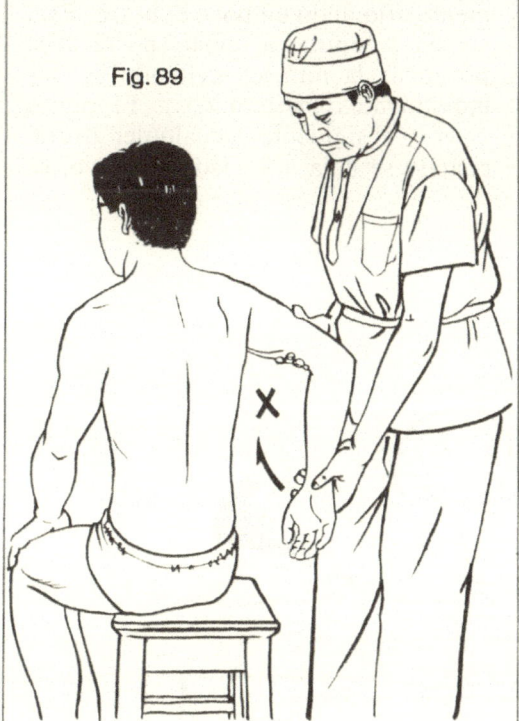

Fig. 89

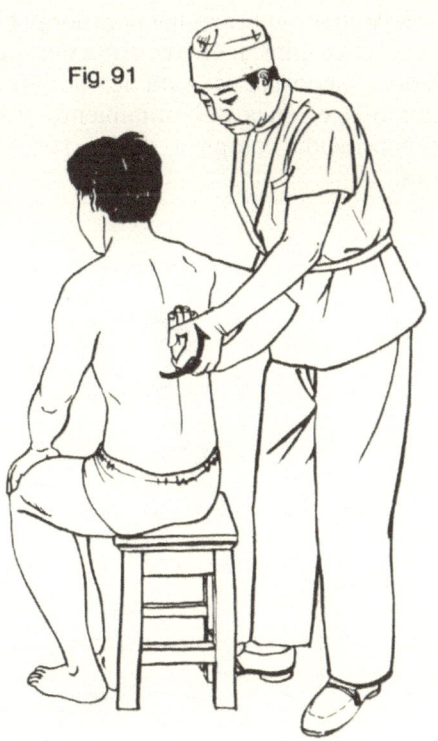

Fig. 91

Esta es la manipulación de tirar y soltar, se repite unas 10 veces. El enfermo puede, entonces, soportar el dolor y el operador para el dedo medio en una de las apófisis espinosas calmando al enfermo durante 2 minutos. Poco después el enfermo se relaja y el operador repite el ejercicio. Esta es la manipulación de calmar. En general, cada vez que se termina la repetición, se puede incrementar la altura de 1 a 3 apófisis espinosas. (Figs. 89, 90 y 91)

Se puede coordinar con la manipulación de empujar y tirar el tendón (aproximadamente hay de 7 a 8 cm. que son utilizables para empujar y tirar el tendón) en la zona anterior del hombro cuando se utilice la posición de extender el brazo hacia atrás.

c. Voltear el hombro: Se puede obrar según el esguince del hombro.

2. *Cinco manipulaciones en la posición supina:*

a. Voltear el brazo hacia afuera: En la práctica clínica, es frecuente dejar al lado o menospreciar esta acción, afectando la eficacia del tratamiento y la recuperación completa de las funciones.

El operador se sienta junto a! lado afectado del enfermo, coloca la mano izquierda bajo el codo estabilizándolo al borde de cama; con la mano derecha toma la muñeca flexionando el codo para girar el antebrazo hacia adentro-arriba-afuera-abajo-adentro. Sin embargo, cuando se voltea exteriormente el hombro, se debe utilizar más fuerza, volteándolo por lo menos hasta los 60 grados. Realmente, en la práctica de esta manipulación se aprovecha el principio de la palanca, cuyo objetivo consiste en mover el codo volteando el hombro en cierta medida. También se puede practicar con la ayuda de familiares. Cada día se hace una vez y cada vez, unos 600 movimientos. (Fig. 92)

b. El operador sentado junto al lado afectado del enfermo, voltea el cuerpo con la cara frente a la cabeza del enfermo, imitando la acción de remar. Con una mano toma la muñeca, con la otra sostiene el codo y lo empuja exteriormente aflojando un poco el brazo. Esta acción es similar a remar (no se debe presionar la muñeca evitando así los movimientos inarmónicos). El punto clave es el siguiente: a cualquier altura, cuando se deja a un lado el brazo, se

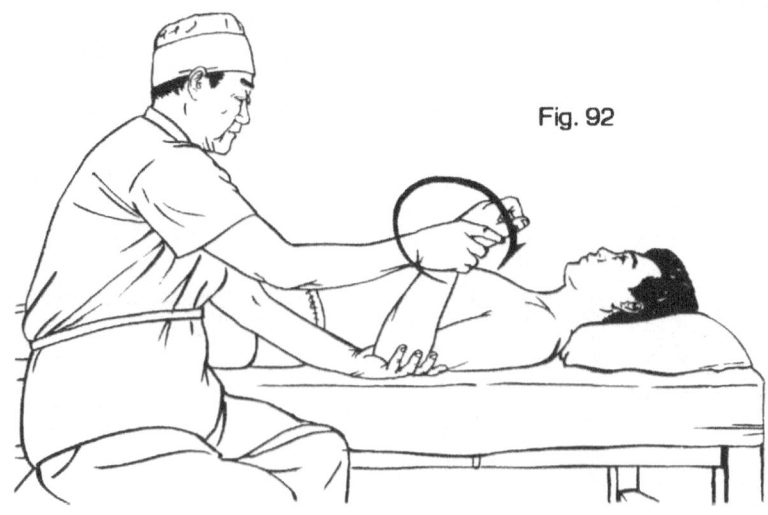

Fig. 92

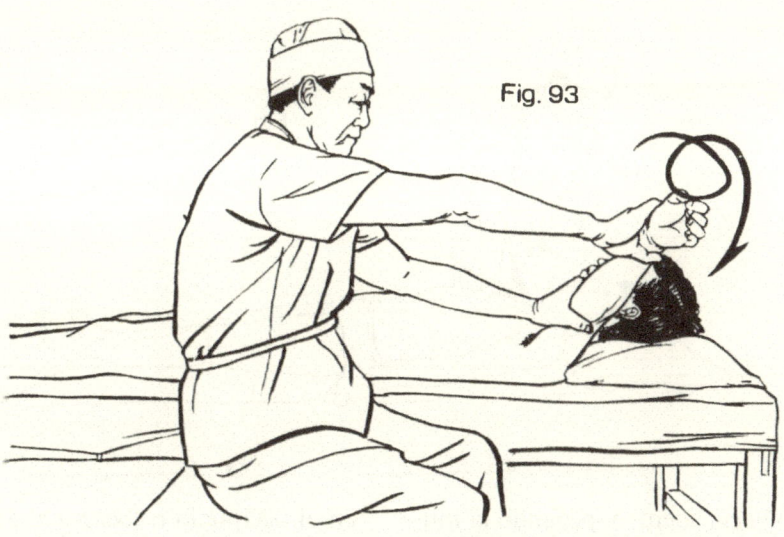

Fig. 93

debe alcanzar un nivel en el que al levantar el brazo queda horizontal. No se trata de levantar el brazo desde la parte lateral del pecho. Para finalizar, se debe levantar el brazo formando un ángulo recto con la horizontal.

El operador se coloca de pie al lado de la cabeza del enfermo y apoyar su brazo en el brazo de éste, levantándolo hasta la frente y la oreja o pasándolo por la frente varias veces. (Fig. 93)

c. Levantar el brazo hacia arriba: El operador de pie junto al lado afectado del enfermo. Con la mano izquierda sostiene la muñeca del enfermo quien voltea la palma hacia la parte interna; con la mano derecha le toma el codo moviéndolo hacia abajo-adentro-arriba-afuera, pero al mover el codo hacia arriba se debe añadir más fuerza (incluso levantar los miembros superiores) hasta alcanzar la máxima altura cada día. Después lo mueve un poco más, pasando a la manipulación de calmar. El enfermo mantiene la palma de

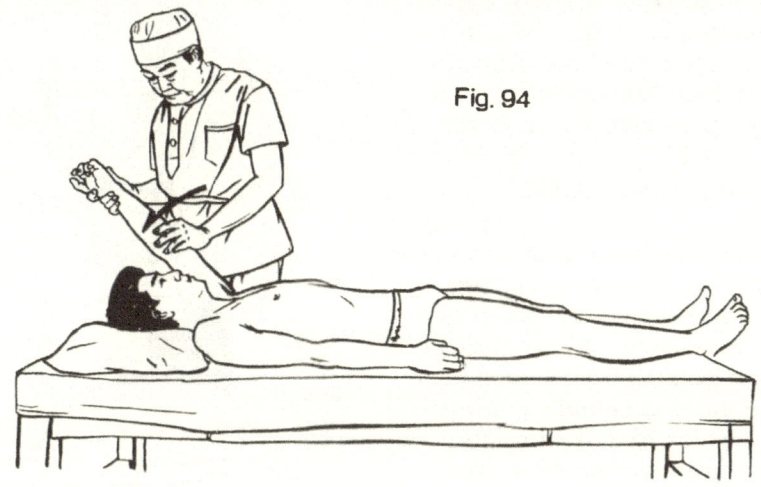

Fig. 94

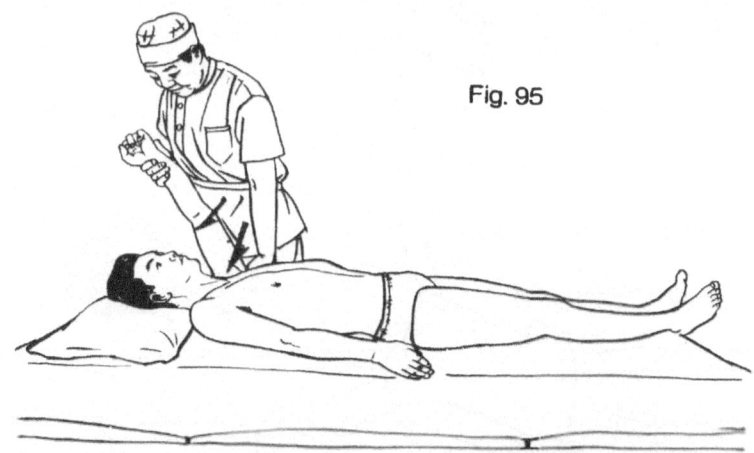

Fig. 95

la mano hacia adentro, pegando la muñeca de su miembro lesionado a su oreja. Con esto se evita la aparición de luxaciones en la zona anterior del hombro al dejar a un lado el brazo. Si los músculos de la zona superior del miembro lesionado están fláccidos, se puede producir la luxación al dejar el brazo a un lado. Para favorecer la realización de la manipulación de calmar, lo mejor es que el enfermo tome asiento en el borde de la cama, ayudando así al operador a obtener una fuerza segura. También puede pegar el codo del miembro dañado contra el vientre del médico, para que a éste le quede libre la mano que sostenía al codo. Con el pulgar, presiona la arteria axilar a fin de aliviar el dolor. Si el operador presiona en el lugar exacto, el enfermo sentirá frío y palidez en el extremo distal del miembro y sensación de entumecimiento. (Figs. 94 y 95)

d. Peinarse: La mano derecha del médico toma ligeramente la muñeca del paciente, la mano izquierda toma el codo, con ambas manos realiza el movimiento de peinarse. Al practicarlo, con la mano derecha lleva la mano del enfermo al cuero cabelludo y la mete entre los cabellos. Así el enfermo podrá colocar paulatinamente su mano

en el occipucio o tocarse el ápice de la oreja opuesta. El punto clave es que se debe cumplir una serie de movimientos, tales como contraer, levantar y desplegar la mano cuando ésta presiona el codo. Se hace 10 veces, presionando hacia la cama. (Fig. 96)

e. "Limpiar el sudor de la frente": El enfermo en decúbito supino, flexiona el codo y colocan su antebrazo por encima del pecho; el operador, con su

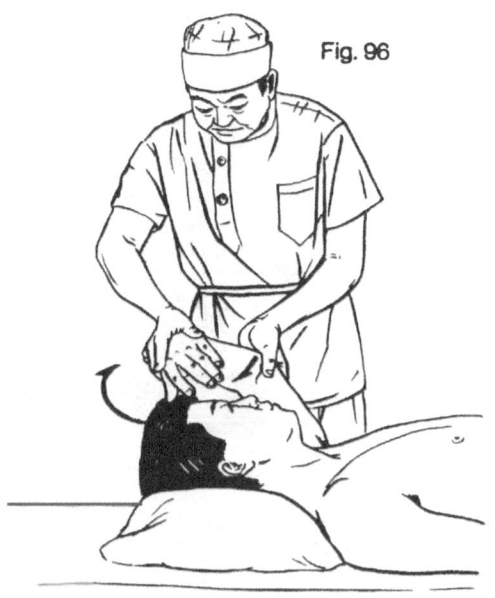

Fig. 96

mano derecha le toma el dorso de la muñeca y con la mano izquierda presiona el codo, realiza un círculo llevando hacia adentro el codo. Este lo levanta hacia arriba, lo despliega, lo vuelve y lo recoge internamente. Este movimiento es similar a peinarse. Al manipular se empuja el codo con la mano izquierda, tocando la frente como lo principal, con la mano derecha se toma sólamente la muñeca para tocar la cabeza. Todo esto se va convirtiendo de la manipulación de limpiar el sudor a la de peinarse. En realidad, es mantener la función de la articulación del hombro de voltear interiormente. Tocarse la frente en distintos sitios es un criterio para ponderar el progreso; por ejemplo: tocarse la frente con el dorso de la muñeca indica mayor gravedad; tocarse la frente con el tercio inferior del dorso del antebrazo indica gravedad; con el tercio medio, mejoría; con el tercio superior, normalidad; tocarse la frente con el codo, es óptimo. La razón para lograr el resultado óptimo consiste en aflojar varios músculos y tejidos, situados en la parte superior, anterior e inferior, logrando así la recuperación de la fosa axilar, de la cáp-

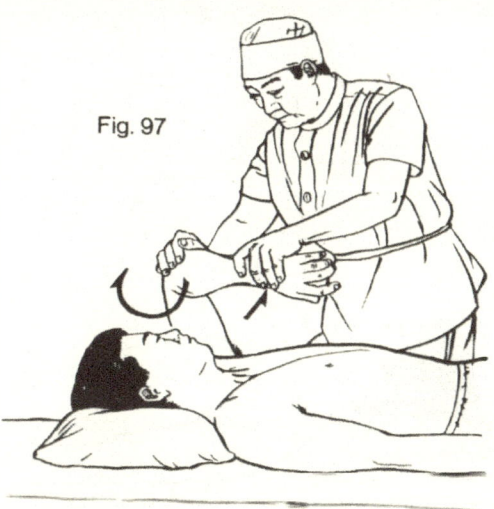

Fig. 97

sula articular y el mejoramiento de las funciones de la bursa sinovial en el borde inferior del acromión. (fig. 97)

3. Quitar las adherencias:

Se usa en el período de estancamiento.

Se puede practicar esta manipulación con anestesia o sin ella. En caso de usar la anestesia lo mejor es aplicarla en el plexo braquial.

a. Quitar la adherencia del músculo elevador: Está indicada para la limitación funcional de elevar el hombro.

El enfermo tendido en decúbito supino, el operador de pie, junto al lado lesionado, levanta el brazo del enfermo hasta sobrepasar 120 grados, así será posible quitar la adherencia. Primero aplica al enfermo la manipulación de calmar, posteriormente, el ayudante se tiende sobre la pelvis del paciente agarrando con ambas manos el borde inferior de la cama, con el fin de impedir el levantamiento de la cadera del paciente, evitando así quitar de forma imcompleta la adherencia, el fracaso e incluso la interrupción del tratamiento. Fijado el enfermo, el operador le sostiene la muñeca y presiona el codo hacia abajo hasta la posición normal para levantar la mano. Se escucha un claro sonido al romper la adherencia.

Tras el relajamiento, le coloca inmediatamente la mano del lado afectado bajo el occipucio, el operador le presiona la muñeca y el codo, también se puede oír el sonido ligero del rompimiento. El operador toma la muñeca del enfermo y la mueve, elevándola para relajar el hombro, durante un minuto. Esta acción es precisa, sobre todo, para quienes no utilicen la anestesia.

Cuando se presiona el codo hacia abajo, no usar fuerza repentina para evitar la laceración de los músculos y tejidos. (Figs. 98, 99 y 100)

Con los enfermos nerviosos hay que dividir la manipulación en dos etapas. En la primera etapa, se manipula hasta que se escuche el sonido. Pasados de 3 a 5 días, se sigue la manipulación hasta que se elimine la adherencia por completo. En los casos ligeros, después de oir el sonido, se puede empezar otras manipulaciones o los ejercicios funcio-

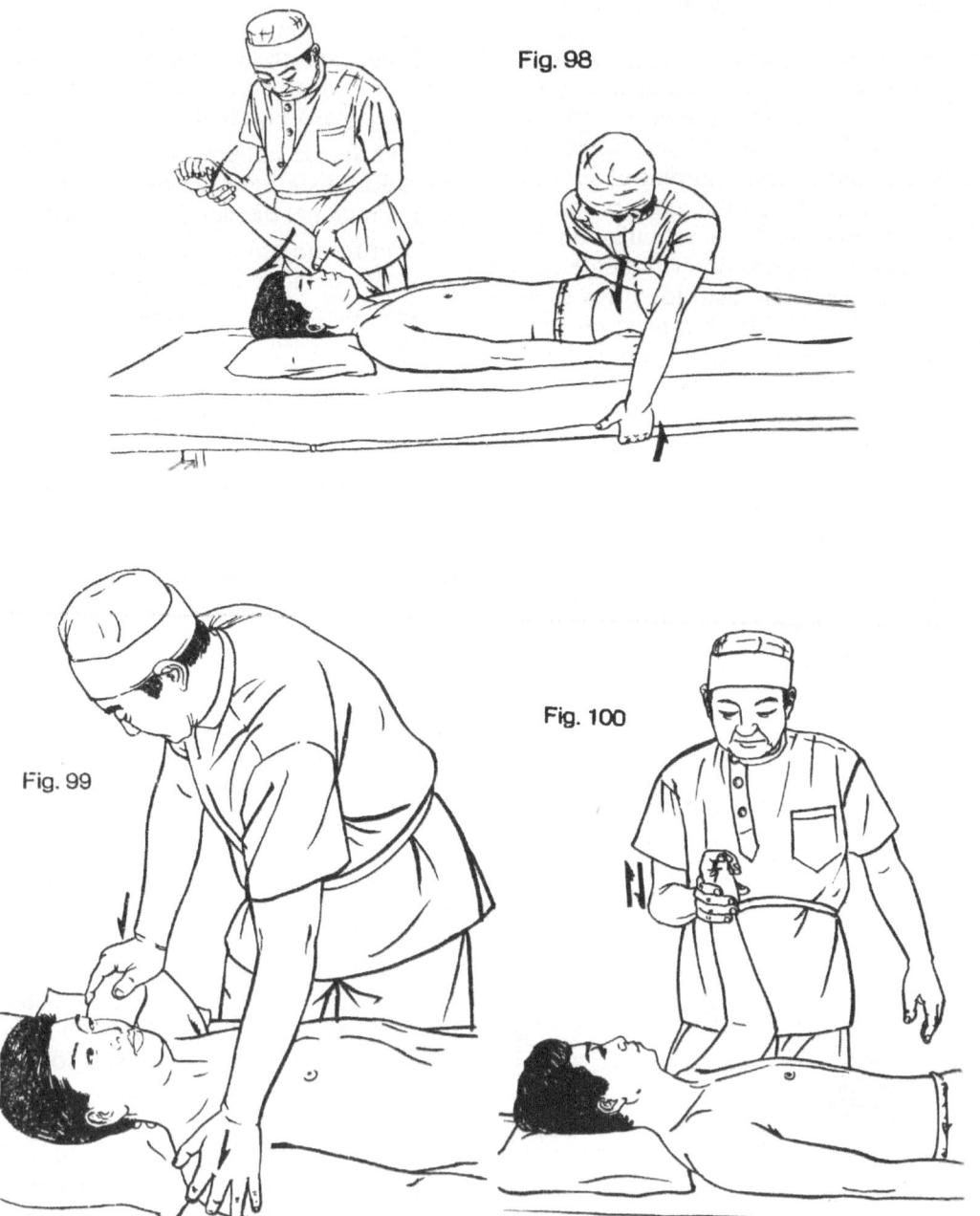

Fig. 98

Fig. 99

Fig. 100

nales sin la manipulación de la segunda etapa.

b. Eliminar la adherencia del músculo aductor: Está indicada para la limitación funcional del recogimiento interno del hombro.

El enfermo toma asiento y coloca los miembros al igual que en la manipulación anterior. Después de aplicarle la manipulación de calmar, el enfermo coloca la mano del miembro afectado sobre el hombro opuesto. El operador, con una mano toma el codo del lado afectado y, con la otra, sostiene la escápula, pegando su pecho contra el hombro, aprieta fuertemente el codo y la escápula hacia el pecho con ambas manos frente a frente. Se escucha un chasquido logrando así eliminar la adherencia. Se practica sólo una vez. De ser insuficiente la fuerza del operador, el ayudante puede ayudarle colocando sus manos sobre las del operador. (Figs. 101 y 102)

c. Eliminar la adherencia en etapas: En algunos casos es más conveniente eliminar la adherencia en etapas; por ejemplo: cuando existe simultáneamente la adherencia en los músculos aductor y elevador. Eliminar primero la adherencia en el aductor, tras un intervalo de 5 ó 7 días, eliminar la del elevador. Si la adherencia en el elevador es muy grave, también se puede realizar la manipulación en dos etapas con un intervalo de 5 ó 7 días.

d. Golpeteos: Se puede golpetear el hombro afectado y todos los lados del antebrazo con una raqueta (véase el párrafo de los instrumentos médicos) usando la fuerza de la muñeca. El golpeteo debe ser rítmico, repetir de 3 a 5 veces. (Fig. 103)

Dos aspectos relacionados con las manipulaciones:

a. La relajación después de la manipulación de calmar se debe realizar paulatinamente, de ninguna manera

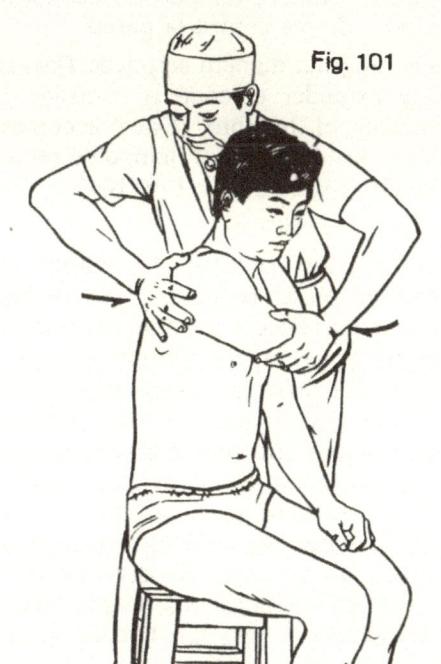

Fig. 101

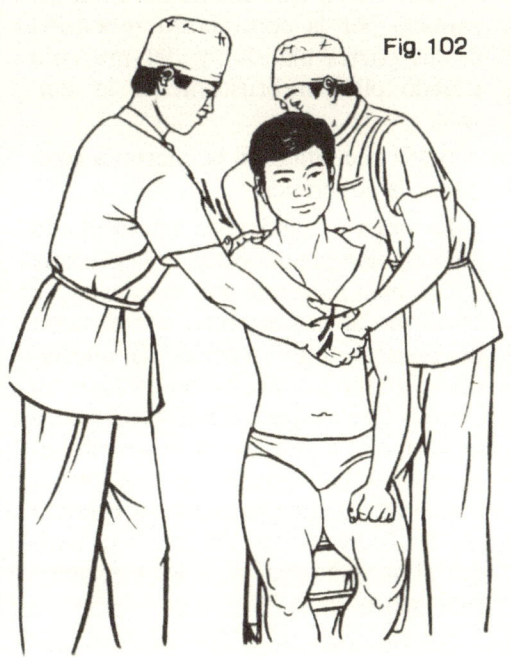

Fig. 102

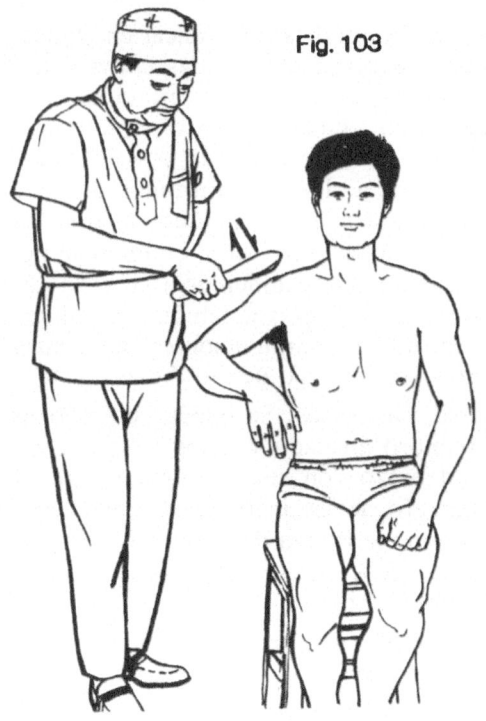

Fig. 103

con rapidez o de forma apresurada. Hay que mantener, al practicarla, cierta resistencia, así se evitará el dolor causado por la contractura repentina de las partes blandas y del músculo cuando pierden bruscamente la tensión.

b. ¿Se necesita o no la anestesia para quitar la adherencia?

La práctica clínica ha comprobado que también se puede lograr la eficacia de la manipulación sin anestesiar, a condición de una estrecha cooperación del paciente con el médico. Sin anestesia, se evitan las inconveniencias de su empleo, además permite al médico controlar mejor el proceso del tratamiento y apreciar plenamente las reacciones tras quitar la adherencia, favoreciendo así las indicaciones del médico para que el paciente practique los ejercicios funcionales.

No obstante, hay que explicar las ventajas al paciente, antes de realizar la manipulación sin anestesiar, y obtener su consentimiento. Normalmente, el dolor se va aliviando después de quitar la adherencia y desaparece a los 2 ó 4 días. A partir de ahí se debe hacer hincapié en la práctica de los ejercicios funcionales.

Ejercicios funcionales

Los ejercicios funcionales tienen un gran valor en la primera etapa de esta enfermedad. Mantener las actividades favorece en gran medida a la circulación sanguínea, promueve la desinflamación, previene la adherencia de órganos y tejidos y acelerar la recuperación evitando así la rigidez de la articulación en la etapa avanzada.

1. Voltear el hombro externamente:

Se flexionan ambos codos y se pegan los puños al cuerpo con los huecos hacia arriba. Mueve las manos de adentro hacia afuera con los codos como punto de apoyo. Se puede hacer este ejercicio sentado, tendido en decúbito supino o de pie contra la pared.

De ninguna manera se puede flexionar y extender el codo o contraer y desplegar el hombro. Estas acciones incorrectas demoran el tiempo de recuperación y son vanos. (Fig. 104)

2. Elevar el hombro:

De pie, los dorsos de las manos se enfrentan en el pecho con los dedos hacia arriba. Poco a poco las levanta al máximo y las separa girando las palmas hacia afuera. Despliega lateralmente los brazos, con las palmas hacia abajo, y finalmente los desciende al lugar original. El ejercicio se repite, cada vez se debe alcanzar una nueva altura, aunque sea sólo un centímetro significa un adelanto. Se debe prestar atención en desplegar los brazos hacia atrás cuando se pasa por la cabeza. Se repite 10 veces.

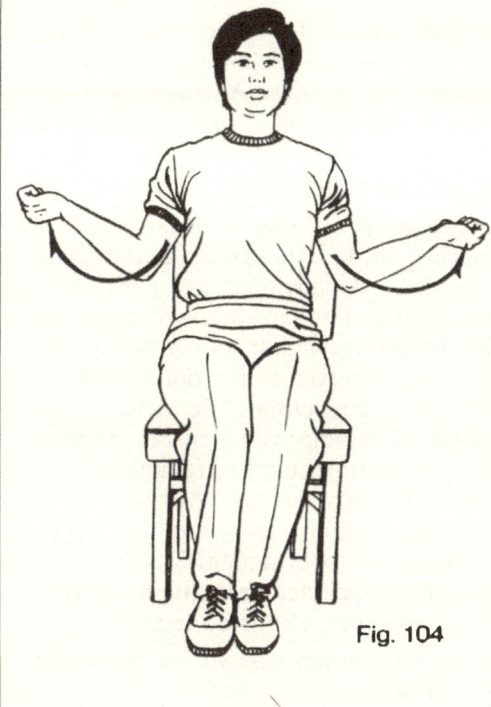

Fig. 104

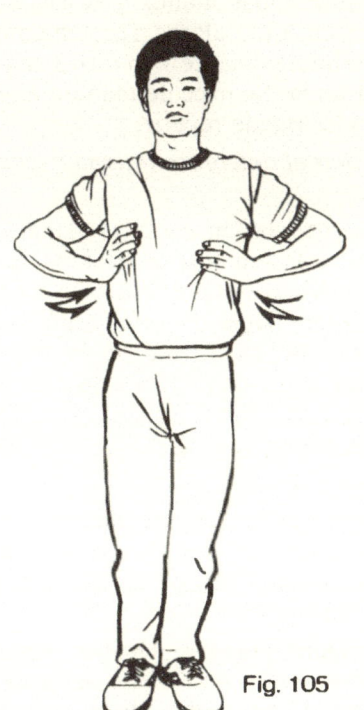

Fig. 105

3. Extender el hombro externamente:

De pie, se abducen hasta la horizontal los brazos sin flexionar los codos. Se agita las manos hacia los lados, una vez con la palma hacia arriba y otra hacia abajo. Se repite 10 veces.

Atención: No debe contentarse de hacer este ejercicio con los brazos abducidos sin llegar a la horizontal.

4. Voltear y girar los brazos:

Sirve para recuperar los ágiles movimientos de la articulación del hombro (véase el esguince del hombro).

5. Poner los brazos en jarra:

Colocar las palmas de las manos en la cintura (el pulgar hacia atrás), se las eleva gradualmente hasta la axila, al tiempo que se agita los brazos hacia adelante y hacia atrás. (Fig. 105)

Estos ejercicios se pueden hacer en cualquier tiempo y lugar. Son incontables.

Anexo: Dislocación de la articulación del hombro

Ocurre en los jóvenes y adultos, en los hombres más que en las mujeres. Predomina la dislocación de la parte anterior. He aquí una manipulación de reducción.

Manifestaciones clínicas

Tras la lesión del hombro, aparece hinchazón, dolor, deformación y el obstáculo funcional. El hombro afectado está inclinado oblicuamente hacia abajo y volteado internamente. El codo queda volteado hacia afuera. El paciente se ve obligado a sostenerse el brazo afectado con la mano sana para protegerlo.

Por medio de los exámenes radiológicos se puede observar que el espacio interarticular del hombro se ha ampliado. Se puede tocar el húmero luxado en el borde inferior de la fosa axilar, bajo la apófisis coracoides o de la clavícula. Las pruebas del signo de *dugas* y de la regla vertical* son positivas.

Mediante los exámenes de rayos X se puede determinar con exactitud el punto y la clase de la luxación, además, se aprecia si existe o no fractura.

Profilaxis

Si la reducción no es adecuada o se moviliza muy temprano la articulación, existirá la posibilidad de producirse de nuevo la dislocación. Por lo tanto, tras la manipulación hay que fijar la articulación durante 7 ó 10 días, evitar voltearla externamente, hacia arriba y movimientos giratorios, cuidándose mucho al meter las manos en las mangas al vestirse y alargar los brazos para limpiar la espalda.

Tratamiento

Reducción: El paciente se sienta en un taburete bajo o se tiende en decúbito supino. El ayudante, de pie, lleva a sus brazos el pecho del enfermo por el lado sano (preparado para hacer una tracción fuerte). El operador le alza el brazo afectado hasta 120 grados aproximadamente hacia afuera. Posteriormente, le coge la muñeca afectada bajo la axila. Con ambas manos toma el extremo proximal del húmero haciendo una tracción fuerte; minutos después, voltea el húmero hacia afuera y destuerce la cápsula sinovial convirtiendo todo en una vía. A continuación, empuja el brazo hacia la cavidad articular. En este momento, el ayudante presiona el acromión hacia abajo. Tras la reducción, la prueba del signo *Dugas* es negativa. La deformación cuadrada del hombro desaparece. Entonces, se puede utilizar una toalla tri-

*La prueba de la regla vertical: Imposibilidad de tocar simultáneamente con una regla el acromión y el epicóndilo externo del húmero. Si se puede hacer, la prueba es positiva.

angular alrededor del cuello para suspender el brazo delante del pecho durante 7 ó 10 días. Además, mediante una venda se fija el brazo afectado al pecho.

Ejercicios funcionales

Durante el período de fijación se puede mover la articulación pasivamente. Al terminar ese período, se harán los ejercicios activos: balancear los brazos hacia adelante y hacia atrás y mover la articulación del hombro en distintas direcciones. Se debe actuar según el principio de avanzar progresivamente aumentando gradualmente la escala de movimientos. Al comienzo se evitará abducir el brazo, levantarlo y voltearlo externamente. Se evitarán nuevas luxaciones para que no se repita la lesión en el mismo lugar.

1. Llevar alternativamente las manos hacia delante:

Puesto casi en cuclillas el paciente, empuña ambas manos y se las coloca en la cintura, alarga fuertemente un brazo hacia delante y lo retira con mucha fuerza. Se hace de manera alternativa y se puede repetir.

2. Mover el antebrazo interna y externamente:

Puesto casi en cuclillas el paciente, empuña las manos y flexiona ambos codos. Mueve el antebrazo hacia atrás y después hacia delante formando un semicírculo (la forma de la mano es similar a un ocho acostado). Lo hace alternando ambos brazos y se repite varias veces.

3. Agitar los brazos:

Este ejercicio puede incrementar el tono muscular, por ello, está indicado especialmente para la dislocación habitual del hombro.

Primera postura: De pie, apoya la mano sana en una mesa, agita el brazo dañado hacia delante y hacia atrás cuya escala de movimiento va ampliándose. Así se hace 20 veces.

Segunda postura: Se coloca en la actitud similar a un arco y una flecha, agita los brazos en los costados con una fuerza armónica que se va aumentando poco a poco.

EN EL CODO Y EL ANTEBRAZO

8. Lesión de la articulación del codo

Aquí haremos mención, ante todo, de la torcedura y el esguince de la articulación del codo. La escala de flexión y extensión del codo es de 40 a 180 grados; no obstante, se pueden añadir 5 grados para extender un poco más el codo. Esta articulación es estable cuando se mantiene el codo extendido, pero con la poca flexibilidad que tiene al estar extendido totalmente, pierde relativamente el equilibrio y aparecen movimientos giratorios. Tras la producción de las torceduras y esguinces de la articulación del codo, se deben tratar a tiempo y bien para prevenir su rigidez.

Manifestaciones clínicas

Al comienzo se presenta dolor, hinchazón y dolor a la presión en el codo. Al moverlo se muestra sin fuerza y se van agravando los síntomas, además, existe dificultad para extender y flexionar el brazo. La hinchazón se agrava debido a la acumulación de líquido en la articulación, a la inflamación en la fosa de olécranon o al quiste de la bursa en la parte posterior de la articulación radiohumeral. Cuando se extiende el codo desaparece la depresión natural. Existe al mismo tiempo limitación funcional de girar el antebrazo.

Por medio del examen de rayos X, se puede excluir la posibilidad de fractura, determinar la luxación de la articulación o la presencia de una miositis osificante.

Clínicamente se tiene la historia del trauma: el dolor y la hinchazón de la articulación, dificultad para el movimiento, dolor a la presión y dolor ante una fuerza resistente. El dolor y la hinchazón son síntomas suficientes para ubicar los sitios lesionados. Con la ayuda de los rayos X se puede excluir la existencia de otras lesiones, como la fractura de la apófisis coracoides del cúbito que fácilmente se puede confundir con la presente lesión.

Diagnosis:

1. Bursitis radial: Tienen una historia de lesión profesional. El dolor se limita al epicóndilo externo del húmero y al tendón general del músculo flexor, sin afectar a la articulación humerocubital ni carpal. Al aplicar la prueba de resistencia su resultado es positivo.

2. Desórden articular del antebrazo: Por tal denominación se entiende la descoordinación de las articulaciones radiocubitales, superior e inferior, producida por giros demasiado violentos o fuertes. En los casos ligeros se presenta una lesión momentánea por la tracción de las partes blandas; en los graves, la luxación articular. Pueden realizar las actividades normales y a veces tienen la sensación de poder hacer más de lo que pueden conseguir. Existe dolor en las articulaciones radiohumerales. Mediante exámenes minuciosos, se observa, en algunos casos, que la cabeza radial se inclina ligeramente hacia la parte posteroexterior o el extremo cubital distal se inclina ligeramente hacia el lado palmar de la mano.

3. Desórdenes en la articulación del codo: Es una lesión leve frecuente en los niños, debido a caídas o choques. Se

pueden extender normalmente los brazos, pero existe dolor a la presión y dificultad para flexionar el codo.

Profilaxis

Hay que prevenir la aparición y el avance del desórden agudo y la lesión de carácter crónico.

Tratamiento

1. Arreglar:

Está indicada para el período agudo; sirve para activar la circulación de energía y sangre en los canales y colaterales, eliminar la hinchazón y quitar el dolor.

El paciente sentado, el operador toma el carpo del lado afectado bajo su axila, con ambas manos, agarra ambos lados del codo agitándolo, sacudiéndolo y levantándolo de manera ágil y suave. Si existe malposición, se escuchará un chasquido durante el arreglo. (Fig. 106)

Otra técnica:

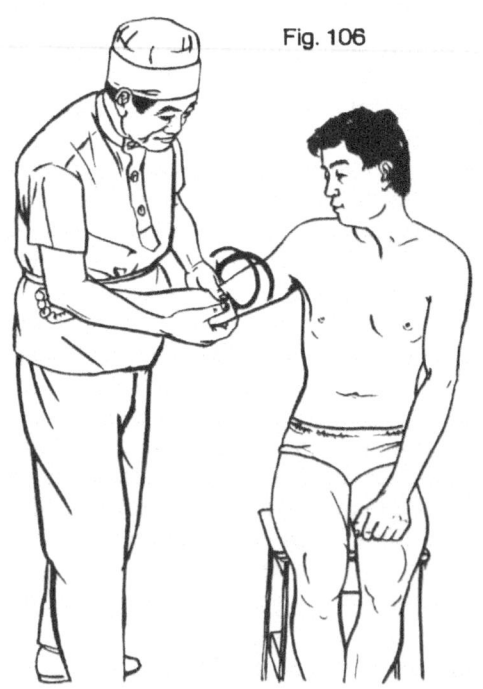

Fig. 106

Con la mano izquierda le sostiene el codo, con la mano derecha le toma la muñeca y le mueve el codo hacia afuera. Tras la relajación del músculo, a favor de la postura, le extiende y le levanta de una vez el codo. También se puede oír un sonido. Esta también se llama la manipulación de empujar.

Si existe la fragmentación de fibras pequeñas en el lado externo o anterior del codo y hay dolor fuerte tras el tacto ligero, se puede utilizar la manipulación mencionada, pues ésta es la más ligera (la técnica consiste en tocar y masajear de manera superficial). Bajo los dedos se puede percibir un nódulo doloroso siempre y cuando se encuentren fibras fragmentadas. Posteriormente se las empuja y se las ordena en distintas direcciones, a fin de nivelarlas. Terminada la manipulación se alivia el dolor de inmediato.

2. Empujar y presionar:

Esta manipulación es apropiada para el hematoma de la parte posterior del codo o para la bursitis subtendinosa del tríceps humeral. El hematoma que está detrás del codo oculta la depresión normal formada por el olécranon del cúbito y la cabeza del radio. Surge una hinchazón oval.

Sobre la base de la manipulación de empujar, se flexiona completamente el codo, en este momento también se puede escuchar el sonido y rápidamente desaparece la hinchazón.

3. Manipulación de calmar:

Esta manipulación sirve para la rigidez de la articulación del codo y la limitación de sus funciones. Prestar atención en utilizar la fuerza ligera pero contundente, firme pero suave. Se puede controlar el desarrollo combinado con la miositis osificante.

a. Calmar flexionando el codo: Tendido el paciente en decúbito supino, cada vez que se termine la manipulación se debe alcanzar una nueva altura y calmar durante 2 minutos, posteriormente se le suelta. Cuando el tendón y el músculo han logrado relajarse satisfactoriamente y se ha aliviado el dolor, se repite, logrando así la acumulación de la eficacia. El criterio de ponderar el avance del tratamiento puede medirse por el punto que alcanza el dedo medio de la mano del lado afectado. Al principio sólo se puede alcanzar la parte inferior del pecho, posteriormente la parte superior del pecho, el hombro del lado opuesto, la parte externa, media e interna de la clavícula opuesta, el manubrio del esternón, la parte interna, media y externa de la clavícula del mismo lado y finalmente el hombro del mismo lado. (Fig. 107)

b. Calmar extendiendo el codo: Igual que en el caso anterior, se aprovecha la razón de aumentar la presión en los tres puntos descritos.

Tendido el paciente en decúbito supino, el operador se sienta al lado de la cama colocando el codo lesionado sobre su rodilla. Le toma la palma de una mano como soporte, le sostiene el codo afectado hacia arriba y, con el codo, el operador le presiona el extremo distal del brazo del miembro lesionado con el fin de fijarlo. Con la otra mano le

presiona la muñeca hacia abajo, tomándola como un punto de fuerza. Se debe usar la fuerza de ligera a fuerte, incrementándola paulatinamente. De ninguna manera se usa una fuerza brusca. Al llegar a cierta altura, se mantiene una fuerza estable durante 2 minituso aproximadamente y, se suelta. Se repite. Debe fijarse bien en la tolerancia del paciente, la intensidad y el ángulo para sostener el codo. (Fig. 108)

Cada semana se necesita hacerlo 1 ó 2 veces. Al utilizar las dos manipulaciones anteriormente mencionadas, cada una durará 6 minutos; 8 veces forman una sesión. Terminada la primera sesión se debe descansar 2 semanas, tras de las cuales se hará la otra sesión.

3. Quitar la adherencia:

Durante el curso de la manipulación de calmar puede aparecer la sensación de un chasquido. Al quitar la adherencia y escuchar el sonido se puede suspender la maniobra. Se hará la siguiente que aparezca la adherencia.

4. Tocar el tendón, empujar y tirar el tendón adormecido; arrancar los dedos:

Véase el apartado correspondiente a las enfermedades de la columna cervical.

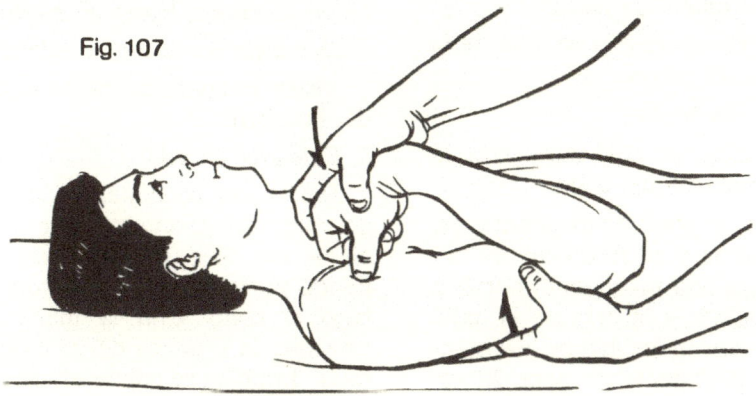

Fig. 107

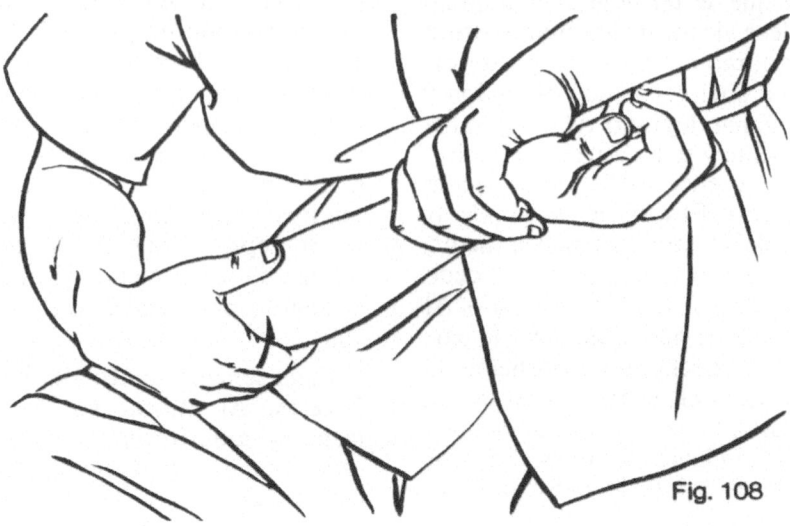

Fig. 108

Sirve para incrementar la eficacia de las manipulaciones anteriormente mencionadas.

Ejercicios funcionales

Los siguientes ejercicios tienen las funciones de prevenir la enfermedad, disminuir las lesiones, aliviar el dolor y los demás síntomas y promover la recuperación de las funciones.

1. Empujar la palma con fuerza:

Véase el apartado sobre las lesiones de las articulaciones radiocubitales distales.

2. Mantener la "postura con garras de águila" para reunir las fuerzas:

Véase lo referente a la torsión de la articulación del carpo.

3. Desplegar los brazos:

Este ejercicio es adecuado para la zona del hombro y del codo.

Se realiza la posición izquierda del arco y la flecha y se flexionan los codos. Se coloca una mano en el hombro del lado opuesto y la otra en la axila opuesta, se retiran las manos levantándolas horizontalmente, se hace 20 ve-

ces. A continuación hay que cambiar a la posición derecha del arco y la flecha, seguir el método anterior.

4. Extender y flexionar el codo:

Indicación: Idem.

De pie o sentado. Levantar ambos brazos lateralmente, con las palmas de la mano hacia atrás, primero extender los codos y luego flexionarlos para tocarse la nuca y la espalda con los dedos, hacer 20 movimientos. Se puede repetir. Otra forma consiste en levantar ambos brazos de costado y horizontalmente, con las palmas de las manos hacia arriba, flexionando los codos y extendiéndolos, hacer 20 movimientos.

5. Desplegar las manos y voltearlas:

Véase el apartado sobre el esguince del hombro.

6. Extender el codo:

Sentado el paciente, coloca el brazo del miembro afectado sobre la superficie de una mesa, con la mano sobresaliendo por el borde y colocado un libro bajo el codo. Con la mano sana se presiona la muñeca del miembro afectado. También se puede sustituir la presión por un martillo de tracción (o por una bolsa de arena) de 2 kilos, se lo ata a la muñeca y lo deja colgando 2 ó 3 cm. sobre el suelo, aprovecha la fuerza de tracción continuada para promover la recuperación.

Se puede usar cualquier posición para practicar la flexión del codo con la ayuda de la mano sana. Lo practica según las observaciones de la manipulación de calmar.

Los ejercicios anteriormente mencionados son valiosos para la recuperación de las funciones articulares, es decir, se debe ampliar sin cesar la escala de movimientos, pero no perseguir impacientemente demasiada actividad. Cada día se practica unos 10 ó 15 minutos. No se deben interrumpir los ejercicios funcionales.

Advertencia: En el período agudo se deben evitar las manipulaciones fuertes, innecesarias e irracionales, para prevenir así la miositis osificante o el síndrome secundario a la rigidez de la articulación.

Según la experiencia clínica, al aparecer la miositis osificante, se debe tomar la manipulación de manera prudente y razonable para tratarla. Las manipulaciones en ese momento mejoran no sólo las funciones articulares del codo, sino que disminuyen la tasa de invalidez y también controlan el desarrollo de la enfermedad.

9. Epicondilitis externa del húmero

Esta enfermedad se refiere a la lesión tendinosa que produce dolor, y dolor a la presión, en el epicóndilo humeral externo. Recibe también el nombre de "codo de tenis", pero curiosamente, pocos tenistas tienen esta lesión. En la medicina tradicional china,

tal enfermedad pertenece al campo de las "lesiones de los tendones". Durante un largo período de tiempo se consideró esta enfermedad como un dolor confuso y de difícil curación.

Manifestaciones clínicas

El dolor puede surgir brúscamente al realizar un esfuerzo, pero la mayor parte de las veces no es así. Se produce como consecuencia de posiciones forzadas y repetitivas, como verter agua del termo, barrer el piso o retorcer la ropa. Estos movimientos pueden causar dolor en el epicóndilo humeral externo o agravarlo. Los síntomas ligeros, intermitentes, pueden desaparecer con el tiempo. Los síntomas graves se pueden repetir hasta adquirir un carácter crónico, se produce pérdida de la capacidad de portar objetos y limitación de voltear el antebrazo, extender el codo. A veces el dolor se irradia hacia el brazo y el antebrazo, apareciendo síntomas clínicos inestables de larga duración. Las recidivas son más frecuentes, sobre todo, en aquellos profesionales del tenis o los aficionados que durante el tratamiento continúan practicando el deporte.

Por medio de los exámenes se observa en varias zonas dolor a la presión, pero generalmente el dolor se localiza en la zona anexa al tendón general del músculo flexor en la articulación radiohumeral. Se puede observar además la hinchazón más o menos evidente.

El diagnóstico no es difícil. No hay clara historia clínica de traumatismo; los síntomas anteriormente citados: el dolor y el dolor a la presión en el epicóndilo humeral externo y en la articulación radiohumeral son características importantes.

Profilaxis

Todos los movimientos que pueden producir dolor o agravar los síntomas (verter agua del termo, retorcer la ropa, conducir un automóvil, etc.) resultan desfavorables para la recuperación de esta enfermedad; por lo tanto hay que disminuir o evitar temporalmente estos movimientos con el objetivo de acelerar la recuperación.

Tratamiento

1. Tocar el tendón, agitar y masajear:

Sirven para la distención de los tendones y la relajación del enfermo.

a. Tocar el tendón: Con el paciente sentado o tendido en decúbito supino el manipulador se coloca junto al lado afectado, con la mano izquierda toma el lado externo (radial) del brazo, colocando el pulgar en la parte anterior, los otros dedos en la parte posterior y con la mano derecha toma la muñeca. Coordinar bien los movimientos de ambas manos y sacudir el antebrazo afectado hacia arriba y abajo y voltearlo hacia izquierda y derecha. Se toca el tendón flexor del brazo, con el pulgar de la mano izquierda, al tiempo que se traslada hasta el codo, en ese momento se aumenta la fuerza. Cuando se llega a la muñeca usar el pulgar para masa-

jearla. Repetir 1 ó 2 veces la manipulación. Para los casos de pacientes nerviosos, se puede usar la manipulación de agitar y masajear.

El punto clave del tratamiento consiste en voltear el antebrazo tocando con el pulgar, ascendiendo y descendiendo, el tendón general del músculo flexor.

b. Agitar y masajear: Con el paciente en decúbito supino, el manipulador sostiene el codo afectado con la palma de su mano izquierda. Con el pulgar masajea ligeramente el tendón doloroso del lado radial y con la mano derecha toma la muñeca y agita el codo al frente y atrás varias veces. A continuación flexiona y extiende el codo volteándolo adelante y atrás varias veces, siempre y cuando no exista dolor.

2. Rascar el tendón:

Basándose en la manipulación de tocar el tendón, con la uña del pulgar se busca el punto más doloroso cerca del epicóndilo externo. Con fuerza estable se rasca varias veces. A continuación se busca el punto doloroso del espacio de la articulación radiohumeral (las ye-

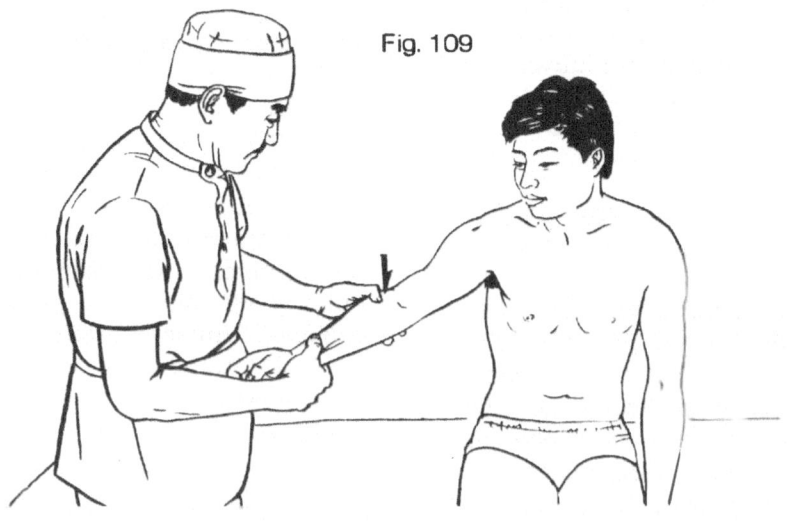

Fig. 109

mas de los dedos palpan un nódulo tendinoso) y se rasca también varias veces. Al rascar el tendón se debe tener la sensación de tocar el hueso. (Fig. 109)

3. Arrancar el músculo:

Sentado o de pie, el paciente flexiona el codo afectado colocándolo en el antebrazo izquierdo del médico, quien con el pulgar y el índice de su mano derecha forma una pinza para arrancar y soltar la masa muscular profunda y superficial del lado radial del codo. Primero se toca la capa profunda y luego la superficial, 2 ó 3 veces, en distintos sitios. Con la base de la mano derecha se masajea hasta lograr la relajación.

4. Empujar y tirar el tendón adormecido y manipulación de empujar:

Indicación: Idem.

Aquí el tendón adormecido se refiere al nervio radial, usando la manipulación con el fin de estimularlo.

a. Empujar y tirar el tendón adormecido: El paciente sentado, el manipulador de pie, por detrás del lado lesionado del enfermo. La mano derecha del manipulador toma la muñeca del enfermo y extiende el brazo hacia afuera en un ángulo aproximado de 90 grados, fija el brazo con la mano izquierda, con el pulgar busca el tendón adormecido en el surco del nervio radial. Al encontrarlo se debe tener la sensación de tocar una cuerda que vibra bajo la uña del pulgar. Lo empuja y lo tira con fuerza 3 veces. Con esta maniobra el enfermo debe tener la sensación del paso de una corriente eléctrica que se introduce hasta los dedos pulgar e índice y la de movimientos laterales de la muñeca y de estos dos dedos hacia el lado radial. Este cordón tiene 2 ó 3 cm. más o menos y es fácil de encontrar, empujar y tirar.

En casos de anormalidad del nervio o del tejido adiposo, resulta difícil de hallarlo en el lugar regular, en estas circunstancias hay que buscarlo en los siguientes lugares:

1. La mano izquierda del manipulador sostiene el lado interno del codo derecho del enfermo, en la zona dolorosa se coloca el borde de la membrana interdigital del pulgar y el índice de la mano derecha. El pulgar queda en la parte superior y junto con los otros dedos avanzan hasta la axila, se empuja con el índice el lado interno de la axila hasta que aparezca en ese lugar la sensación de paso de una corriente eléctrica.

2. La mano derecha del manipulador toma la muñeca del enfermo, la palma de la mano izquierda sostiene el codo, empuja el músculo hacia un lado y busca el tendón adormecido en el lado radial de la parte superior de la articulación del codo hasta que la sensación del paso de una corriente eléctrica llegue a ese lugar.

3. Se puede encontrar el tendón adormecido en el lado radial de la parte inferior de la articulación del codo hasta obtener la sensación similar al paso de una corriente eléctrica. Sin embargo, la sensación aquí es más débil que en los otros lugares.

Basta con hallar uno de los tres sitios para efectuar la manipulación.

b. Manipulación de empujar: Es apropiada para tratar las adherencias de órganos y tejidos y la limitación funcional de prono-supinación del antebrazo y extensión del codo.

Con el paciente sentado, el manipulador se pone de pie junto al enfermo en el lado externo del codo afectado, limitándose aquél a elevar lateralmente el antebrazo semiflexionado el codo. La mano derecha del manipulador toma el dorso de la muñeca del enfermo, flexionándola, voltea el antebrazo a la posición supina y flexiona totalmente el codo, lo extiende y lo agita. La mano del manipulador colocada tras el codo queda inmóvil. Con la mano colocada en la muñeca empuja en dirección de la extensión del codo, acompañándose frecuentemente de un chasquido.

Ejercicios funcionales

En la antigüedad se llamaba la conducción, o sea, los enfermos realizaban con sus propios esfuerzos los ejercicios funcionales para promover la recuperación.

1. Mover la muñeca:

Es adecuado para trastornos del codo y del carpo.

Sentado o de pie, el paciente levanta ambos brazos hacia adelante con las palmas hacia abajo. Flexiona levemente el codo y mueve con suavidad las manos por lo menos 10 veces cada una. Cambia el sentido del movimiento, manteniendo el antebrazo levantado cerca de la línea media, unas veces hacia el lado radial, otras veces hacia el lado cubital (para ejercitar las funciones del hueso escafoides). Se realiza el ejercicio varias veces, cada brazo por separado.

2. Ejercicio similar a cortar el codo:

Indicación: Idem.

El enfermo de pie o a horcajadas, relajados los hombros y los codos, los puños cerrados, extendidos los índices de ambas manos, flexionados los codos y cruzados los brazos sobre el pecho, éstos se lanzan con fuerza hacia ambos lados del cuerpo. Este ejercicio se repite de 20 a 30 veces.

3. Girar el antebrazo:

Indicación: Idem.

El enfermo de pie o sentado, levanta

los brazos hacia adelante con la palma de una mano hacia abajo (negativa) y la otra hacia arriba (positiva). Voltea las palmas al mismo tiempo quedando ambas en sentido contrario. Se practica 10 veces.

10. Epicondilitis interna del húmero

Esta enfermedad se conoce también como "codo de golf". Se caracteriza por inflamación en las zonas alrededor del músculo flexor del antebrazo, el epicóndilo humeral interno y del tendón general del músculo pronador redondo, normalmente ocurre en el lado cubital. Esta enfermedad se presenta no sólo en los deportistas sino también en los mineros, por lo cual se denomina también "codo de minero".

Manifestaciones clínicas

Hay dolor en los alrededores del epicóndilo humeral interno. En los casos graves hay dolor e hinchazón, sobre todo cuando se hacen movimientos como voltear el antebrazo a la posición supina y flexionar la muñeca (portar objetos pesados, lavarse la cara...). Al ser estimulado el nervio cubital, aparece una sensación de lasitud y entumecimiento entre los dedos anular y meñique.

En el último período de la enfermedad, mediante el examen con rayos X, se puede apreciar proliferación periostática.

Existe historia de traumatismo, no obstante según los síntomas y los signos físicos el diagnóstico no es difícil. En la etapa aguda el dolor debe ser lo primero a tratar, pero en el período crónico se tendrán en consideración otros síntomas como la lasitud, el descenso de la fuerza muscular y la disminución funcional, como lo principal.

Tratamiento

Las manipulaciones son fundamentalmente iguales a las de la bursitis radiohumeral. La única diferencia consiste en cambiar de posición. Para la bursitis radiohumeral se maneja el lado radial.

1. Arrancar el músculo:

Con el codo semiflexionado, arrancar y soltar unas 3 veces el grupo de los músculos aductores insertados en el epicóndilo interno del húmero.

2. Tocar, empujar y tirar el tendón adormecido:

Es adaptada para la zona del brazo y la mano.

El paciente sentado, el operador se coloca delante del lado lesionado, le sostiene el codo con la mano izquierda y le despliega el brazo formando un ángulo recto. Arranca con la mano derecha los músculos de la zona axilar. Antes de practicarlo hay que distinguir la piel roja de la blanca y, posteriormente, explorar muy bien el tendón adormecido, una vez localizado es similar a una cuerda entre el pulgar y el índice. A veces es necesario sostenerlo hacia adelante ayudándose con los dedos de la mano que está colocada tras el hombro. Después, el operador eleva y suelta rápidamente el tendón adormecido (el nervio) semejando tocar una cuerda. Se toca unas 3 veces en distintas alturas, sintiendo el paciente una sensación similar al paso de una fuerte corriente eléctrica que se dirige hacia abajo, al mismo tiempo, algunas veces, el carpo y los dedos saltan irresistiblemente hacia el lado cubital. De inmediato empuja los dedos a fin de aliviar la sensación desagradable. Lo mejor es elevar y tocar un sólo fascículo. De ninguna manera se toma só-

lamente la piel y el tejido graso subcutáneo, así sólo se aumenta la pesadumbre e incluso conduce al fracaso.

En los casos donde no se puede aplicar esta manipulación, sustituirla por la de empujar y tirar el tendón adormecido.

El paciente sentado, el médico se sitúa tras él, frente al miembro afectado y, le sostiene el codo con la mano izquierda de modo que con el hombro forma un ángulo recto, con el pulgar y el índice de la mano derecha le fija fuertemente el hombro, los otros dedos los introduce en el hueco axilar. Con los dedos índice y medio toca el tendón adormecido, que produce una ligera sensación de paso de una corriete eléctrica que irradia hasta los dedos. Algunas veces saltan el carpo y los dedos hacia el lado palmar. Se termina esta manipulación empujando los dedos.

3. Reducción:

Se puede realizar de acuerdo con la lesión de la articulación del codo.

Ejercicios funcionales

Además de los mencionados en el apartado de la epicondilitis externa del húmero, se pueden hacer los siguientes:

1. Abducir y rotar:

Véase esguince del hombro.

2. Manos en la cintura:

Ver periatritis del hombro.

3. Extender y flexionar el codo:

Véase la lesión de la articulación del codo.

4. Girar la palma y mover los brazos:

Se puede hacer de acuerdo con el síndrome de periostitis costocondral.

11. Bursitis del olécranon

Esta afección, junto con las epicondilitis humerales externa e interna, son lesiones del codo, de las cuales, la epicondilitis externa es la de mayor incidencia en la práctica clínica. Las epicondilitis se presentan en lugares cercanos al músculo y la bursitis en la bursa.

Manifestaciones clínicas

Como en todas las patologías de carácter inflamatorio, se presenta calor, rubor y dolor en la parte afectada, el codo queda imposibilitado para realizar sus movimientos de flexión, extensión y rotación. La inflamación se debe a la acumulación de sangre en el saco bursal. El tratamiento de esta lesión debe ser rápido, pues sólo así se evita la formación de quistes móviles e indoloros. La consistencia blanda o dura del quiste depende de la cantidad de líquido acumulado. Los exámenes radiológicos permiten determinar la calcificación ósea de los guistes y sus variaciones en la articulación.

Profilaxis

Para disminuir el progreso de la lesión se evitará flexionar el miembro afectado.

Tratamiento

1. Empujar y presionar:

Está indicada para la bursitis profunda con mucho líquido sanguíneo acumulado. (Véase la lesión de la articulación del codo)

2. Masajes:

El paciente se sentará al lado del médico para que éste le tome la muñeca con la mano derecha, flexionándole el codo y el hombro. El pulgar de la mano izquierda lo coloca en el olécranon y los otros dedos en la parte interna del brazo, masajeará con ligereza y empujará hacia los lados.

3. Arrancar los músculos:

En la misma posición de la maniobra anterior, pero en este caso con el pulgar de la mano izquierda frente al índice y al medio, se empuña el triceps en la parte posterior del brazo, presionando de forma suave al tiempo que se levanta poco a poco el brazo. Se harán luego ligeros masajes locales. Esta manipulación se puede repetir 3 ó 5 veces, de ligera a fuerte.

4. Friccionar:

Extendiendo el paciente el brazo afectado, el operador friccionará la parte del olécranon con la base de la mano izquierda, hasta calentar la piel. La frecuencia del movimiento será 100 veces por minuto. La presión debe ser homogénea para no lesionar la epidermis.

Ejercicios funcionales

1. Girar, flexionar y extender el codo:

Son aptos para pacientes con la función articular limitada. Se gira, flexiona y extiende el codo afectado, 10 ó 20 veces en cada sesión.

12. Rigidez de la articulación del codo

Es una inflamación de las partes blandas de la articulación del codo causada por la atrofia muscular del miembro superior.

Manifestaciones clínicas

Los pacientes suelen presentar una historia clínica de adherencias y atrofias motivadas por fracturas y luxaciones. Presentan rigidez de la articulación con diferentes grados de gravedad y limitación de los movimientos. En los casos ligeros apenas hay dificultad para efectuar la extensión y flexión, aunque no pueden realizar los movimientos cotidianos.

Profilaxis

Siempre y cuando haya cicatrizado la lesión, se empezará a mover la articulación. Realizar ejercicios funcionales adecuados, incrementando paulatinamente la escala del movimiento.

Tratamiento

1. Agitar y masajear:

Véase lo relacionado con la epicondilitis externa del húmero.

Se buscarán los puntos dolorosos de la articulación y de los tendones y ligamentos, para masajearlos. Otra opción es masajear las masas y los tejidos tensos o contraidos, palpables al flexionar el codo, extenderlo y rotarlo. La manipulación de agitar se debe realizar cuando no existe dolor, aumentando paulatinamente su frecuencia y velocidad. Estas maniobras ayudan a conseguir el relajamiento del músculo y dan a conocer su grado de contractura, lo cual es útil para la siguiente maniobra.

2. Relajar y quitar las adherencias:

Se puede ver la lesión de la articulación del codo.

Esta es una manipulación importante para suprimir la rigidez de la articulación del codo. La maniobra de relajamiento, se hace de acuerdo con la gravedad de la lesión y la limitación de los movimientos funcionales. Se hace necesario seleccionar un orden para practicar la manipulación, por ejemplo, si el paciente tiene dificultad para extender el codo, se debe realizar en primer lugar la maniobra de relajamiento, lo que debe ser gradual. La manipulación de tracción para suprimir las adherencias debe practicarse con una fuerza suave y estable hasta que surja un chasquido. De ninguna manera practicarlo de modo rápido, se incrementaría aún más la lesión.

3. Tirar y friccionar los dedos:

Estos movimientos pertenecen a las manipulaciones de relajación.

Tirar los dedos: Véase el sindrome de la columna cervical.

Friccionar los dedos: Esta se emplea sólo en los casos en que después de tirar los dedos aún no se escucha el sonido deseado. Se hace con las palmas de las manos del manipulador unidas, friccionando las caras laterales de cada dedo del paciente. Debe realizarse dedo por dedo, de forma continua y un poco rápido.

También se puede optar por masajear los espacios interdigitales con el dedo medio de la mano derecha. La mano del miembro afectado descansará en la mano izquierda del operador.

Este ejercicio se hará 2 ó 3 veces y se finaliza con una tracción forzada de cada dedo.

Ejercicios funcionales

Se puede obrar de acuerdo con las lesiones de la articulación del codo.

13. Sindrome del supinador (músculo supinador)

Este sindrome se caracteriza por la debilidad y parálisis del músculo supinador causado por ser presionadas las ramas profundas del nervio radial.

La medicina tradicional china considera que esta afección se debe al estasis sanguíneo en los miembros, la obstrucción de los canales y colaterales y por consiguiente la inactividad del antebrazo. Es proverbial afirmar que "el dolor se debe al estancamiento de la circulación sanguínea en los canales y colaterales del tronco y de las extremidades". Debido a esto se producen diversos sintomas.

Manifestaciones clínicas

La lesión se puede producir por bruscos movimientos en la supinación o pronación, afectando al nervio radial. En la práctica clínica se observan diversos síntomas dependientes del punto en que se encuentre presionado el nervio, así como de la etiología particular. Es una patología insidiosa; la fuerza muscular disminuye, hay parálisis del miembro afectado y una particular limitación en la extención del dedo pulgar. Menos llamativa es la limitación para la extensión de las articulaciones metacarpofalángicas. Sin excepción, se obstaculiza la prono-supinación del antebrazo, aunque existe sensibilidad.

Profilaxis

La mejor prevención consiste en efectuar con cuidado todos los movimientos de supinación y pronación del antebrazo, evitando que se repitan las lesiones nerviosas.

Tratamiento

1. Friccionar el músculo afectado:

El operador palpa los puntos dolorosos y, con el pulgar flexionado, presiona hasta el hueso. Fricciona 2 ó 3 veces con fuerza homogénea.

2. Arreglar:

Véase la lesión de la articulación del codo.

3. Flexionar y rotar el codo:

El manipulador le sostiene el codo afectado con la palma de la mano izquierda, mientras, la derecha toma la muñeca y le flexiona el codo. Lleva la muñeca hasta su posición inicial, en 10 ó 20 movimientos. Esta maniobra se realiza con el músculo relajado y se puede repetir.

4. Movimientos de tracción del antebrazo (del nervio radial) y de los dedos:

Se puede actuar de acuerdo con lo dicho para las enfermedades de la columna cervical.

Ejercicios funcionales

1. Girar, flexionar y extender el antebrazo:

Véase el bursitis del olécranon.

2. Girar la palma y mover los brazos:

Véase el síndrome de la periostitis costocondral.

3. Flexionar y extender el codo:

Estos ejercicios son adecuados para el codo, la muñeca, la cintura y las piernas.

Un ejercicio útil es tomar la postura de "arco izquierdo". El paciente sentado, flexiona el brazo izquierdo con el puño cerrado sobre el muslo, y flexiona el brazo derecho colocando el codo detrás de la pelvis. Sigue la mirada al puño, mientras respira lenta y pausadamente cuenta hasta 15. Se puede alternar con la postura del "arco derecho", invirtiendo la posición de las extremidades.

4. Flexionar los codos con movimientos descendentes:

Este ejercicio es apropiado para el codo y el cuello.

El paciente de pie, con los pies ligeramente separados, coloca sobre la cabeza su mano derecha, con la palma hacia arriba y los dedos a la izquierda. Coloca la palma izquierda sobre la palma derecha, mirando hacia el suelo y con los dedos hacia adelante para hacer presión. A continuación con la mano izquierda presiona la derecha, con suavidad y con movimientos descendentes. Flexiona el brazo derecho quedando la mano en la nuca. Flexiona el cuello y la presión hará que las dos fuerzas se contrapongan. Se aprovecha, entonces, para voltear los dedos de la mano izquierda hasta tocar la espalda. Luego se invertirá la posición con el fin de repetir en cada lado 15 movimientos.

14. Miositis de los músculos del codo o miotendinitis del músculo extensor del antebrazo

Esta importante variedad patológica es un proceso inflamatorio caracterizado por la inflamación de las membranas tendinosas y del músculo.

Manifestaciones clínicas

Por lo general, el paciente presenta una clara historia de lesión en el músculo extensor del antebrazo, lo cual ocurre con facilidad en las personas que ejecutan ejercicios repetitivos y bruscos de las manos. Sus manifestaciones en el período agudo son el dolor en la región carpiana, la pérdida de fuerza en la muñeca, hipotermia de la piel e inflamación a lo largo del músculo extensor. En el período subagudo es difícil apreciarlo y los pacientes apenas sienten dolor en la muñeca. De todos modos, el dolor se agrava al flexionar los dedos y en particular al extender el pulgar, este último movimiento origina un chasquido.

Profilaxis

Esta lesión presenta diversos grados, que se deben tratar a tiempo para lograr resultados positivos. No es conveniente realizar las manipulaciones durante el período agudo, sino administrar medicamentos de uso externo y dejar que repose el miembro afectado.

De efectuar alguna manipulación, lo indicado es el masaje ligero.

Tratamiento

1. Masajes:

Su objetivo es la relajación del músculo y del tendón para promover la irrigación sanguinea, eliminar la inflamación y aliviar el dolor. Se hace con el paciente sentado o tendido en decúbito dorsal; el operador, sentado junto al lado enfermo, le sostiene la muñeca con la mano izquierda, con la derecha le toma el dorso del antebrazo, de modo que el pulgar quede en el lado cubital y los otros dedos en el radial. Aplicando una ligera fuerza se tracciona la muñeca y se masajea suave y rápidamente. Se puede repetir esta acción 3 ó 4 veces, para luego masajear el tendón con poca presión y fuerza.

2. Presión y fricción:

a. La presión: Es una manipulación muy parecida a los masajes, con la mano izquierda se toma la muñeca del enfermo flexionándole la palma de la mano. El médico presiona con el pulgar y el índice de su mano derecha en los sentidos distal y proximal, hasta que el paciente manifieste dolor. Esta maniobra se puede repetir 3 ó 5 veces. (Fig. 110)

b. La fricción: Se puede hacer en consonancia con lo indicado para la bursitis del olécranon. (Fig. 111)

Ejercicios funcionales

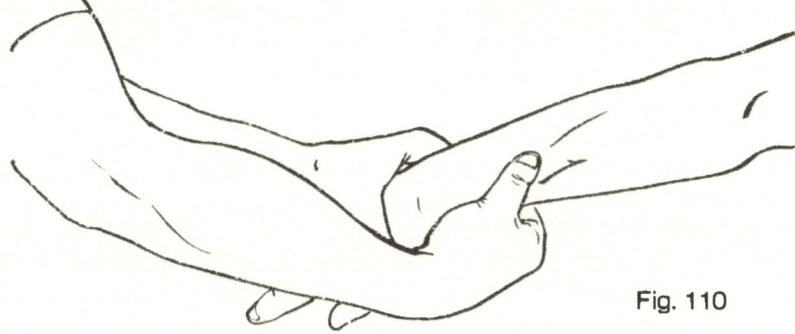

Fig. 110

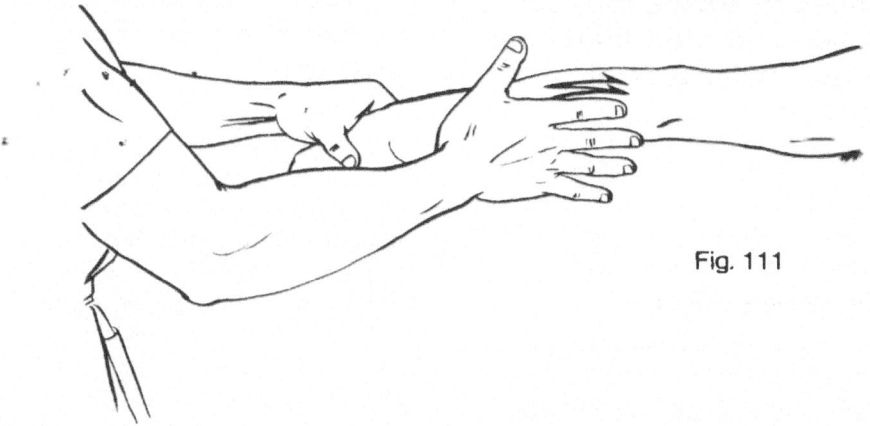

Fig. 111

Girar el antebrazo:

Está indicada para el período de recuperación.

Véase la epicondilitis externa del húmero. (Fig. 112)

Anexo: Dislocación de la parte posteroexterna de la articulación de codo

La frecuencia de las dislocaciones del codo es menor que la del hombro y entre las primeras se presenta más a menudo la dislocación de la articulación radial.

Manifestaciones clínicas

Tras la dislocación de la articulación del codo, el paciente presenta inflamación y severo dolor local; se deforma el miembro al semiextenderlo o semiflexionarlo y el paciente pierde totalmente la función de flexionar, extender y rotar el codo. La longitud del miembro disminuye y, el perímetro de la articulación se amplía; el epicóndilo humeral se desplaza y su relación con el olécranon se altera por completo. Mediante el examen de rayos X se determina la enfermedad.

Profilaxis

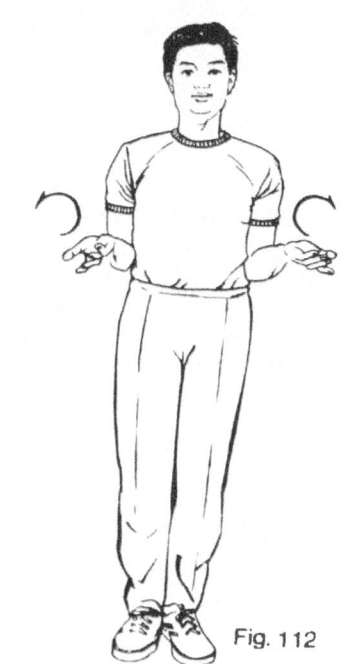

Fig. 112

Para una buena profilaxis es necesario fijarse en dos puntos muy importantes:

a. Durante la reducción de la dislocación se deben realizar unas adecuadas maniobras y, tras la reducción se necesita asegurar el seguro movimiento del miembro. Para ello se pueden hacer pruebas de flexionar, extender, voltear y rotar el miembro, incluso voltear la articulación. Un ayudante puede realizar masajes durante un pequeño lapso de tiempo en los lados interno y externo.

b. Al desaparecer la inflamación hay que efectuar cuanto antes los ejercicios funcionales.

Tratamiento

Sentado el paciente, el operador toma con una mano el lado radial del carpo del miembro afectado, con la otra mano presiona el extremo distal del húmero y rota el antebrazo hacia delante. Posteriormente presiona la muñeca y el codo hacia abajo, con mucha fuerza. Al obtener una sensación movediza ocurrida en el extremo distal del húmero y en el extremo proximal del cúbito, el operador puede poner la mano derecha hacia atrás. Con este movimiento, el extremo distal del húmero se ubica en su plano natural, es decir, en la incisura del olécranon. Se puede escuchar un chasquido, cuando sucede la reducción.

Fijación: Tras la reducción se debe usar una banda triangular para inmovilizar la articulación durante 7 ó 10 días. Después de este tiempo, se pueden efectuar los ejercicios funcionales de manera activa. Desde luego, se debe hacer hincapié en obtener paulatinamente el resultado efectivo.

Ejercicios funcionales

1. Extender y flexionar el codo:

Véase la lesión de la articulación del codo.

2. Girar el antebrazo:

Véase la epicondilitis externa del húmero.

Anexo 2: Dislocación articular de la cabeza radial (niños)

Esta es una lesión que puede ser congénita y adquirida. La cirugía no justificada puede conducir a una reducción imposible. Por lo general, la máxima incidencia se da en los niños en edad preescolar (de 2 a 6 años). Esta enfermedad también se denomina "Codo de tracción", porque con frecuencia está relacionada con la tracción pasiva.

Estos niños no desarrollan por completo la cabeza del radio, la cual llega a presentar un diámetro casi igual al del cuello e incluso menor y, los ligamentos siguen fláccidos, por lo cual la semiluxación se produce fácilmente bajo la acción de una fuerza externa.

Manifestaciones clínicas

Tras la tracción, el niño presenta el miembro afectado en semiflexión y rotación anterior, manteniendo su mano a la altura del tórax o del abdomen; no realiza movimientos de extensión ni de flexión debido al dolor. Al coger algún objeto con la mano sana, suele pegar la palma de la mano del lado afectado contra el abdomen.

Profilaxis

Es difícil prevenir la ocurrencia de esta lesión, pero se pueden tomar algunas medidas positivas para prevenirla. De vez en cuando el niño afectado las repetirá 10 ó 20 veces con los siguientes motivos:

a. Tras la reducción no se informa con claridad a los padres.

b. Además de la tracción, existen otros factores patógenos, así, por ejemplo, el acostarse en decúbito ventral durante mucho tiempo, al arrojar un objeto usar una fuerza inadecuada, etc.

Tratamiento

Reducción:

Tomamos como ejemplo el caso del codo derecho.

El médico sentado, el niño en los brazos maternos, con el pulgar de la mano derecha toma la cabeza radial del miembro afectado semiflexionado y coloca el resto de los dedos en la cara posterior del codo, posteriormente ubica el pulgar y el dedo medio de la mano izquierda en la cara anterior y posterior respectivamente del extremo distal del radio (articulación inferior radiocubital). Durante el curso de la reducción, el médico debe distraer la atención del niño hacia otros objetos. La maniobra debe realizarse de forma rápida. Con el dedo pulgar de la mano izquierda rota el extremo distal del radio hacia la parte anterior y al mismo tiempo, con el pulgar de la mano derecha, sostiene la cabeza del radio hacia la parte externa (lado radial), estas dos acciones simultáneas se llevan a cabo con el objeto de obtener un chasquido, éste señala una adecuada reducción. Si la dislocación presenta 2 ó 3 días de evolución, debido a la inflamación local, no se puede obtener el chasquido esperado.

Se aplican compresas calientes para eliminar la inflamación. No se necesita del vendado para la inmovilización.

EN LA MUÑECA Y LA MANO

15. Subluxación persistente de la articulación del carpo

Esta enfermedad concierne a varios elementos que componen la articulación, a los ligamentos radiocubitales inferiores, a una parte reforzada de la cápsula sinovial, al ligamento de fibras triangulares (cuya función es estabilizar al cúbito y al radio) y a la articulación radiocubital inferior. El ligamento del carpo se localiza transversalmente entre el radio, el hueso ganchoso y el pisiforme y forma el túnel carpal, el cual es atravesado por el tendón del músculo flexor profundo y por el nervio mediano. Los movimientos de la muñeca son flexión dorsal (extensión palmar), extexión dorsal (flexión palmar), pronación, supinación, desviación radial y desviación cubital. Debido a la práctica de deportes muy rudos y al uso inconveniente de la fuerza de los miembros superiores, se puede conducir a la lesión de esta articulación. La curación, tras la fractura de los huesos, cambia el estado fisiológico normal tanto del ángulo de inclinación de la palma, como el del cúbito. Es muy fácil que se produzca una luxación.

Manifestaciones clínicas

Al presentarse esta lesión, el paciente manifiesta un dolor intolerable y una marcada inflamación local (calor y rubor). Luego del tratamiento, esta lesión deja, a veces, secuelas por largo tiempo.

Profilaxis

Evitar en lo posible los movimientos bruscos y la práctica de deportes demasiados rudos.

Tratamiento

1. Reducción:

Esta manipulación busca el reajuste de los tendones y de los huesos de la zona carpal.

Sentado el paciente, el médico con ambas manos toma el carpo afectado, gira la muñeca de izquierda a derecha extendiendo y flexionando con fuerza de tracción. (Fig. 113)

Otra técnica:

El enfermo sentado, coloca la mano sobre una mesa, el operador coloca una pequeña almohada bajo la muñeca del enfermo y con una mano le toma el miembro afectado. Con la otra, le toma la muñeca por su cara posterior y hace

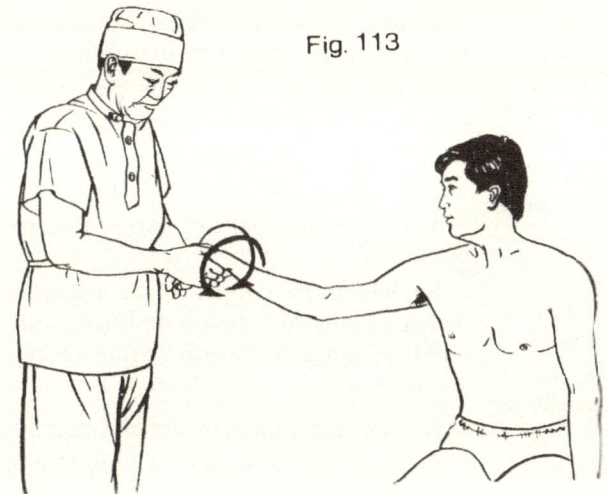

Fig. 113

varias tracciones (se puede situar el codo sobre la mesa a manera de soporte), el operador, con una mano sostiene el antebrazo y con la otra toma el dorso de la mano realizando los movimientos de tracción. A continuación, fricciona el tendón, primero en el lado palmar cubital, posteriormente con una fuerza estable rasca con la uña del pulgar el nódulo tendinoso. Se hace por separado 3 ó 4 veces.

2. Arrancar los músculos:

Se puede hacer masaje profundo sobre la eminencia tenar e hipotenar, en el caso de que allí existan los mismos síntomas.

3. Tirar el miembro afectado y los dedos:

Se puede obrar según lo mencionado anteriormente.

4. Presión intermitente:

Esta maniobra está indicada en el caso de baja temperatura en la muñeca y en los dedos de la mano.

El paciente sentado, con las manos empuñadas y en pronación. El médico toma por separado, con ambas manos, los miembros superiores del paciente y los presiona intermitentemente. El paciente, al mismo tiempo, debe abrir y cerrar los puños. (Fig. 114)

Ejercicios funcionales

1. Mover la muñeca:

Se puede hacer en cualquier posición. Se mece la muñeca a ambos lados 20 ó 30 veces. También se pueden entrelazar los dedos, de izquierda a derecha, de atrás hacia delante.

2. "Garras de águila":

En cualquier posición, se inmoviliza

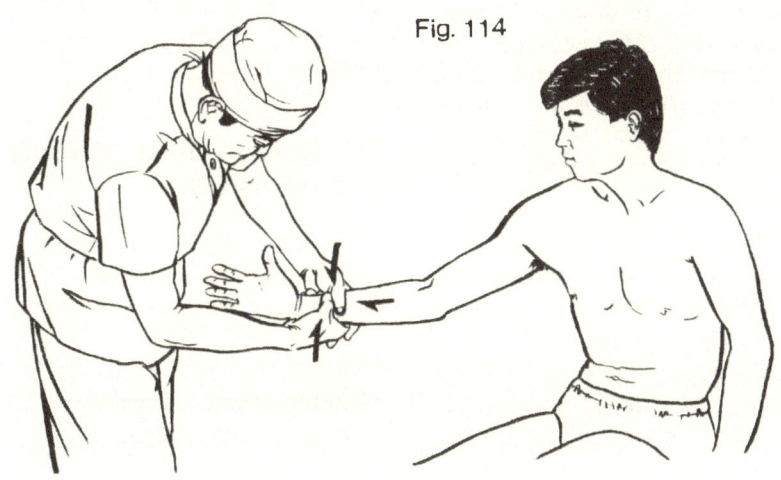

Fig. 114

el tronco, se dirige la vista hacia el horizonte y se coloca los puños en la cintura. Se abre el puño izquierdo y se flexiona un poco el codo, alargándolo con fuerza. La palma queda hacia arriba y luego se voltea en forma de garra. El ejercicio se hace con cada mano unas 30 veces.

3. Ejercicio del codo:

Sentado o de pie, con la mano extendida o flexionada, se flexiona la muñeca. Se repite 20 ó 30 veces. Es importante hacerlo con fuerza y paulatinamente.

16. Dislocación de la articulación metacarpofalángica

Esta enfermedad se deriva de una lesión por violencia indirecta, ocurre con mucha frecuencia en el caso de los deportes de pelota y de los choques accidentales.

Manifestaciones clínicas

Tras la lesión, el paciente presenta fuerte dolor y de inmediato, signos de inflamación local. Existe limitación para la flexión y la extensión, sin ninguna deformación. La fuerza para estrechar la mano se debilita. Al romperse la cápsula sinovial hay cianosis subcutánea y se siente dolor a la presión. En el período crónico aunque disminuye el dolor en el paciente, aún presenta la limitación de los movimientos en distinto grado, por eso no puede utilizar normalmente la mano durante mucho tiempo.

Tratamiento

Para este tipo de lesión se recomienda la reducción cerrada.

1. Masaje, tracción y presión:

Sirven para tratar las fracturas de los tejidos pequeños de las partes blandas ubicadas en la superficie de la arti-

culación. Se puede utilizar tanto en el período agudo como en el crónico.

El enfermo sentado o de pie, se hacen masajes y movimientos ligeros de tracción y de presión.

2. Movilización de la articulación:

Está indicada para el período de recuperación.

Se hacen movimientos de rotación en cada dedo de la mano de forma muy lenta, se pueden realizar varias veces.

3. Fricción:

Es adecuada para tratar el dolor.

Se realizan movimientos muy lentos y suaves de rotación en cada dedo de la mano, y luego se fricciona suavemente la raíz de cada uno haciendo una tracción muy ligera, de 5 a 8 movimientos.

Ejercicios funcionales

1. Extensión y flexión:

Extender y flexionar los dedos con fuerza formando un puño vacío. Se hace cada vez 30 ó 50 movimientos.

2. Flexión continua:

Con los dedos pulgar e índice, sobre todo con el espacio interdigital se flexionan y presionan los dedos afectados uno por uno para recuperar su función de flexión y extensión. También se puede practicar este movimiento, sumerguiendo la mano en agua tibia. Cada día, 1 ó 2 veces; cada vez, de 15 a 20 minutos.

17. Lesión de la articulación radiocubital

Es vista con mucha frecuencia en la práctica clínica, tanto en adultos, como en jóvenes. En caso de los niños, es fácil confundirla con la dislocación de esta articulación.

Manifestaciones clínicas

Tras la lesión, existe intenso dolor en

la articulación del carpo. Se observa inflamación a nivel de la cara dorsal de la muñeca en su borde radial. Existe limitación funcional para la supinación y pronación del antebrazo. Disminuye la fuerza de asir. En el periodo crónico, la inflamación desaparece, se alivia el dolor, el músculo no tiene suficiente fuerza y existe todavía la limitación funcional. Cuando se hace la supinación y la pronación hay deslizamiento hacia el lado dorsal de la cabeza radial, dolor a la presión y, a veces, se puede escuchar un chasquido. Mediante los examenes se observa luxación de la articulación radiocubital. Hay sensación de fricción y separación.

Profilaxis

Sobre todo evitar los riesgos innecesarios que pueden ocasionar el mecanismo por el cual se produce este tipo de lesión.

Tratamiento

1. Fricción del tendón:

Es adecuada para el dorso de la muñeca y el lado palmar del extremo distal del cúbito. Ver la dislocación de la articulación metacarpofalángica.

2. Masaje, tracción y presión:

Véase la dislocación de la articulación metacarpofalángica.

3. Rotación de la muñeca:

Véase la subluxación persistente de la articulación del carpo. Terminada la manipulación, con el pulgar de la mano izquierda se lleva el extremo distal del cúbito hacia arriba mientras que con la mano derecha se toma la muñeca y se flexiona la palma traccionándola.

Ejercicios funcionales

1. Presionar a nivel palmar:

Es apropiada para la lesión en el dorso del carpo.

El enfermo de pie o a horcajadas, se relaja el hombro y el codo, y se realizan movimientos de extensión forzada de los dedos de la mano. Voltear la palma con rapidez hacia arriba y hacia abajo, se hace 30 veces. Se puede repetir.

2. Extensión de los brazos con pronosupinación del antebrazo:

Con los brazos totalmente extendidos, se realizan movimientos continuos de dorsiflexión de la mano e hiperextensión de los dedos. Luego se realiza un movimiento de supinación de ambas manos. Este ejercicio se mantiene de 3 a 6 minutos. Después se relajan y se retiran las manos, volviendo al lugar original.

18. Sindrome del túnel carpiano

Esta lesión pertenece al grupo de las compresiones de los nervios. Este sindrome presenta compresión del nervio mediano, a veces toma las caracteristicas de las complicaciones de la dislocación de las articulaciones de los huesos lunar y semilunar. Por lo general ocurre como consecuencia de caidas sobre la mano en dorsiflexión, al desplazarse la mano y el carpo hacia atrás, dejando sólamente el hueso lunar en contacto con el radio.

Manifestaciones clínicas

El primer síntoma es astenia, adormecimiento y dolor punzante del miembro. El adormecimiento es causado por la compresión de los nervios y, el dolor por la reacción inflamatoria (aparece en el lado cubital). A veces, se irradian hacia el hombro y el codo. Por lo general, el dolor es más notario por la mañana y por la noche. Se agrava cuando el enfermo está cansado.

Se pueden realizar diferentes pruebas. El signo de *Tinel's* es positivo al tocar el nervio mediano, el enfermo tiene una sensación de dolor punzante que se irradia hacia la muñeca, como una onda de corriente eléctrica a lo largo de la mano lesionada.

La prueba de flexión de la muñeca consiste en flexionar la articulación del carpo o extender la mano, formando un ángulo de 20 grados, se presiona con el pulgar el túnel del carpo durante un minuto o menos. Al finalizar estas maniobras aparece en el dedo afectado una sensación de adormecimiento y dolor.

La prueba de hiperflexión de la muñeca, la prueba del signo *Tinel's* y la prueba de sensibilidad son la base principal para diagnosticar esta enfermedad.

Profilaxis

Al aparecer los síntomas se debe diagnosticar y tratar cuanto antes. En el lugar de la lesión no es conveniente usar demasiada fuerza ni aplicar las excesivas manipulaciones. El objetivo de las manipulaciones consiste en reducir la presión interna del túnel del carpo que se había incrementado.

Tratamiento

1. Flexionar y extender:

Es conveniente para la zona de la muñeca.

El paciente sentado. El operador con los dedos pulgar y medio de la mano izquierda le pellizca ambos lados de la muñeca, con los dedos índice y medio de la mano derecha le pellizca la primera articulación metacarpofalángica, al mismo tiempo, con los dedos pulgar e índice de la mano derecha, le tira de los otros cuatro dedos y le flexiona la muñeca hacia el lado palmar hasta un límite máximo. En este momento, con los dedos pulgar y medio de la mano izquierda, el manipulador, presiona la zona de la apófisis estiloides del cúbito y el radio. Más tarde le extiende y le flexiona la articulación del carpo varias veces. (Fig. 115)

2. Empujar:

El paciente sitúa en la horizontal la mano afectada, extendiendo los dedos y con la cara palmar hacia arriba. El operador, con ambas manos toma el radio y el cúbito, sitúa los pulgares en la parte media del túnel carpiano, presiona por separado hacia ambos lados y masajea con fuerza ligera y profun-

Fig. 115

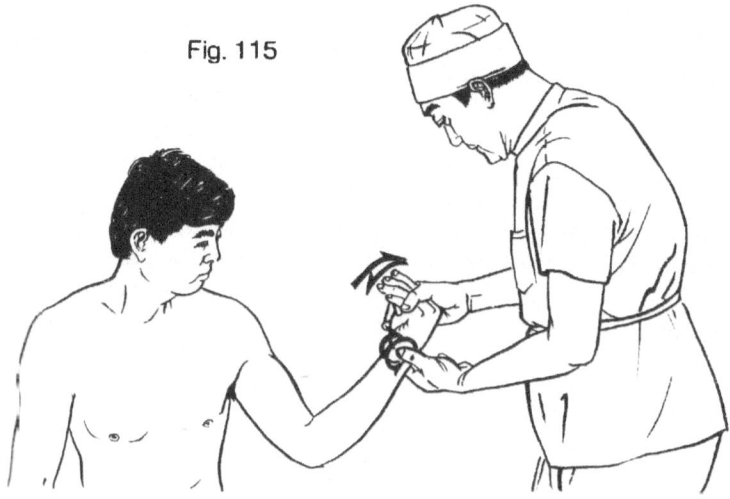

Fig. 116

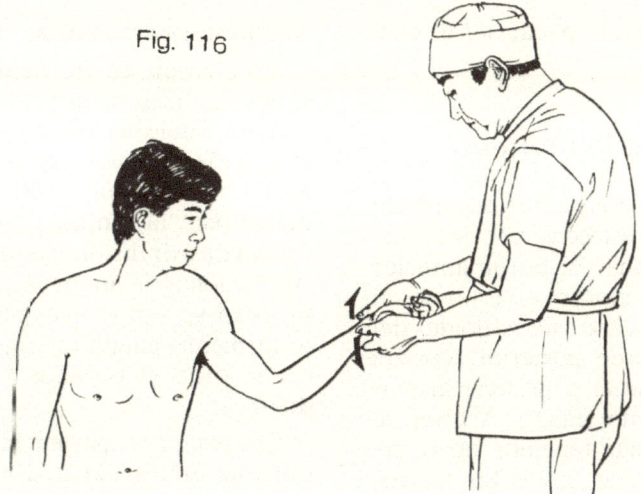

da. (Fig. 116)

3. Rotación de la muñeca:

Véase la subluxación persistente de la articulación del carpo.

4. Arrancar el músculo tenar mayor:

Se puede obrar según subluxación persistente de la articulación del carpo.

5. Tocar el tendón y tirar los dedos:

Se puede hacer de acuerdo con el síndrome espondilótico cervical.

Ejercicios funcionales

1. Extensión del brazo enganchando la mano:

Es adecuado para la zona del carpo y del brazo.

De pie y con los pies en el mismo plano, se coloca la mano izquierda por su cara palmar en la espalda y eleva al máximo el antebrazo. No mueve la parte inferior del cuerpo, voltea un poco el torso hacia la izquierda, al mismo tiempo extiende la mano derecha pasándola por la espalda y engancha con ella la palma de la mano izquierda. Cuenta hasta 30. Posteriormente se realiza del lado opuesto, volteando el torso a la derecha. La mano derecha se sitúa a nivel del tórax, atravesando des-

pués el hemitórax derecho y llevándola hacia atrás por la espalda, se gira un poco el torso hacia la derecha, se extiende la mano izquierda por la espalda hacia la parte superior derecha para enganchar la mano izquierda.

2. Movimientos rotatorios del brazo:

Ver la lesión de los músculos dorsales.

3. Pronación y supinación:

Se puede obrar de acuerdo con el síndrome de la periostitis costocondral.

4. Ejercicios de la mano:

El objetivo consiste en practicar los ejercicios sencillos para promover la recuperación.

a. Hacer el ejercicio de enfrentar el pulgar contra los otros dedos; los movimientos deben ser ligeros y rápidos, en forma de círculos, el pulgar engancha la segunda falange de cada dedo provocando así la flexión de los otros dedos.

b. Con la mano se toman pequeños objetos, alargados y de forma redonda, como por ejemplo un bolígrafo, y entre las palmas de las manos se los frota sin cesar con movimientos ligeros y rápidos. Otro ejercicio puede ser el contar fósforos.

19. Lesión de la muñeca

El disco de cartílago fibroso presenta una relación estrecha con los ligamentos de la zona. El borde anterior del disco cartilaginoso está unido al lado interno de la apófisis estiloides del cúbito y, su borde posterior, con la circunferencia de la superficie articular de la cabeza del cúbito. A nivel de la muñeca además tenemos otras estructuras como son los ocho huesos que conforman el carpo: el hueso escafoides (se relaciona con el proceso estiloides del radio), el trapecio (se encuentra en relación con el escafoides) y el hueso trapezoide. El trapezoide, el trapecio, el grande y el pisiforme. Luego tenemos los huesos que forman la reunión metacarpiana en número de cinco, cada uno de ellos se articula distalmente con la primera falange de cada dedo. Cada uno de los dedos está constituido por tres huesos: primera falange ó falange proximal; segunda falange o falange media; y la falangeta o falange distal; excepto a nivel del dedo pulgar que carece de segunda falange. En lo que se refiere a las estructuras blandas tenemos a nivel de la muñeca y de la mano los siguientes músculos y tendones: tendón del músculo palmar mayor, tendón del músculo braquiorradial, tendón del músculo flexor superficial, tendones de los dedos, tendón del músculo flexor radial, tendón del músculo flexor cubital, tendón del músculo extensor del cúbito, tendón del músculo flexor corto y flexor largo del pulgar, tendón del músculo aductor del quinto dedo, nervio mediano, nervio digital dorsal, rama palmar del nervio mediano, rama superficial del nervio radial.

Manifestaciones clínicas

Esta lesión es frecuente en los jóvenes y adultos mientras realizan algún trabajo. Suele ocurrir en la mano derecha. Trás la lesión, se presenta dolor local e inflamación. Unos días después desaparece la sintomatología pero la fuerza de asir disminuye notablemente. Al flexionar la muñeca para sostener un peso se agravan los síntomas. Posteriormente, cuando se mueve la muñeca, se oyen chasquidos y se presenta dolor.

Examen: En apariencia no presenta ninguna anormalidad. En algunos casos, en el lado radial de la muñeca hay una leve hinchazón desapareciendo la depresión natural. Se presentan limitaciones para realizar movimientos de giros del antebrazo y de la articulación carpiana. Se presenta dolor a la presión en el espacio articular y en el extremo cubital. La prueba de presión del disco fibrocartilaginoso triangular es positiva.

Tratamiento

1. Rotación de la muñeca:

Ver la subluxación persistente de la articulación del carpo.

2. Masaje, tracción y presión ligera con fricción del tendón:

Se puede realizar de acuerdo con la dislocación de la articulación metacarpofalángica.

3. Tocar el tendón adormecido:

Si no se logra éxito al tocar el tendón adormecido en la parte inferior del carpo, se puede probar otro método: el de empujar y tirar el tendón adormecido ubicado en el lado cubital proximal del antebrazo (atención: no se refiere al surco del nervio cubital de la parte proximal del codo).

Ejercicios funcionales

1. Girar la palma y mover los brazos:

Se puede obrar según el síndrome de la periostitis costocondral.

2. *Levantar y descender los brazos:*

Se puede hacer en consonancia con la tendinitis del músculo supraspinoso.

3. *Mover la muñeca:*

Se puede ver la epicondilitis externa del húmero.

4. *Flexionar y extender el codo:*

Se puede efectuar de acuerdo con el síndrome del músculo supinador.

20. Tendovaginitis estenosante

Esta enfermedad es comúnmente observada en mujeres entre los 40 y 50 años, quienes se quejan de dolor sobre el lado radial de la muñeca empeorando con la actividad, como por ejemplo al intentar vertirse.

Manifestaciones clínicas

Al comienzo, esta enfermedad se desarrolla lentamente. El período agudo se caracteriza por un marcado proceso inflamatorio local y dolor intenso, además, se presenta una neoformación sobre el lado radial ligeramente por encima de la muñeca. El dolor se siente al extender el pulgar en contra de una resistencias o si éste es pasivamente abducido desde la palma de la mano. Los pacientes no se atreven a lavar o a tomar objetos con las manos. Además, existe una sensación de calor y en estados muy avanzados hay imposibilidad de conciliar el sueño.

Mediante el examen físico se puede descubrir que en la zona de la apófisis estiloides del radio hay dolor a la presión; en la zona subcutánea se puede palpar un nódulo duro, al tacto es similar a un cartílago y del tamaño de un grano de soya, al tocarlo hay dolor a la presión y cuando se mueve el pulgar se puede escuchar un sonido de frotación.

Clínicamente hay historia de lesión, se puede hacer un diagnóstico sobre el síndrome *Finkelstein*.

Profilaxis

Los pacientes deben reducir la frecuencia e intensidad de sus actividades. No exponer la articulación a temperaturas excesivamente bajas.

Tratamiento

En el período agudo no es conveniente utilizar manipulaciones.

1. *Friccionar:*

Es apropiada para eliminar las adherencias y la estenosis.

El enfermo sentado o en decúbito dorsal, el médico le toma la muñeca afectada entre sus manos, aplicándole sus pulgares a los lados. Rota la muñeca lenta y pausadamente y hace ligeros movimientos de fricción de arriba hacia abajo sobre la vaina tendinosa. Los otros dedos rodean la muñeca afectada sirviendo de apoyo al pulgar. Se debe utilizar una fuerza estable sobre todo a nivel del tejido subcutáneo. Si esta manipulación da resultado se escuchará un leve chasquido. (Fig. 117)

2. *Presionar y friccionar:*

Es adecuada para eliminar adherencias y la estenosis.

El operador con una mano le toma la muñeca y la presiona inclinándola un poco hacia el lado cubital. Con el pulgar de la otra mano le presiona y frota desde la muñeca hasta el antebrazo con fuerza paulatinamente progresiva. Se puede escuchar un chasquido, pero débil. (Fig. 118)

3. *Empujar y tirar el tendón adormecido (del nervio radial):*

Ver la bursitis radial.

4. *Traccionar con una fuerza de resistencia la muñeca:*

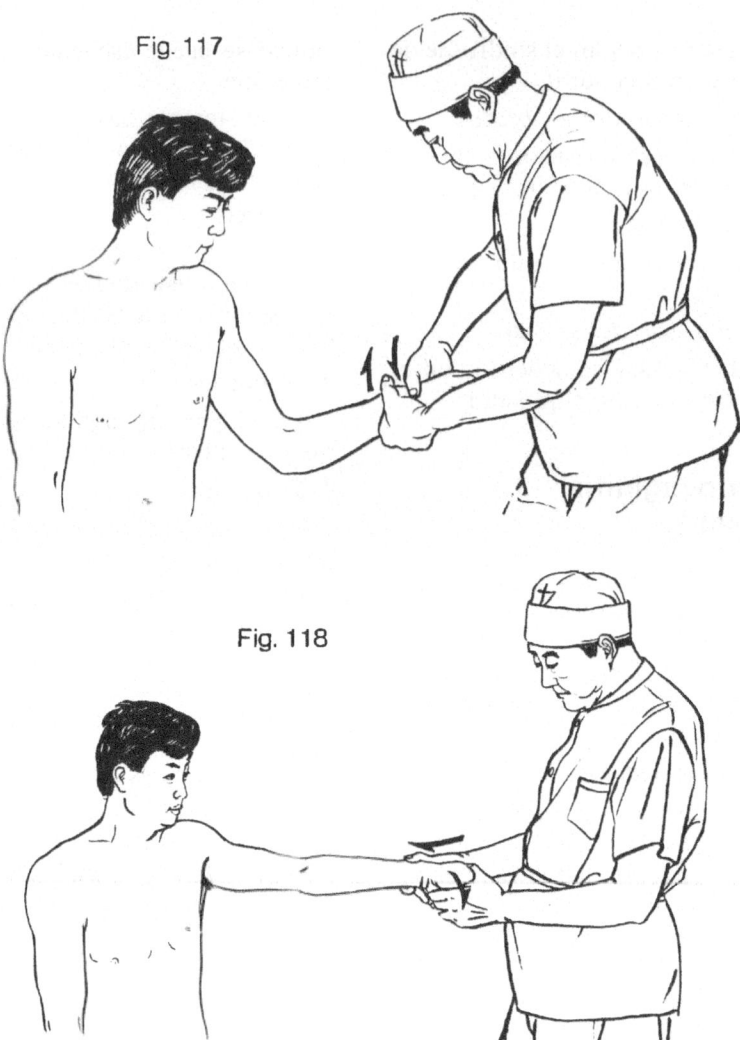

Fig. 117

Fig. 118

El operador con ambas manos le toma la muñeca, le aplica una fuerza de resistencia a nivel de la axila y le tracciona con fuerza la muñeca.

Ejercicios funcionales

1. Mover la muñeca:

Se puede obrar de acuerdo con la epicondilitis externa del húmero.

2. Ejercicio funcional de hueso escafoides:

Ver la torsión de la articulación del carpo.

3. Extensión de los brazos enganchando la mano:

Véase el síndrome del túnel carpiano.

4. "Garras de águila":

Se puede hacer según la lesión de la articulación del codo.

5. Empujar la palma con fuerza:

Véase la lesión de la articulación del codo.

21. Tendovaginitis del flexor

Es una variación patológica del tendón y de la vaina tendinosa.

Manifestaciones clínicas

Al inicio se presenta dolor en las articulaciones metacarpofalángicas. Más tarde, hay dificultad para extender y flexionar los dedos. Repentinamente, un dedo queda semiflexionado y sólamente cuando la otra mano le ayuda se puede enderezar. Este fenómeno es frecuente por la mañana. Hay dolor local y una masa dura que se puede palpar.

Profilaxis

Por ser una enfermedad profesional, se deben tomar las medidas profilácticas en el trabajo. El tratamiento se debe efectuar a tiempo para que no se cronifique.

Tratamiento

Las manipulaciones se usarán en el periodo inicial.

1. Empujar y tirar el tendón:

Se sitúa el pulgar del médico en el lugar donde está el tendón afectado en la articulación metacarpofalángica, se

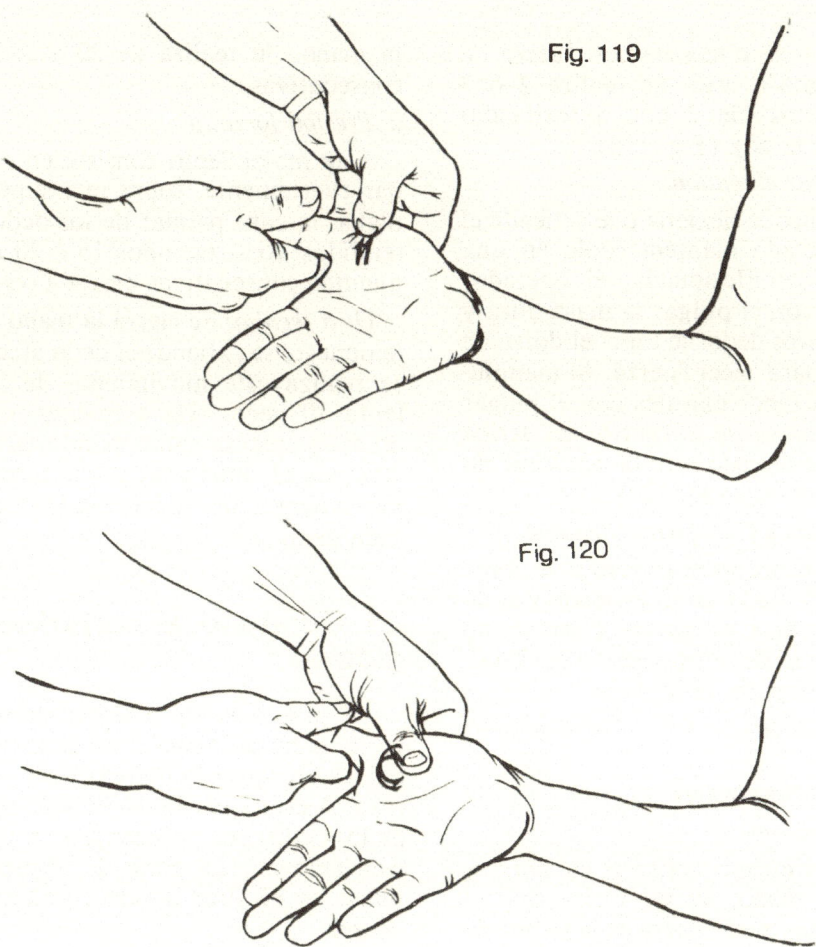

Fig. 119

Fig. 120

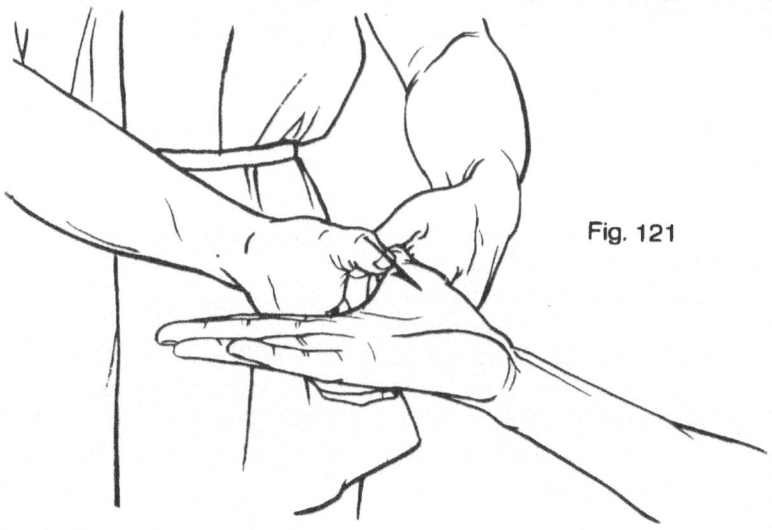

Fig. 121

presiona y se tracciona con fuerza de un extremo a otro. Se realiza 2 ó 3 movimientos (de 2 cm. aproximadamente de largo). (Fig. 119)

2. Masajear el tendón:

El médico le flexiona o le extiende el dedo afectado manteniéndolo en una posición semiflexionada; el operador presiona con el pulgar la masa dura y con los otros dedos le toma el dorso de la mano para hacer fuerza. Al manipular, el operador masajea con el pulgar de manera suave a fuerte, de arriba hacia abajo hasta que el paciente no sienta el dolor. (Fig. 120)

3. Presionar y friccionar el tendón:

Con una mano el operador le toma el dedo afectado, se lo extiende y se lo fricciona con el pulgar de la otra mano en dirección de lo proximal a lo distal. Se puede repetir. (Fig. 121)

4. Tocar, empujar y tirar el tendón adormecido:

Ejercicios funcionales

1. Aprehensión:

El movimiento consiste en abrir y cerrar la mano, de tal forma que el dedo pulgar quede fuera de la palma de la mano. Se realiza de 20 a 30 veces consecutivas.

2. Presión forzada:

Este movimiento consiste en presionar fuertemente, sobre una superficie plana, la cara palmar de los dedos extendidos. Realizar unos 15 ó 20 movimientos consecutivos en cada ocasión.

Otra técnica: Se cierra la mano y con la opuesta se extiende el dedo afectado, se realiza este movimiento de forma lenta 10 veces. Da excelente resultado si se ejecuta sumergiendo la. mano afectada en agua tibia y se alterna con movimientos de abducción forzada de cada dedo.

22. Quiste tecal carpofalángico

La presencia de materia purulenta en la vaina del tendón no es excepcional, es un signo de peligro y muy doloroso. A esta afección se debe la rigidez de los dedos por adherencias en la cápsula sinovial. La zona del dorso carpiano es el sitio donde comúnmente ocurre.

Manifestaciones clínicas

Esta enfermedad ocurre a cualquier edad, pero en las mujeres en mayor proporción que en los hombres.

El quiste se desarrolla gradual y lentamente y, por lo general, se localiza en la parte central del dorso de la muñeca, pero no se presenta inflamación. Al principio es semiesférico, con superficie lisa. Cuando se lo toca, se siente lleno u ondulado. En casos ligeros desaparece naturalmente tras algunos días. Hay dolor local, además la muñeca no tiene fuerza, se siente incómoda y dolor o dolor irradiante acompañado de limitación funcional.

Tratamiento

1. Presionar:

Está indicado para el quiste de la vaina tendinosa.

El enfermo con la mano en pronación, el médico toma por separado las caras laterales de la muñeca afectada, con los pulgares palpa la zona sesible y luego se flexionan los pulgares para presionar con fuerza el sitio afectado. Posterirmente se coloca un vendaje compresivo durante 1 ó 2 semanas. (Fig. 122)

Si el lado radial de la palma está afectado, el médico toma la muñeca afectada entre sus manos inclinándola suavemente hacia el lado cubital, favoreciendo así la desaparición del quiste.

2. Separar el tendón:

Está indicada para los pacientes que tengan un quiste duro y fijo.

Primero moverle la muñeca afectada, después se le aplica la maniobra de separación del tendón con una fuerza homogénea varias veces. Se repite 20 veces, cada 3 ó 5 días una vez. Tras la manipulación se asocia un antiinflamatorio de uso externo.

Tanto para la manipulación de presionar como para la de separar el tendón, primero hace falta mover la muñeca y, durante la manipulación, se debe usar una fuerza equitativa e igualada.

3. Friccionar el tendón:

Está indicado para el quiste de la pequeña vaina tendinosa de la articulación interfalángica.

Al realizarla, con el dedo pulgar se presiona hacia la parte posterior de la zona afectada hasta escuchar un sonido. Se necesita repetir la manipulación 1 ó 2 veces más. (Fig. 123)

Se recomienda al paciente la realización de automasaje en la parte afectada.

Ejercicios funcionales

1. Movimientos de flexión:

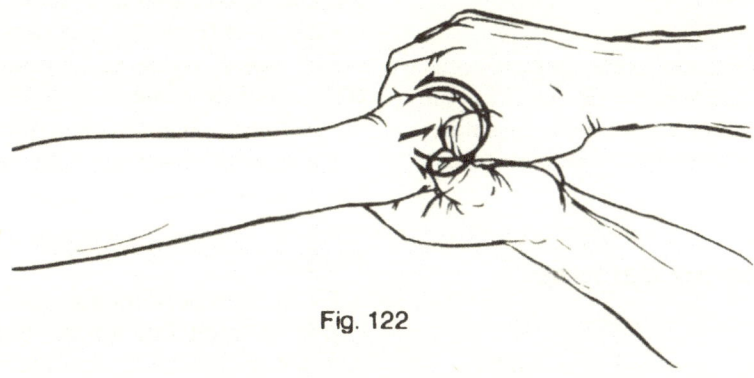

Fig. 122

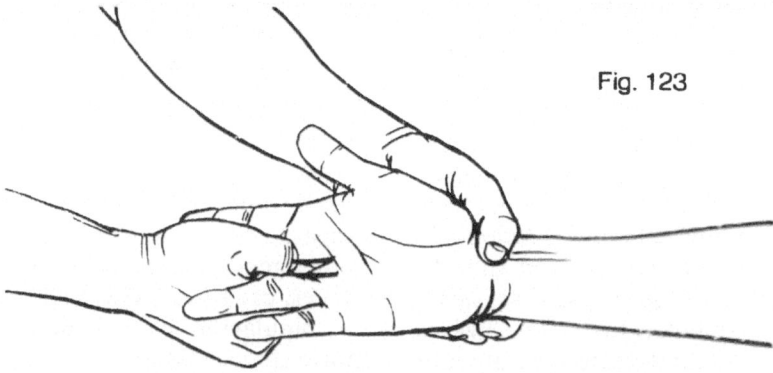

Fig. 123

Con los pies separados, se flexiona el cuerpo hacia delante llevando los brazos extendidos y las palmas de las manos apoyadas en ambas piernas hasta lograr tocar la punta de los pies, a este nivel se extienden las muñecas, se elevan los brazos y se los sitúa en la horizontal. Se levanta lentamente el torso, con las manos apoyadas a lo largo de los laterales del cuerpo hasta que vuelve a la posición original. Se puede repetir este ejercicio.

2. "Garras de águila":

Véase la lesión de la articulación del codo.

3. Empujar la palma con fuerza:

Está indicado para la zona del carpo, del codo y del hombro. Se puede hacer de acuerdo con lo descrito en el apartado de la turcedura de la articulación costovertebral.

4. Mover la muñeca:

Indicado para la zona metacarpofalángica. Se puede hacer de acuerdo con lo descrito en el apartado de la subluxación persistente de la articulación del carpio.

23. Estrechez del túnel cubital

Esta enfermedad se llama también el síndrome del túnel del nervio carpiano y cubital, producida por la opresión del nervio radial en la muñeca. Su principal sintoma es el dolor en la muñeca y en la mano. En casos graves hay atrofia muscular.

Manifestaciones clínicas

Tipo A: Es causado por la opresión del nervio radial en la muñeca y de los tejidos que rodea al nervio, la sintomatologia es ligera, parecida a la del síndrome del túnel carpiano.

Tipo B: Es causado por la opresión de la rama profunda del nervio radial, por lo tanto, los músculos inervados por ella presentan parálisis y atrofia.

Concretamente, en el tipo A, se presenta dolor en la muñeca y en la mano (en la zona por donde pasa el nervio radial, el dolor es más notable) y disminuye la sensibilidad tactil. Por la noche, el enfermo se despierta por el dolor, que a veces, se irradia hasta el codo e incluso hasta la axila. La prueba de flexión de la muñeca es positiva.

En el tipo B, el músculo tenar presenta disminución de fuerza, parálisis o atrofia.

Profilaxis

Evitar temporalmente los trabajos donde se usen mucho los dedos, por ejemplo, el uso de la engrapadora. golpear repetidamente con el borde de la mano las superficies duras, etc.

Tratamiento:

1. Mover la muñeca y separar el tendón.

2. Torsionar:

Véase la tendovaginitis estenosante, la única diferencia consiste en que se practica en el lado cubital.

3. Tocar el tendón adormecido en la fosa axilar.

4. Tocar el músculo tenar menor.

Ejercicios funcionales

1. Ejercicio del codo:

Véase la subluxación persistente de la articulación del carpo.

2. Girar el antebrazo:

Véase la epicondilitis externa del húmero.

3. Rodar la muñeca:

Rodar la muñeca afectada poniéndola en la palma de la otra mano, frente al dedo medio.

4. Ejercicio menudo de la mano:

Véase el síndrome del túnel carpiano.

Se colocan, en la medida de lo posible, el índice y el meñique delante de los dedos medio y anular para hacer movimientos de flexión y extensión. Cuando se flexionan, el pulgar se debe colocar frente a la palma y extendido cuando se extienden.

24. Fragmentación del extensor digital

Esta fragmentación ocurre en el extremo distal del extensor digital, causada por lesiones externas, a veces se acompaña de fractura ósea. Se ve en la parte distal la flexión obligada de las articulaciones interfalángicas. Imposibilidad de extender los dedos de mane-

ra activa. En muchos casos no es necesaria la cirugía, sino usar los medicamentos internos y externos.

Manifestaciones clínicas

Tras la lesión, se presenta fuerte dolor local, hinchazón y dolor a la presión. Estos síntomas son relativamente graves en el dorso de la mano. También hay lasitud para la flexión y la extensión de la articulación interfalángica, casi no se puede extender por completo. Estos síntomas son más evidentes cuando ha pasado mucho tiempo desde la lesión y no se ha tratado oportunamente. A medida que transcurre el tiempo, la articulación interfalángica se engrosa o se inclina, el último nudillo queda pasivamente extendido, sin embargo, al soltar la mano se recupera de inmediato el estado original.

Mediante el examen de rayos X se puede observar la existencia de la lesión.

Profilaxis

Aunque la enfermedad pertenece a las lesiones de las partes blandas, se debe tratar según las reglas de las fracturas óseas, es decir, se debe aplicar la manipulación de la reducción y hacer fijación.

Tratamiento

Tras la lesión, se observa una parálisis local y temporal. Se debe aprovechar este corto período de tiempo para realizar la reducción sin anestesia. Al maniobrar, se deben empujar y frotar los dedos de arriba hacia abajo, manteniendo el último nudillo en una posición sobreextendida, finalmente se fija el tendón con grapas o con torniquete. Hay que fijarlo con una presión adecuada para evitar que la fijación se desconsolide o que el dedo meñique sufra una necrosis (debido a la carencia de sangre). Generalmente se puede quitar la fijación después de 3 ó 5 semanas.

Dentro de 1 ó 3 días, se puede experimentar la reducción por medio de manipulaciones. Se necesita fijarlo bien.

Ejercicios funcionales

Al quitar la fijación se necesita hacer paulatinamente ejercicios y flexionar las articulaciones interfalángicas poco a poco.

V. LESIONES EN LOS MIEMBROS INFERIORES

EN LA CADERA Y EL MUSLO

1. Lesión de las partes blandas de la cadera

La articulación de la cadera está compuesta por la cabeza del fémur y el acetábulo del ilíaco. Es la articulación mayor, más profunda y más sólida de todo el cuerpo. Está consolidada por ligamentos. Unos veinte músculos participan en sus movimientos de flexión, abducción, rotación interna y externa. Los miembros inferiores soportan el peso del cuerpo y cumplen la función de movilizarlo, es decir, de caminar. La articulación de la cadera constituye el nudo básico del tronco y de las extremidades, de donde se puede apreciar la gravedad de cualquier lesión en esta zona.

Manifestaciones clínicas

Como consecuencia de afectar con frecuencia a varios órganos, por ejemplo: el músculo glúteo menor, el músculo glúteo medio y el tracto iliotibial, etc., los síntomas tales como el malestar y el dolor se muestran por lo general en el lado anteroexterno de la cadera y del fémur; en algunos pacientes surge un entumecimiento local llegando a desaparecer la sensibilidad tactil. Algunos casos presentan dolor irradiado hacia el exterior de la rótula y del pie; otros, dolor del talón. Al caminar se inclinan hacia el lado contrario, apareciendo una pseudoatrofia del miembro afectado. El dolor a la presión queda frecuentemente localizado en la parte inferior de la cresta ilíaca y la parte posteroexterna del ilíaco.

Profilaxis

No se debe usar siempre la misma postura para trabajar durante largo tiempo.

Tratamiento

1. Rotación, extensión y tracción:

Sirve para eliminar el espasmo y aliviar el dolor.

El enfermo tendido en decúbito supino, el operador, de pie junto al lado lesionado, le presiona con una mano la región inguinal y con la otra le toma el maléolo para voltear internamente la cadera, lo realiza 6 ó 7 veces; le flexiona la rodilla a fin de voltear la cadera hacia afuera; más tarde le presiona el pie, replegado en la zona de la raíz del muslo del lado sano pegando en lo posible la rodilla contra la cama. Con la mano que ha colocado en la ingle le presiona varias veces la parte anteroinferior de la cresta ilíaca y con la otra mano le tracciona con fuerza y rapidez a partir del maléolo.

2. Tocar el tendón:

Se aplica sobre el punto doloroso. Esta manipulación tendrá buenos resultados para eliminar el dolor y el dolor irradiado hasta la rodilla y el pie.

Ejercicios funcionales

1. Movimientos activos de la pierna:

Sirve para las enfermedades de la región de la cadera.

El enfermo de pie, la mano del lado afectado la apoya en una mesa o una silla, levanta la pierna dañada moviéndola hacia delante y hacia atrás; la amplitud del movimiento se incrementa poco a poco, la fuerza no debe ser demasiado grande ni violenta. Cada vez se realiza unas 20 ó 30 veces.

2. Extensión forzada de las piernas:

Es adecuado para las zonas de la cadera y de las rodillas.

Tendido el enfermo en decúbito supino y con las piernas extendidas. Primero mueve las articulaciones de los tobillos flexionándolos y extendiéndolos repetidas veces; después flexiona las rodillas y las caderas al máximo y patea en el aire con ambas piernas. Cada vez se realiza 15 ó 20 movimientos y se puede repetir.

3. Extensión de la pierna:

Está indicado para la cadera y la región ilíaca.

El enfermo tendido en decúbito lateral sobre el lado sano, semiflexiona la pierna afectada elevándola en lo posible para luego bajarla despacio. Este ejercicio hace funcionar principalmente el músculo glúteo medio. También se puede asociar con la práctica del lado sano. Cada vez se ejecutan de 10 a 15 movimientos, 1 ó 2 veces al día.

2. Sinovitis temporal de la articulación de la cadera

Ocurre generalmente en los niños de 3 a 5 años. Es una lesión infantil motivada por la tracción y el despliegue excesivos de la articulación de la cadera. La manifestación típica es la cojera y el dolor en la cadera que se irradia a lo largo del muslo hasta las rodillas.

Manifestaciones clínicas

Existe una historia de trauma. En los casos leves, el dolor en la cadera desaparece automáticamente días después. En otros casos, el dolor se introduce a lo largo del lado interno del muslo hasta la rodilla y se agrava al estimular el nervio obturador. El paciente se abstiene de pisar el suelo o cojea a intervalos (aparentemente surge una deformación flexionada cuando despliegan y voltean la pierna hacia afuera). A consecuencia del espasmo muscular, puede aparecer la inclinación temporal de la pelvis.

Profilaxis

Durante el período agudo se debe descansar, los cuidados son también muy importantes después del tratamiento, puede bañarse con agua caliente 2 ó 3 veces aumentando la temperatura hasta 38 ó 40 grados.

Tratamiento

1. Voltear la cadera:

Tendido el niño en decúbito supino, el operador le flexiona y le presiona la cadera y la rodilla de la pierna lesionada hasta que toque el el abdomen. Mantiene esta posición unos minutos, después se la extiende y se la voltea externamente sacudiéndola varias veces. Este movimieto es la clave de esta manipulación. Más tarde se desciende la pierna. Se puede repetir. (Fig. 124).

2. Tirar y voltear la cadera:

Está indicada para las lesiones antiguas.

Tendido el niño en decúbito supino, el ayudante le pasa las manos a los lados de la cabeza hasta llegar a las axilas, el operador le coloca una mano sobre el muslo y la otra detrás de la pantorilla y tira de ellas. Cuando siente el miembro enderezado, le flexiona con fuerza la cadera hasta el límite máximo, formando un ángulo de 90 grados, y tira de ella aún más. A continuación le voltea y despliega la cadera

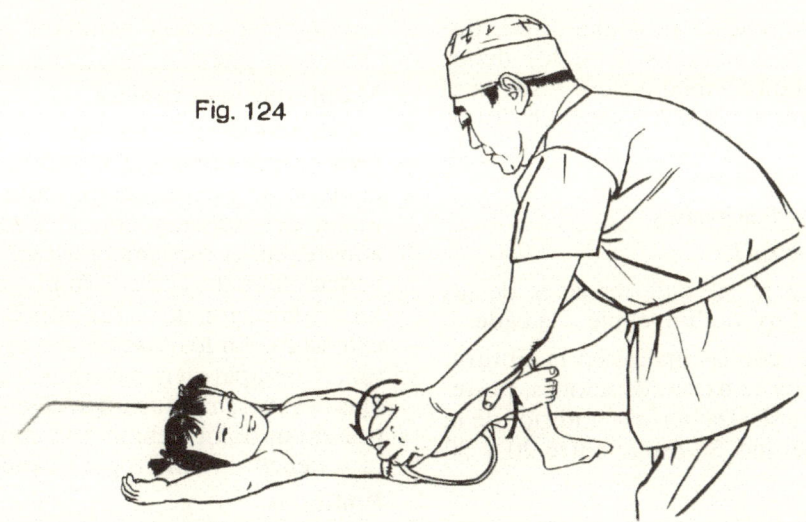

Fig. 124

hacia afuera y se la extiende. Se puede repetir. Después de tirar de la pierna, se puede mecer la cadera de izquierda a derecha varias veces; luego se voltea, se despliega la cadera hacia afuera y se extiende. Se puede tomar un baño de agua caliente 1 ó 2 días después.

Ejercicios funcionales

Los niños de 9 a 14 años pueden hacer el ejercicio de ponerse y andar en cuclillas. Con ambas manos en la cintura, o una mano apoyada sobre una mesa o una silla, levantan alternativamente ambas piernas, cuanto más alto mejor. Cada vez se hacen 20 movimientos, cada día 1 ó 2 veces y se puede repetir.

Anexo: Esguince del músculo sartorio

El esguince es motivado por el desequilibrio al extender y voltear la pierna, o por brusca y excesiva fuerza de tracción, constituyendo una lesión del sartorio localizada en la raíz del muslo.

Manifestaciones clínicas

Se siente lasitud al caminar, y se apoya el suelo el tercio anterior del pie

y en algunos sitios hay rigidez y dolor a la presión.

Profilaxis

Los acróbatas y deportistas deben hacer movimientos de calentamiento antes de empezar sus actividades y evitar los movimientos bruscos.

Tratamiento

1. Maniobra de presión y fricción:

Esta manipulación elimina el espasmo y alivia el dolor.

El enfermo tendido en decúbito supino, el operador le extiende la pierna y le abduce la cadera. Le repite el movimiento y posteriormente le flexiona y le abduce la rodilla. El operador le apoya una mano en la rodilla, la otra palma se la coloca entre la rodilla y la cadera, y realiza movimientos de empuje y frotación. Finalmente, le extiende la pierna volviendo al lugar original.

2. Masajear y tocar el músculo:

El operador se sienta en la cama junto al lado afectado del paciente, tendido en decúbito supino, y sobre su rodilla apoya la pierna del enfermo. Con la eminencia tenar de una mano, masajea el sartorio desde la raíz del muslo en sentido proximal-distal, durante 1 ó 2 minutos. Con los dedos pulgar, índice y medio eleva y suelta el músculo sartorio, 3 ó 5 veces en distintos lugares. Finalmente lo empuja y lo frota varias veces.

Ejercicios funcionales

1. Pisar el suelo:

Sirve para las enfermedades de las zonas del epicóndilo, el pie y la cadera.

De pie, con las manos en la cintura, se elevan y se bajan los talones, posteriormente se alza la parte anterior de la planta del pie. Se repite entre 20 y 30 veces.

2. Apretar el pie:

Indicación: Idem.

De pie, se pisa un escalón con el tercio anterior de la planta del pie suspendiendo el talón en el aire. Se practica con uno o con ambos pies. El torso se apoya en una silla o en la pared. Se aprovecha la fuerza elástica para descender y ascender. Se hace 20 movimientos y se puede repetir.

3. Abducción, rotación y extensión:

Está apropiado para las enfermedades de la cadera y de la rodilla.

Tendido en decúbito supino, se flexionan rodilla y cadera, posteriormente se voltea la cadera hacia afuera y se extiende al mismo tiempo. Se hace una rotación interna de la pierna y después se flexiona. Es conveniente repetir 10 movimientos y después practicarlo en sentido inverso. 5 movimientos forma un grupo, terminado el cual se puede repetir.

3. Contractura del músculo vasto medio femoral

Esta patología es causada por una fuerza violenta de tracción que produce la ruptura del músculo vasto medio

femoral. Se conoce también como la "lesión de jinete".

Manifestaciones clínicas

Cuando se produce esta lesión hay hemorragia (debida a la laceración en el punto de partida del músculo o en la unión del músculo con el abdomen), adherencia o espasmo reflejo, prominencia de materia dura funiforme, dolor y limitación de la función flexora y extensora. En los casos leves, estos síntomas desaparecen naturalmente unos días después, aunque algunos enfermos presentan dolor debido a la contractura y tienen dificultad para caminar.

Profilaxis

Los jinetes son propensos a padecer esta enfermedad debido a que están expuestos a una fuerza externa directa, por lo cual se debe dominar la técnica al iniciar la práctica.

Tratamiento

1. Masajear y golpear el músculo:

Estos son métodos importantes para tratar esta enfermedad y se realizan de acuerdo con lo señalado anteriormente.

2. Digitopuntura:

El operador presiona con el dedo índice los puntos *guilai* (E. 29) (canal del estómago *yangming* del pie), a 4 *cun** por debajo del ombligo y *chongmen* (B. 12) (canal del bazo *taiyin* del pie), está ubicado a 3,5 *cun* lateral de la línea media abdominal, a nivel del borde superior de la sínfisis pubiana; para aliviar la contractura y el dolor.

Ejercicios funcionales

1. Patear con la pierna:

Se puede hacer según lo anteriormente expuesto. El punto clave de este ejercicio consiste en la abducción y la aducción de la pierna, así se realiza

---

Nota: Cada *cun* equivale aproximadamente 3,3 cm.

alternativamente de izquierda a derecha. 10 movimientos forman un grupo, se puede repetir.

2. *Ponerse en cuclillas y desplegar el brazo:*

Está apropiado para las zonas de la cintura, la cadera, la rodilla y el hombro.

Se puede hacer según lo anteriormente expuesto, sin embargo, para tratar esta enfermedad es conveniente ponerse en cuclillas separando ambas rodillas.

3. *Separar las caderas y juntarlas:*

Se debe hacer lentamente, de acuerdo con lo anterior.

4. *Mecer la cabeza moviendo las nalgas:*

De pie, se separan los pies un poco más que el ancho de los hombros, las rodillas semiflexionadas y con las manos se presionan las rodillas sin mover los pies. Se inclina el torso a la izquierda a la vez que se extiende la rodilla izquierda y se gira la cabeza a la izquierda. Se hace alternativamente en cada lado 10 veces y se repite.

4. Síndrome del túnel del músculo vasto medio femoral

Como resultado de diversas causas, dentro del túnel del músculo vasto medio femoral se aumenta la presión interna, o se disminuye su capacidad, produciéndose una serie de síntomas por efecto del estímulo mecánico y químico sobre la arteria y vena femorales y sobre el nervio safeno.

Al aumentar la presión interna en el túnel del músculo vasto medio femoral, aparece poco a poco dolor local y adormecimiento. Ese dolor se introduce hacia la articulación de la rodilla, el lado medio de la pierna y el dorso del pie. Al subir o bajar las escaleras, levantarse o ponerse en cuclillas, el dolor se incrementa más aún. Los enfermos sienten frío en el extremo distal de los miembros inferiores afectados y en las piernas existe una sensación de distensión o dolor expandido.

Profilaxis

Debido al cambio patológico del túnel del músculo vasto medio femoral, existe dolor en el lado medio de la rodilla. Cuando se amplia la tensión dentro del túnel, se deben seleccionar primero las medicinas para eliminar la equimosis y la estasis sanguínea.

Tratamiento

1. *Pellizcar y presionar:*

Está indicado para relajar el músculo vasto medio femoral.

El enfermo tendido en decúbito supino, el operador le coloca simultáneamente ambas manos sobre el músculo vasto medio femoral, los pulgares en la parte externa e internamente los otros dedos, posteriormente le pellizca y le presiona de arriba hacia abajo repetidamente 8 ó 10 movimientos. Además, con los dedos pulgar, índice y medio de la mano, masajea ambos lados de la rodilla varias veces.

2. *Masaje de los tendones:*

Indicación: Idem.

Tendido en decúbito supino el paciente. El operador se sienta al lado de la cama colocando sobre su propia rodilla la pierna afectada, con una mano la sujeta y con los dedos o la palma (la eminencia tenar) de la otra mano, masajea de manera alternada el espacio del músculo femoral interno, el músculo aductor del fémur y el lado interno de la rodilla. Se hace durante tres o cinco minutos y se puede repetir.

3. *Rascar los tendones:*

Está adecuada para el dolor del lado

interno de la rodilla. Se puede obrar de acuerdo con lo anterior.

Ejercicios funcionales

1. Girar las rodillas:

Sirve para las enfermedades de la cadera y de la rodilla.

De pie, juntos los pies en el mismo plano, se inclina el tórax hacia delante flexionando las rodillas y las caderas. Con ambas manos se presionan las rodillas y se las giran. Así se voltean 10 ó 15 veces de izquierda a derecha y viceversa. Se puede repetir.

2. Extender la pierna hacia atrás:

Está apropiado para las enfermedades de las zonas de la cadera, del hueso ilíaco y de la rodilla.

Tomamos el lado derecho como ejemplo:

Se apoya la mano derecha en una mesa o en una silla, con la mano izquierda (o con ambas) se presiona la rodilla izquierda inclinando ligeramente el cuerpo hacia la izquierda; manteniendo la rodilla izquierda semiflexionada, flexiona y extiende hacia atrás muy rápido la pierna y la cadera derechas. 2 extensiones forman un movimiento, 5 movimientos, un grupo. Se puede repetir. Cada día hacerlo 1 ó 2 veces. Si el paciente ya se puede sostener sobre la pierna afectada puede hacerlo con ambas piernas alternativamente.

3. Ponerse en cuclillas:

Véase lo anterior.

5. Contractura del tendón de la corva y bursitis subtendinosa

El tendón de la corva está formado por una serie de tendones siendo uno de ellos el del músculo flexor posterior del fémur. Las acciones violentas y le-siones crónicas pueden producir el espasmo del músculo, a medida que transcurre el tiempo se produce la contractura del tendón de la corva. Esto deriva con frecuencia en la bursitis subtendinosa. Esta enfermedad ocurre con frecuencia en los cargadores y en los deportistas.

El tendón de la corva está situado en la parte posterior del muslo, incluye el músculo bíceps femoral y el músculo semimembranoso y el semitendinoso. La cabeza corta del músculo bíceps femoral se origina en el tronco del fémur, los otros se originan en la parte posterior del tubérculo isquiático, pasan por la parte posterior de la cadera y de la articulación de la rodilla, terminan respectivamente en la cabeza del peroné (el músculo bíceps femoral) y en el lado interno del extremo proximal de la tibia (el músculo semitendinoso y el semimembranoso). Desempeñan el papel de flexionar la rodilla y extender la cadera. En cada lugar cercano al punto final del músculo se distribuyen las propias bursas sinoviales. Están situadas por separado, entre el músculo semitendinoso y el ligamento accesorio interno, entre el músculo semimembranoso y la cabeza del músculo peroneo interno, entre el músculo bíceps femoral y el ligamento accesorio externo. El tendón de la corva está inervado por el nervio ciático.

Manifestaciones clínicas

Existe una historia traumatológica crónica o aguda, o una historia de dolor crónico en la cintura y en la pierna. Se presenta dolor y tensión del muslo en la parte posterior, sensación desagradable, inflamación en el punto final de los músculos ubicados detrás de la rodilla, dolor local a la presión y limitación de las funciones de levantar la pierna y flexionar la cintura. Se puede tocar, evidentemente, el músculo tenso, cuya forma es similar a una cuerda gruesa; hay también tumores blandos o duros en forma de bursa, puncionándolos sale un líquido pegajoso de color amarillento.

Por medio del examen de rayos X, en el último periodo de esta enfermedad, se puede ver la sombra de la calcificación. Derivan de esta lesión, frecuentemente, enfermedades de la articulación de la rodilla como la artritis, etc.

Profilaxis

En general, esta enfermedad ocurre en los cargadores y en los deportistas. Por lo tanto, hay que tomarlo seriamente en cuenta, y combinarlo estrechamente con el régimen de protección en el trabajo.

Tratamiento

1. Voltear y traccionar para relajar los tendones:

Es adecuada para las enfermedades de la cadera y de la rodilla.

Tendido en decúbito supino el enfermo, el operador le toma con una mano el tobillo del miembro afectado, con la otra mano le flexiona la rodilla y la cadera. Le voltea la cadera de izquierda a derecha 3 veces, al terminar tira de los tendones. Se practica por separado 2 ó 3 movimientos a fin de relajar los tendones.

2. Rascar los tendones detrás de la rodilla:

Antes de rascar los tendones hay que encontrar con exactitud el tendón de la corva y la bursa sinovial subtendinosa. Tendido el paciente en decúbito prono, el operador flexiona la articulación interfalángica del pulgar y le engancha el nódulo tendinoso doloroso. Con la palma de la otra mano se presiona sobre el pulgar flexionado y con la fuerza del brazo se empuja el pulgar hacia el otro lado, rascando varias veces el tendón. En muchos casos se debe rascar cam-biando al lado opuesto. Así se puede eliminar la estasis sanguínea y el dolor, con resultados efectivos.

3. Apretar la pierna:

Sirve para eliminar el espasmo y mejorar la función de elevar la pierna.

Se puede hacer manteniendo la pierna levantada cerca de la línea media del cuerpo y en disposición de girarla internamente. (Véase el apartado anterior)

Ejercicios funcionales

1. Apretar la pierna:

Se extiende y se flexiona la pierna avanzando paulatinamente en la ampliud del movimiento. También se puede hacer con una bolsa de arena, de 1 ó 2 kilos de peso.

2. Flexionar la cintura:

Véase lo anterior.

3. Jugar en el agua "como lo hace el dragón de oro":

Es adecuado para las enfermedades de la cintura y de la pierna.

De pie, se voltean hacia adentro un poco las puntas de los pies, se yergue la cintura y se enderezan las rodillas. Se estiran los brazos hacia abajo, pegándolos a las piernas. Se flexiona la cintura bajando las manos hasta tocar las puntas de los pies. Se levantan las palmas a medida que se yergue la cintura, llevándolas hacia delante. Los ojos deben mirar las puntas de los dedos. Se llevan las palmas de las manos frente a las orejas. A continuación se voltean las palmas a lo largo de las sienes, presionando hacia abajo hasta recuperar el sitio original. Cada vez se hace 5 u 8 movimientos. Se puede repetir.

EN LA RODILLA Y EN LA PIERNA

6. Síndrome doloroso en las rodillas

La articulación de la rodilla constituye una articulación mayor y compleja, de ubicación relativamente superficial. Su estabilidad se mantiene principalmente por los ligamentos, músculos y tendones, asumiendo la carga pesada del resto del cuerpo. Es una palanca de gran fuerza. El síndrome doloroso en las rodillas se entiende, según la medicina tradicional china, como un conjunto de síntomas tales como el dolor, la hinchazón, la atrofia, la limitación funcional de la articulación, etc. (los tumores, las infecciones de la articulación quedan excluidos).

Aquí tomamos como ejemplo la artritis de la articulación de la rodilla.

Manifestaciones clínicas

Generalmente, los pacientes tardan en consultar al médico porque no son conscientes de la gravedad de la enfermedad.

A continuación se verán algunos de los síntomas característicos:

a. Dolor: Es la manifestación más común y destacada, es uno de los motivos principales para que el enfermo recurra a la consulta. Al comienzo se presenta como una sensación desagradable. El dolor pasa de la intermitencia a la continuidad, de ligero a fuerte. Se muestra ante todo en el borde de la articulación patelofemoral y en la rótula se manifiesta dolor a la presión. En los alrededores y en el espacio articular se pueden tocar unos nódulos o cordones tendinosos dolorosos. En la prueba de ponerse en cuclillas, en semicuclillas y levantarse pueden producirse reacciones tales como el espasmo

muscular, etc.

b. Hinchazón: Incluye la inflamación, la hipertrofia de las partes blandas y el derrame sinovial. Durante el periodo agudo la temperatura de la piel es relativamente alta. En el período crónico los pacientes sufren repetidas reagudizaciones, se hace difícil la curación. La inflamación y, sobre todo, el derrame sinovial, son los factores más importantes que disminuyen la estabilidad de articulación.

c. Atrofia: Se suele presentar la atrofia del músculo cuadríceps femoral y, en particular, se presenta en el lado medio de manera más rápida y evidente, e incluso hay limitación para extender por completo la articulación de la rodilla y mantener la estabilidad, produciéndose el síndrome de la rodilla blanda.

d. Limitación funcional: Aquí nos referimos a la limitación de las funciones articulares debida a la destrucción de la superficie articular, a la contractura y a la adherencia de la parte interna y de las partes blandas. En los casos ligeros se presenta rigidez para la flexión y la extención y en los graves se pierde la capacidad de ponerse en cuclillas, correr, saltar, mantenerse de rodillas, sentarse con las piernas replegadas, extender normalmente las piernas o flexionarlas, etc., afectando gravemente la vida y el trabajo diario.

Además, se siente frío en la articulación.

Profilaxis

Durante el tratamiento, lo más importante es ejercitar las funciones del músculo cuadríceps porque esto es un factor clave para mantener la estabilidad de la articulación. El músculo medio del cuadríceps femoral desempeña el papel más importante. Clínicamente, la atrofia del cuádriceps femoral y el cambio patológico de la articulación de la rodilla forman un círculo vicioso de causalidad recíproca, por lo cual se deben realizar cuanto antes los ejercicios funcionales para eliminar el circulo vicioso y promover la recuperación de la articulación.

Tratamiento

1. Relajar los tendones:

Sirve para la zona de la rodilla.

a. El operador toma con los dedos pulgar, índice y medio los lados de la rótula utilizando una fuerza vertical, los desliza de arriba hacia abajo a lo largo de la pierna hasta perder el contacto de la articulación de la rótula y el fémur. El objetivo es relajar los elementos tendinosos periféricos de la rótula, disminuir la presión y aliviar el dolor. Son necesarios unos 10 movimientos. Cuando se carece de la fuerza necesaria se puede reforzar con el pulgar y el índice de la otra mano. (Fig. 125)

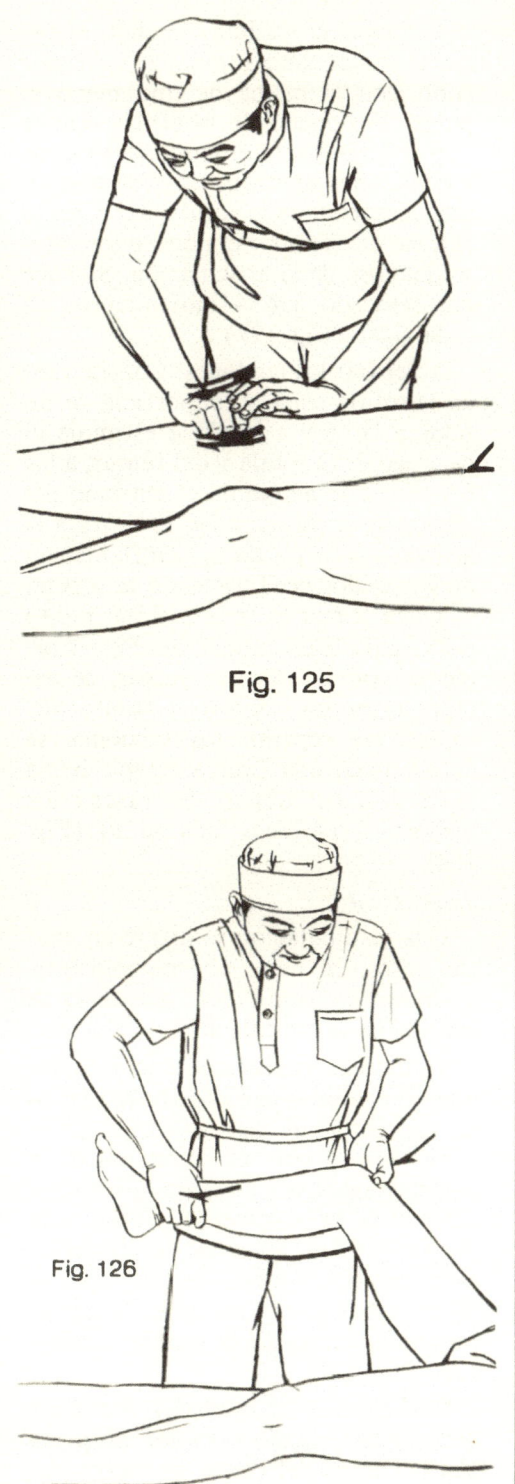

Fig. 125

b. Tendido el paciente en decúbito supino y con la rodilla flexionada, el operador le toma el tobillo con una mano y con la otra la rodilla, le presiona con el pulgar el borde superior de la rótula y los otros dedos la empujan para extenderla. Se practica de arriba hacia abajo a lo largo del eje de la pierna y se suspende la punta de la rótula en el aire. Con el pulgar le presiona la parte superoexterna de la rótula, le extiende la rodilla y le empuja la rótula hacia la parte inferointerna. Le vuelve a suspender la rótula en el aire. Todo esto sirve para ampliar la escala de extensión de la rodilla y aumentar en intensidad la actividad rotuliana. Se puede repetir varias veces. (Fig. 126)

Fig. 126

2. Rascar y separar los tendones:

Sirve para eliminar la inflamación y calmar el dolor.

149

a. Rascar el tendón: Tendido el paciente en decúbito supino, el operador cubre con la palma de una mano el pulgar flexionado de la otra y con la fuerza del brazo lo empuja para rascar los tendones ubicados en distintos sitios: alrededor de la rótula, del cóndilo externo del fémur y el nódulo tendinoso doloroso de la articulación. Se hace por separado 3 ó 4 movimientos en cada lugar. (Fig. 127)

b. Separar los tendones: Considerando la rótula como la superficie de un reloj, a las 5 y a las 7 se estimula el cartílago de la rótula y del fémur, a las 6 y media se manipula el extremo del tendón de la rótula, a las 12 se trata la artritis, a las 3 y a las 9, la inflamación de los tejidos periféricos de la rótula; es mejor tomar la rodilla como punto básico para la estumulación. Posteriormente, con la uña del pulgar, se explora el nódulo doloroso funiforme. Cuando se separan los tendones se debe utilizar una fuerza estable hacia la vertical del objeto. Se rascan los tendones 3 ó 4 veces cada punto. (Fig. 128)

3. *Golpetear:*

Esta manipulación se divide en cuatro pasos, se hace alternativamente, promueve la asimilación del derrame sinovial en la articulación.

Tendido el paciente en decúbito supino, el operador con el puño le presiona la rodilla de arriba hacia abajo varias veces, con el puño vacío le golpetea los alrededores de la rótula y del muslo. Le golpetea el muslo y la pierna de 20 a 30 veces. A continuación, con una raqueta (véase el apartado de instrumentos médicos) le golpetea con la fuerza de la muñeca. (Figs. 129, 130 y 131)

Otra técnica: El operador junta los dedos índice, medio y anular, golpetea con la fuerza del carpo la pierna del

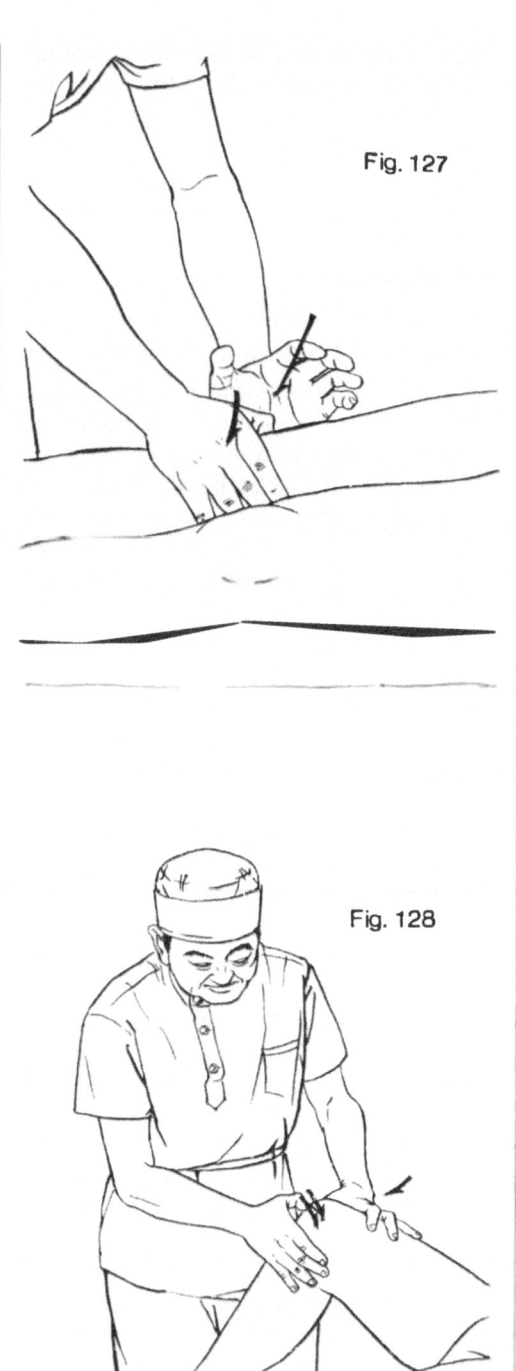

Fig. 127

Fig. 128

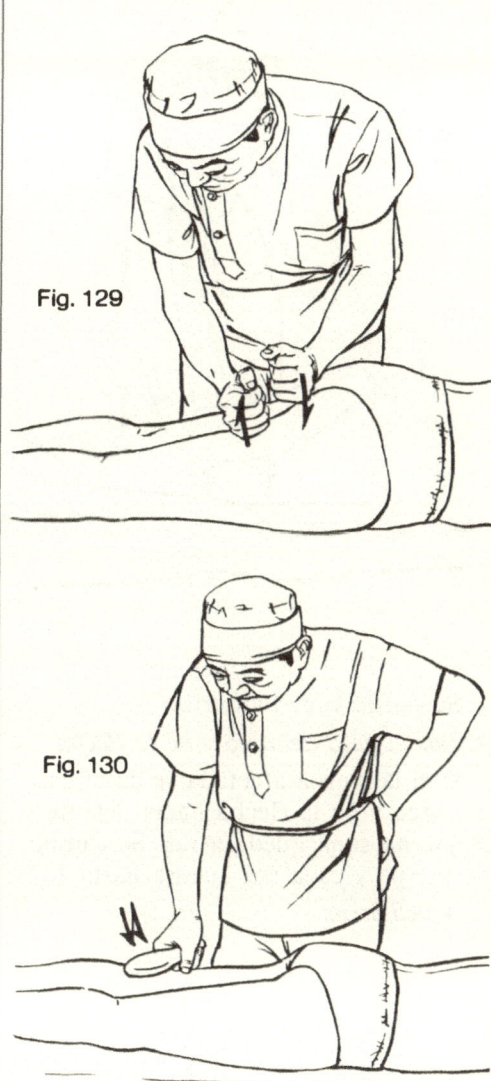

Fig. 129

Fig. 130

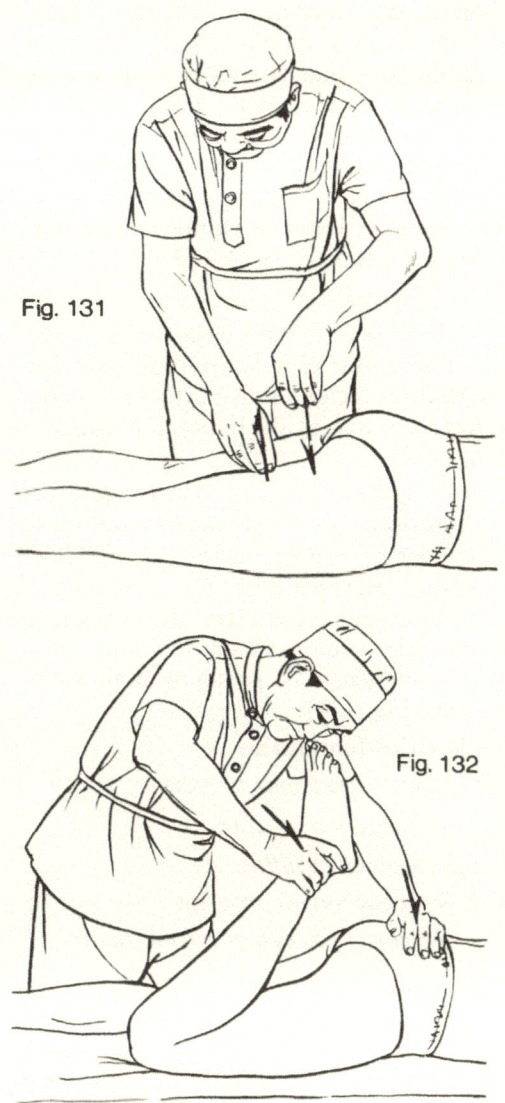

Fig. 131

Fig. 132

enfermo de arriba hacia abajo, varias veces.

4. Calmar:

a. Calmar flexionando la pierna: Tendido el paciente en decúbito prono, se puede obrar de acuerdo con lo anterior. El punto clave consiste en que después de alcanzar una altura nueva, se debe mantenerla durante 2 minutos. Con esto le alivia el dolor y le relaja.

Se puede repetir y posteriormente, le empieza a flexionar la rodilla; al hacerlo se debe tocar el paciente la cadera con el talón para lograr una buena eficacia. (Fig. 132)

b. Calmar extendiendo la pierna: Esta es, en realidad, la manipulación de elevar y presionar la pierna.

Tendido el paciente en decúbito supino y el operador de pie frente a la pierna del enfermo. Le coloca la base de la mano sobre el extremo distal del fémur para fijar la rodilla. Con la otra mano le sostiene el talón. Al manipular, presiona hacia abajo con la mano apoyada sobre el muslo y le eleva el talón con la otra mano, desplegándolo al máximo, luego lo calma y lo relaja. Se puede repetir. (Fig. 133)

c. Empujar:

Después de la manipulación anterior se puede usar ésta, sobre todo para los enfermos recientes (2 ó 3 meses) o con síntomas ligeros de limitación funcional.

El operador, con la mano izquierda le presiona la rodilla para inmovilizarla y con la muñeca derecha le eleva la pierna, escuchándose frecuentemente un chasquido. Para las lesiones antiguas (de medio año en adelante) está contraindicada la presente manipulación. (Fig. 134)

Ejercicios funcionales

1. Mover y presionar la pierna:

Se puede ver lo anterior.

2. Ponerse en cuclillas:

Se puede ver lo anterior.

3. Marcar el paso en el mismo lugar:

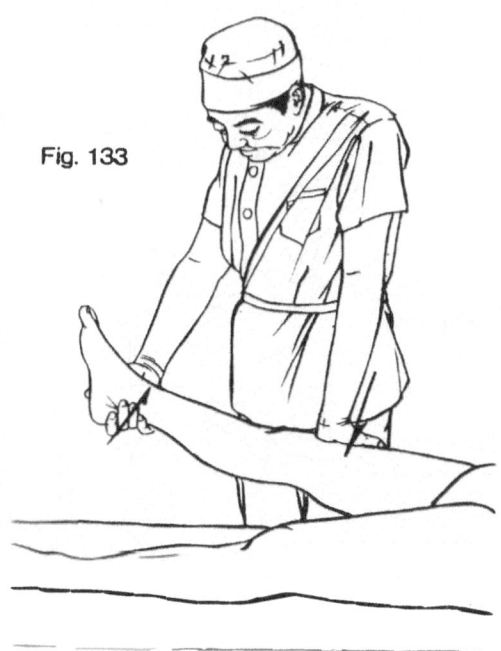

Fig. 133

Se puede ver lo anterior.

4. Dar el paso del arco y de la flecha:

Con la pierna afectada se da el paso del arco y de la flecha hacia delante y la pierna sana queda atrás. Se cambia de pierna y cada vez cuenta hasta 15.

5. Acuclillarse:

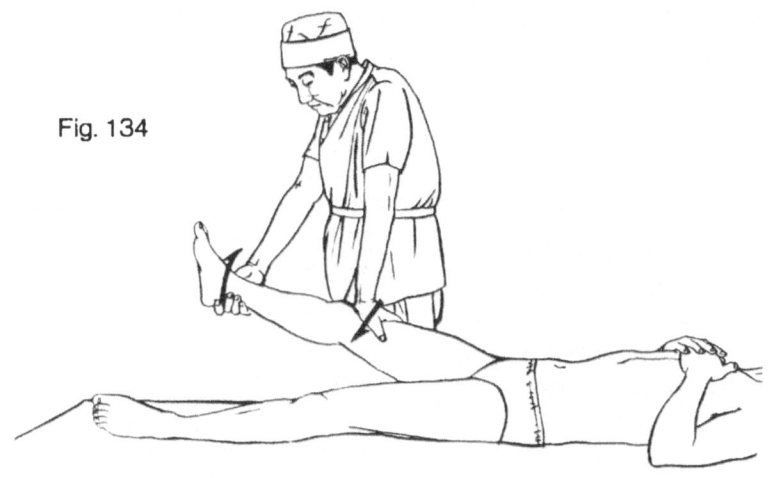

Fig. 134

Mirando hacia delante, se coloca los puños en la cintura y se flexionan las rodillas en ángulo recto. El pecho se yergue y hundiéndose la cintura, se cuenta hasta 10.

7. Lesión de las partes blandas de la articulación de la rodilla

La articulación de la rodilla puede sufrir lesiones con facilidad porque es superficial, además, recibe una carga grande y se mueve con frecuencia. Muchas veces sufre lesiones de los ligamentos, especialmente del accesorio interno.

Manifestaciones clínicas

Por efecto de la hemorragia, las adherencias, la inflamación, el dolor o el hematoma subcutáneo, no se puede extender completamente la articulación, ni caminar de puntillas. El paciente presenta dolor local a la presión, el resultado de la prueba de disociación del ligamento accesorio interno es positivo, puede derivarse de aquí la ruptura del semilunar siendo posible el síntoma de cerradura.

Tratamiento

Advertencia: no se pueden aplicar las siguientes manipulaciones a los enfermos con ruptura completa de ligamentos.

1. Mecer, flexionar y masajear la rodilla:

El paciente se sienta en el borde de la cama o se tiende en decúbito supino. El operador con una mano le toma la rodilla y con el pulgar le presiona el punto doloroso, con la otra mano le toma el tobillo y le flexiona ligeramente la rodilla y se la mueve. Después, cuando el paciente se relaje naturalmente y desaparezca un poco el dolor, el operador le flexionará aún más la rodilla, desplegándole y volteándole la pierna hacia afuera. Más tarde le presionará el punto doloroso para masajeárselo con el pulgar. Al terminar el masaje le coloca la pierna al lugar original.

Otra técnica: Empujar y masajear el punto doloroso, se practica de abajo hacia arriba, pasando por la vertical en la zona anterior y por la oblicua en las partes inferosuperior y superoposterior del ligamento accesorio interno.

2. Ajustar:

Tendido el paciente en decúbito supino, el operador, con una mano, le sostiene el talón, flexionándole la rodilla y la cadera; la otra mano se la apoya sobre la rodilla, le toma con un dedo el músculo y lo empuja con la palma. Coordina el movimiento con giros de la pierna internos y externos, para ajustar los ligamentos y los tejidos a su estado normal, se practica de izquierda a derecha varias veces.

Otra técnica: El enfermo se sienta en el borde de la cama, coloca la pierna estirada sobre entre la rodilla y el muslo del operador; éste con las dos manos le toma por separado ambos lados de la rodilla moviéndosela al mismo ritmo de arriba hacia abajo y de izquierda a derecha. Al mismo tiempo, con la eminencia tenar empuja y presiona el tendón lesionado.

Otra técnica: El paciente se tiende en decúbito supino, el operador coloca el tobillo del miembro afectado bajo su axila, sostiene con la mano la zona posterosuperior de la pierna, coloca el pulgar en la zona anexa al ligamento en lado interno de la rodilla; con el pulgar e índice de la otra mano pellizca y presiona el borde superior de la rótula, extiende y flexiona la articulación de la rodilla varias veces y masajea ambos lados de la rodilla o los frota con las palmas enfrentadas, a fin de expander la estasis de sangre y aliviar el dolor.

3. Rascar los tendones:

Sirve para eliminar las adherencias de la lesión antigua y la limitación funcional.

El paciente en decúbito dorsal extiende la pierna afectada. El médico utiliza ambos pulgares friccionando los puntos dolorosos de la rodilla durante algunos minutos. Al finalizar, le pide al paciente que se baje de la cama y se ponga en cuclillas 3 veces.

Ejercicios funcionales

1. Movimiento de locomoción pausada:

De pie, con los pies separados a la misma anchura de los hombros, se cruzan los brazos delante del abdomen, se cruza la pierna izquierda por detrás y se levantan los brazos por encima de la cabeza haciendo un círculo en cada lado. Al mismo tiempo, se avanza con la pierna derecha hacia el lado derecho volviendo de nuevo al sitio inicial, se cruza otra vez los brazos delante del abdomen y la pierna izquierda se lleva hacia atrás en 3 movimientos. Se mira hacia delante desde el principio hasta el final. Se hace el mismo número de veces, con la misma postura, a cada lado y se puede repetir.

2. "El árbol seco entrelaza las raíces":

De pie, se cruza la pierna izquierda por detrás y se alzan los brazos como si se llevara la luna. En la medida de lo posible se inclina el cuerpo hacia la izqueirda y se hace presión. Se retira la pierna izquierda al lugar original bajando a la vez ambos brazos. Se repiten las mismas acciones en el lado derecho.

3. Girar las rodillas:

Se puede ver lo anterior.

4. Ponerse en cuclillas:

Se puede ver lo anterior.

5. Abrir la boca como un león:

La boca abierta, de pie sobre la pier-
na derecha y los brazos semejando llevar en ellos la luna. Se flexiona la rodilla izquierda suspendiendo la cadera en el aire, al mismo tiempo se flexiona el torso hacia el lado derecho y se vuelve de nuevo al sitio inicial. Posteriormente se pone de pie sobre la pierna izquierda y se continúa como en el lado derecho. Cada vez se practica varias veces.

EN EL MALEOLO Y EL PIE

8. Torsión de la articulación del maléolo externo

Esta enfermedad ocurre a cualquier edad, pero más en jóvenes y adultos, sobre todo en los deportistas. La torsión de la articulación ocupa más del 80% de las luxaciones y la torsión de la articulación del maléolo externo es la más común.

La función de la articulación del tobillo consiste en soportar el peso, por eso, fisiológicamente, la articulación debe ser estable y flexible. Su movimiento básico es la flexión del metatarso y la extención del dorso del pie, la estabilidad varía según la posición de la articulación. Estirando el dorso del pie, la parte anterior del cuerpo ancho del astrágalo entra naturalmente en la fosa tarsal; la tibia y el peroné se separan ligeramente, pero éste se voltea externamente, ascendiendo y trasladándose posteriormente. En ese momento se tensa el ligamento inferior de la tibia y del peroné y la articulación queda relativamente segura. Al flexionar el metatarso, penetra la parte posterior del cuerpo estrecho del astrágalo en la fosa tarsal; se acercan entre sí la tibia y el peroné, éste se voltea internamente descendiendo y trasladándose hacia delante. Queda relajado el ligamento inferior de la tibia y del peroné, se produce la aducción en el lado medio del hueso calcáneo, y la articulación pierde la estabilidad. Por lo tanto, debido a fuerzas pesadas o externas, fácilmente se producirá la luxación.

Manifestaciones clínicas

Tras la lesión, en algunas zonas aparece hinchazón, dolor, dificultad para caminar y hematoma o equimosis subcutánea. Los casos ligeros se recuperan pronto, los graves pueden perder temporalmente la capacidad para realizar las actividades normales. Por la fragmentación completa del ligamento, tarde o temprano ocurren las torsiones repetidas y se produce la artritis traumática.

Tratamiento

Advertencia: En los casos de fragmentación completa del ligamento están contraindicadas las manipulaciones. Los casos de fragmentación de la mayor parte del ligamento deben usar vendas para fijar el dorso del tobillo, manteniéndolo en una posición de volteo externo.

1. Mecer el pie, empujarlo y tirarlo:

Es adecuada para el período agudo, sirve para el desórden de la articulación.

Tomemos el pie derecho como ejemplo:

Tendido el paciente en decúbito supino con el pie fuera de la cama, el operador se sienta a su lado y con la mano izquierda le sostiene el talón; con el borde del pliegue, entre el pulgar e índice de la otra mano, le estrangula la parte media de la planta para mecerla y tirarla, al mismo tiempo le efectua los movimientos de giro interno del talón y de despliegue externo, hasta que el paciente logre una sensación de relajamiento. Más tarde, el operador, con ambas manos, le empuja

y le tira con fuerza violenta hacia su pecho (no hay que sostener el talón hacia arriba), escuchándose frecuentemente el chasquido. Se puede repetir. Terminado todo esto, el paciente podrá ponerse de pie y caminar de inmediato.

2. Mover el tobillo:

Es adecuada para las adherencias y la limitación funcional del tobillo.

Sentado el paciente o tendido en decúbito supino o prono, el operador le coloca el pie sobre su rodilla, con una mano le sostiene el dorso del tobillo y con la otra le presiona el dorso del pie moviéndolo de derecha a izquierda varias veces.

Otra técnica: Tendido el enfermo en decúbito prono, se flexiona la rodilla formando un ángulo recto. El operador, con una mano, le sostiene el talón y con la otra le mueve la planta de izquierda a derecha. Esta manipulación la asocia al tratamiento de los tendones interno y externo ubicados en el tobillo o a la frotación de la pierna con la palma de la mano (le empuja y le frota a fin de promover la sangre en las venas y eliminar la inflamación). Esta posición del cuerpo es una de las mejores para conducir la corriente sanguínea.

Otra técnica: Tendido el enfermo en decúbito supino, el operador le toma con ambas manos los lados del tobillo y se lo mueve en dos direcciones. Las técnicas mencionadas se coordinan con las acciones de contraer y desplegar el hueso calcáneo, es decir, de recuperar las actividades funcionales de la articulación inferior del astrágalo.

3. Empujar y tirar:

Esta manipulación, además de tener las funciones anteriormente mencionadas, sirve para el espasmo de los músculos de las piernas.

Tendido el enfermo en decúbito supino, el operador le sostiene con una mano el talón y con otra le extiende el dorso del pie y se lo voltea rítmica y lentamente. Luego se lo extiende (empuja) y se lo flexiona (tira) de manera violenta. Con frecuencia se acompaña de un chasquido. Extender con fuerza violenta el dorso del pie sirve para eliminar el espasmo del gastrocnemio y producir buenos efectos en el cojinete de grasa del tobillo. (Fig. 135)

4. Frotar el tendón y golpear el músculo:

Tendido el enfermo en decúbito prono, se le flexiona la rodilla; con los dedos pulgar, índice y medio se le empuja y se le frota el tendón desde el extremo distal del centro de la planta al proximal. También se le puede masajear con ambos pulgares los lados del tendón de Aquiles y presionarlos algunas veces. Más tarde se le frota con la palma de la mano el gastrocnemio y, al mismo tiempo con el puño vacío, se le golpea con movimientos rítmicos la pierna, el muslo y la cadera, varias veces.

5. Dividir los tendones:

Sirve para la torsión de la articula-

ción del tobillo.

El enfermo sentado o tendido en decúbito supino, primero hay que encontrarle el "nódulo tendinoso" en la parte anteroinferior del maléolo externo. Con el pulgar se le presiona profundamente el nódulo tendinoso y se rasca. Se practica con una fuerza estable en una sola dirección, la clave es rascar el tendón con el pulgar varias veces, mientras los otros dedos se fijan en el talón. Se busca el punto doloroso para dividir el tendón en el borde superior del hueso calcáneo. En casos de lesión antigua, también se puede dividir el tendón en el borde anterior del maléolo externo, pero no es coveniente dividirlo en donde se encuentra el ligamento por delante del peroné y del astrágalo, porque es un sitio muy profundo y difícil de obtener buenos resultados. (Fig. 136)

6. Empujar y tirar el tendón adormecido y empujar los dedos del pie:

Es adecuada para la zona de la pierna y del tobillo.

Sentado o tendido el enfermo en decúbito supino, flexiona ligeramente la

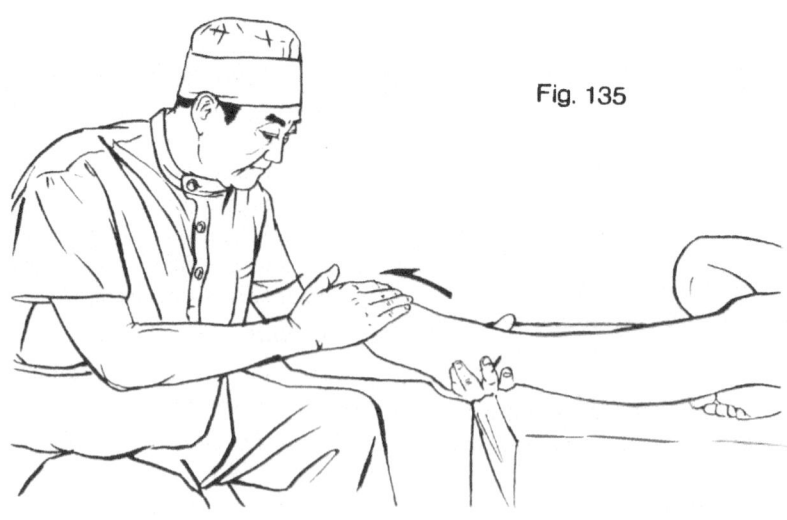

Fig. 135

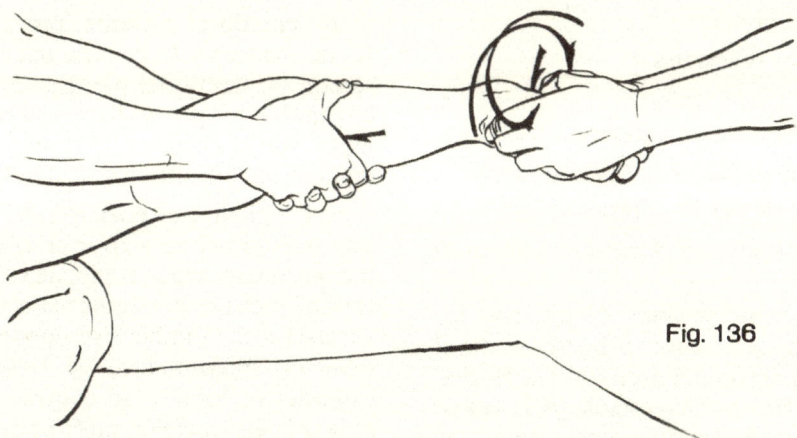

Fig. 136

rodilla, en el dorso del maléolo externo se le empuja y se le tira del nervio común peroneo. El operador toma con una mano el tobillo, y con el índice y medio de la otra mano empuja 3 ó 5 veces en el lado externo de la fosa poplítea, con lo cual se produce una sensación del paso de una corriente eléctrica que se irradia hasta el lado externo de la pierna y del pie, e incluso al dorso del pie. Luego, le empuja los dedos del pie a fin de aliviar la sensa-

ción desagradable. Se puede tomar ambos lados de los dedos del pie con el pulgar y la segunda falange del índice, en muchos casos se puede escuchar un chasquido. (Fig. 137)

Estas manipulaciones desempeñan el papel de reajustar los tendones y músculos, calentar los tendones, eliminar la hinchazón y aliviar el dolor. Si la inflamación es evidente, se puede optar por el drenaje postural para conducir la corriente sanguínea, cada día 2

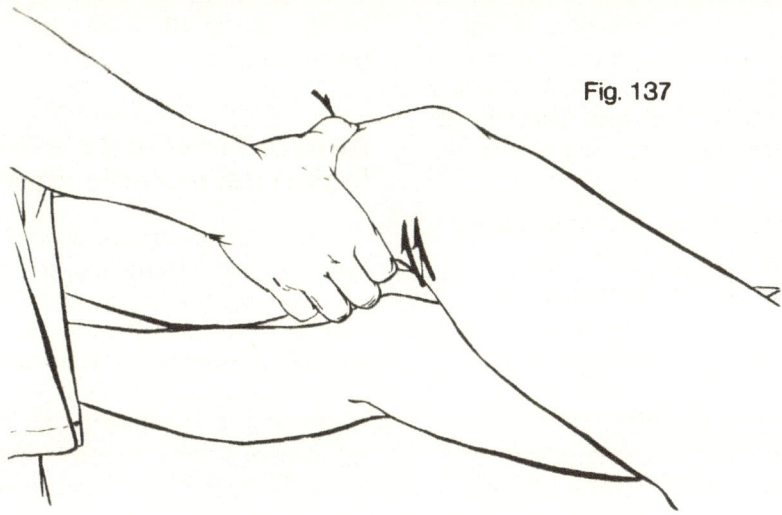

Fig. 137

veces, cada vez 1 hora.

Ejercicios funcionles

1. Ponerse en cuclillas:

Se puede ver lo anterior.

2. Marcar el paso en el mismo lugar:

Se puede ver lo anterior.

3. Mover la cintura clavando los dedos en el suelo:

El paciente se pone de pie, con los puños en la cintura, primero se da el paso izquierdo del arco y de la flecha, manteniéndose bien estable. A la vez se separan y se flexionan ligeramente los dedos. Se levantan las manos, con las palmas hacia arriba, hasta sobrepasar la cabeza. Se echan la cabeza y el cuerpo hacia atrás. Se flexiona la cintura, convirtiendo paulatinamente las palmas en ganchos. A continuación se voltean las palmas hacia abajo, pasando por ambos lados de la cabeza hasta caer delante del pie izquierdo, con los brazos estirados, se separan los dedos de una mano clavándolos perpendicularmente en el suelo y se levanta la cabeza al mismo tiempo que se cuenta hasta 30.

Terminado en el lado izquierdo, se relaja la mano izquierda y se levanta la parte superior del cuerpo, estando la mano en la misma posición, se voltea el cuerpo hacia la izquierda dando el paso derecho del arco y de la flecha y se hace como en el otro lado. Finalmente se recupera la posición original.

4. Levantar y bajar el talón:

Es apropiado para la zona del pie y del tobillo.

Los pies en el mismo plano, con los brazos y el cuerpo relajados, se flexiona ligeramente la rodilla levantando y bajando el talón. Se realizan 30 ó 50 movimientos. Se puede repetir.

5. Pisar la madera rodante y hacer ejercicios giratorios del tobillo y del pie:

a. Sentado el paciente, pisa un rodillo de madera y lo empuja hacia delante con la planta del pie. En seguida lo engancha el pie y lo arrastra hacia atrás. Así se flexiona y extiende la articulación del tobillo unas 20 ó 30 veces.

b. En cualquier posición del cuerpo que sea idónea para girar el tobillo y el pie, pero sin cargar el pie. Se voltean el tobillo y el pie de izquierda a derecha varias veces. También se pueden practicar los movimientos de flexionar y extender el tobillo, de contraer y desplegar la articulación inferior del astrágalo y de voltear el pie hacia adentro y hacia afuera.

6. Ponerse de rodillas presionando la articulación del maléolo:

Se flexiona una o ambas rodillas. El ejercicio empieza con un levantamiento y una caída de la cadera, coordinado con la extensión dorsal de la articulación del tobillo y la flexión del metatarso. Se debe hacer lentamente y con fuerza segura. Al extender el tobillo hay que tocar al suelo con la planta y los dedos del pie. Al flexionar el metatarso hay que tocar al suelo con el dorso del pie. La caída de la cadera se puede practicar hasta que se sienta mejor o sienta menos dolor. Se levanta y cae la cadera 10 veces y se repite de nuevo cada día.

Anexo: Torsión de la articulación del maléolo interno

Debido a su estructura, ocurre pocas veces la lesión del ligamento triangular del lado medio del maléolo. Sufriéndose la lesión al voltear y flexionar el metatarso externamente, en la zona del maléolo interno aparece dolor, dolor a la presión e hinchazón. El dolor se agudiza al voltear el pie externamente y en los casos graves se necesita el examen de rayos X, el resultado indicará si existe o no fractura del maléolo externo.

Tratamiento

Tendido el paciente en decúbito lateral, sobre el lado lesionado, quedando hacia arriba el maléolo interno; el operador le toma con ambas manos separadas el tobillo dañado y le coloca el pulgar en la grieta que forma el maléolo interno. El ayudante, frente al operador, le fija la pierna. Este último gira el pie lesionado varias veces, tira de la pierna y mece ligeramente el maléolo y el pie. Primero le voltea externamente el maléolo interno, posteriormente hacia adentro y después le empuja y le frota con el pulgar varias veces.

Ejercicios funcionales

1. Extender dorsalmente el maléolo, flexionar y voltear el metatarso:

Se hace respectivamente 10 ó 20 veces sin carga.

2. Pisar el rodillo de madera:

Se puede ver lo anterior.

3. Tocar el suelo:

El paciente de pie, juntos los pies en el mismo plano y las manos en la cintura. Primero eleva el talón, posteriormente lo baja y eleva la parte anterior del pie. Se repite con cada pie por separado 20 ó 30 movimientos, cada día 1 ó 2 veces.

4. Enganchar el maléolo:

El paciente de pie, coloca ambas manos en la cintura, flexiona la rodilla izquierda llevándola hacia atrás, voltea la planta del pie hacia arriba y al mismo tiempo la cruza con la pierna derecha. Posteriormente voltea aún más la planta hacia arriba. Hace lo mismo con la pierna derecha. Así se forma un grupo. Según las necesidades debe practicar 3 grupos. Terminado todo esto se puede repetir.

9. Síndrome doloroso del talón y del metatarso

Esta patología es muy común, en ella se incluyen la sinovitis del calcáneo, la inflamación del cojinete de grasa del borde inferior del calcáneo, la fascitis y los osteofitos del calcáneo. Clínicamente se considera el dolor, como el síntoma principal, cuando se carga el peso del cuerpo sobre el pie.

Manifestaciones clínicas

Dolor e hinchazón en el borde inferior del talón, sobre todo por la mañana y al bajarse de la cama, el dolor es más fuerte. Con el movimiento el dolor se alivia, con el descanso persiste el malestar. En los casos graves, con cada paso sienten el dolor en el talón, y con el cansancio se agudiza el dolor. La temperatura de la piel es relativamente más alta que en el lado sano. Durante el periodo crónico se observa la contractura de la membrana tendinosa del metatarso, ahí se puede tocar un nódulo duro similar a una cuerda. Se puede utilizar un pequeño instrumento médico para tocarlo o, con el dorso de la segunda falange del índice flexionado se presiona y luego se desliza de arriba hacia abajo, acompañándose frecuentemente de un sonido. Esta zona es un punto de estímulo muy importante para el tratamiento.

Tratamiento

1. Presionar:

Está indicado para el dolor del talón y del matatarso.

Tendido el paciente en decúbito prono, el operador se sienta sobre la cama y toma el pie afectado sobre su rodilla, con el talón hacia arriba. Con el pulgar e índice de una mano presiona el talón para fijarlo; posteriormente le presiona fuertemente con el pulgar de la otra mano o con un instrumento de madera (palillo en forma de T por ejemplo) el tubérculo calcáneo, lo presiona y lo estimula mientras desliza la mano hacia el talón. Se acompaña con frecuencia de un chasquido. Cada vez se hace 6 u 8 movimientos, una vez cada 3 ó 5 días. Si se presenta el dolor en ambos pies, entonces terminada la manipulación en un lado, se sigue con el otro. (Figs. 138 y 139)

El paciente se relaja y el operador, de pie al lado de la cama, le extiende dorsalmente el tobillo. Se coloca la planta del pie del paciente en la zona superior de su abdomen. Con una mano sujeta el talón y con el pulgar de la otra mano le empuja y le frota la membrana tendinosa del metatarso de arriba hacia abajo, varias veces. A continuación, con ambos pulgares le empuja y le frota los alrededores del tendón de Aquiles repetidas veces. Esta manipulación se puede enseñar al paciente para que la haga con sus propias manos, sentado y con una sola pierna flexionada. (Fig. 140)

2. Golpear:

Indicación: Idem.

Tendido el paciente en decúbito prono, flexiona la rodilla y el tobillo formando un ángulo recto. El operador primero le golpea ligeramente y al encontrar el punto doloroso le golpea con fuerza varias veces. Terminado el tratamiento, se pueden realizar las actividades cotidianas. (Fig. 141)

Otra técnica: Con el centro del talón se pisa una estaca grande, al encontrar exactamente el punto doloroso se pisa con más fuerza 2 ó 3 veces, se hace cada 3 días 1 vez. También se puede presionar o frotar el talón cada 2 ó 3 días una vez.

Ejercicios funcionales

1. Pisar el aire:

Se puede ver lo anterior.

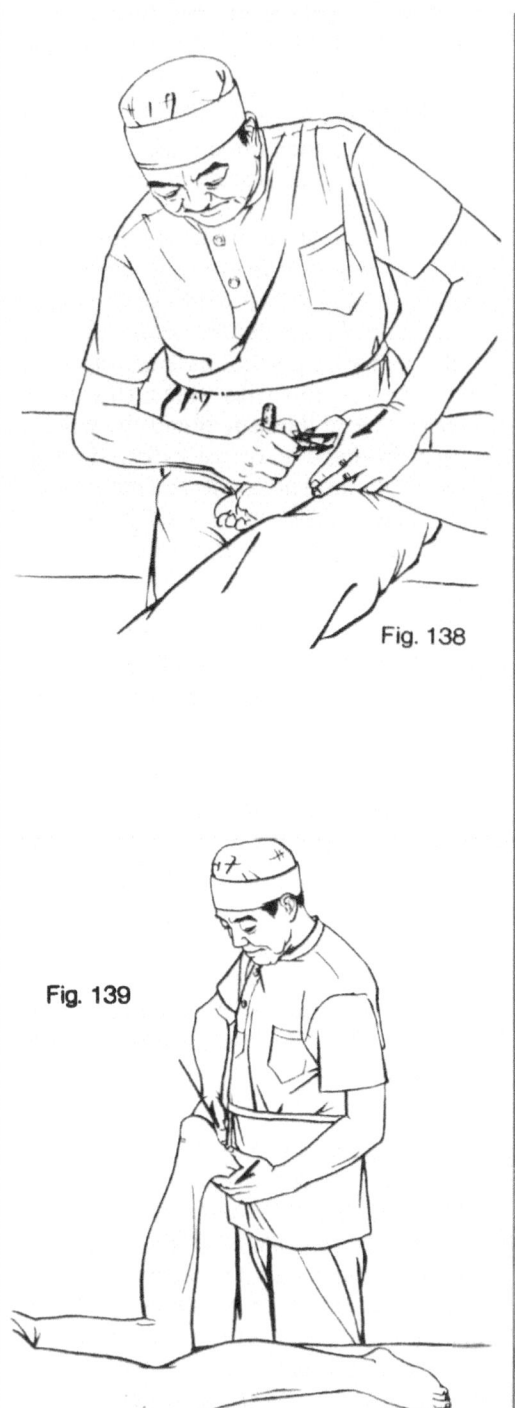

Fig. 138

Fig. 139

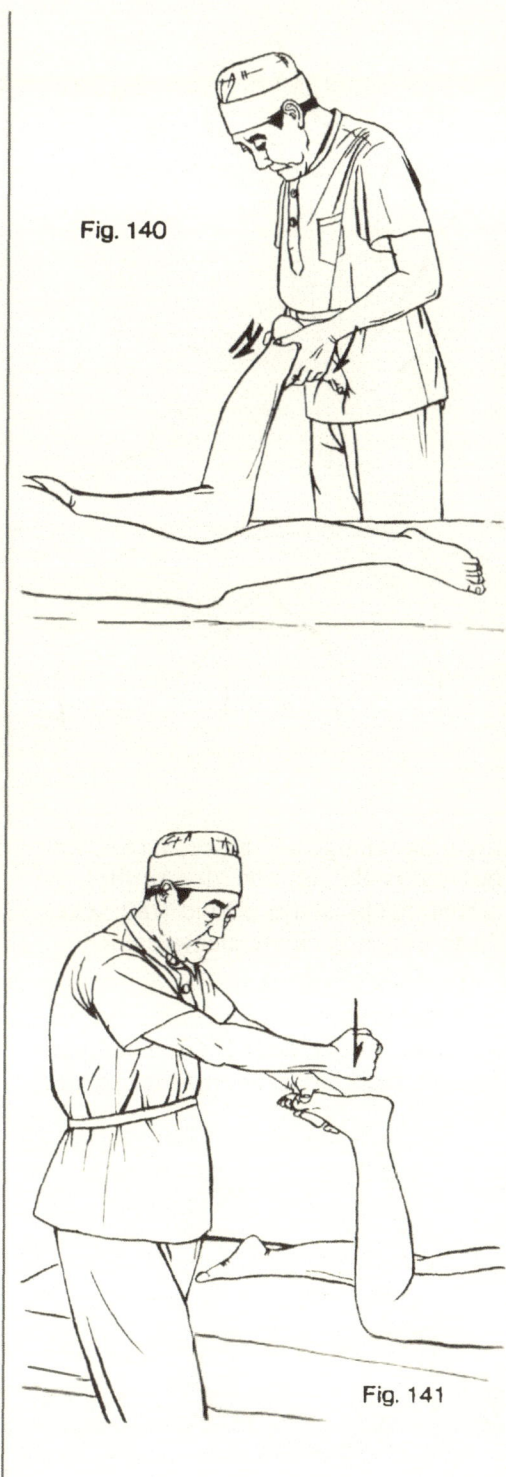

Fig. 140

Fig. 141

2. *Pisar el suelo:*

Se puede ver lo anterior.

3. *Apretar el pie:*

Se puede ver lo anterior.

4. *Tocar el suelo con la cabeza levantada:*

Se puede ver lo anterior.

5. *Frotar el pie:*

Es apropiado para la zona del tobillo y del pie.

Sentado el paciente en el borde de la cama, descalzo, los puños apoyados sobre la cama, se frota los maléolos de los pies entre sí durante 3 ó 5 minutos. Se practica hasta calentarlos. Se puede repetir cada día 1 ó 2 veces.

10. Tendinitis del tendón de Aquiles y bursitis subtendinosa

Esta enfermedad se produce por lesiones, traumas, infecciones o por el estímulo de los osteofitos. Aquí presentamos la motivada por traumatismo.

Manifestaciones clínicas

En la parte posterior del talón hay hinchazón y dolor. Se cojea al caminar. Al extender el dorso del pie se agrava el dolor. Hay debilidad para flexionar el metatarso. Tras el descanso el dolor se agudiza, sobre todo, al caminar. La bursitis subtendinosa ocurre en la parte central del talón, inclinándose ligeramente al lado externo. La temperatura de la piel se eleva y el dolor a la presión es evidente. Si el paciente sufre inflamación crónica se repiten con frecuencia las reagudizaciones y el tendón de Aquiles se engruesa.

Profilaxis

Si los pacientes no son profesionales, deben actuar en concordancia con el principio de realizar los ejercicios progresivamente, a fin de incrementar la intensidad, asi se evitará las lesiones agudas y crónicas.

Tratamiento

1. Dividir y rascar el tendón:

Está indicado para los periodos crónico y subagudo.

Tendido el paciente en decúbito prono, el operador sentado al borde de la cama, se coloca sobre su rodilla el tobillo del enfermo. Busca el punto cercano al tendón de Aquiles y el punto doloroso de la cápsula sinovial, que está situado en la parte central y externa del talón, y con la uña del pulgar le engancha el nódulo tendinoso, le divide el tendón y lo rasca fuertemente por separado 3 veces. (Fig. 142)

2. Masajear el tendón:

Indicación: Idem.

El paciente se tiende en decúbito prono y flexiona las rodillas. El operador le masajea el tendón de Aquiles de arriba hacia abajo y lo presiona por ambos lados, si el paciente tiene la sensación de adormecimiento, distensión o dolor, indica la llegada de energía a los puntos afectados.

3. Frotar el tendón de Aquiles:

Está indicado para la tendinitis del tendón de Aquiles.

El enfermo de pie en el borde de la cama. El operador con el pulgar y la

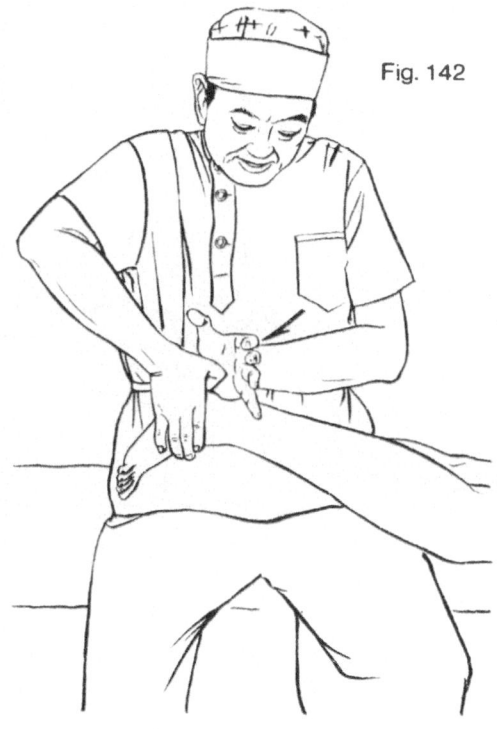

Fig. 142

segunda falange del índice, le frota ambos lados del tendón de Aquiles, de arriba hacia abajo 120 ó 180 veces, hasta que el paciente sienta calor.

También se puede tender el paciente en decúbito prono, con las rodillas flexionadas. El operador le frota el miembro afectado desde talón hasta la pier-

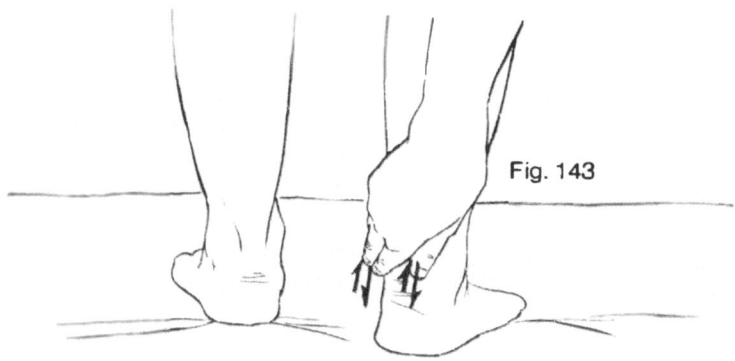

Fig. 143

na, 120 ó 180 veces con mediana velocidad. (Fig. 143)

Otra técnica: Tendido el paciente en decúbito prono, el operador se sienta sobre la cama junto al lado afectado colocándose el tobillo y el pie lesionados sobre el muslo, y con ambas palmas le frota desde el tendón de Aquiles hasta el talón; posteriormente, de la planta al talón, 120 ó 180 veces, con velocidad de mediana a rápida.

3. Cortar el talón con la mano:

Tendido el paciente en posición prona, el paciente flexiona las rodillas 90 grados. El operador le sujeta con una mano el talón y con la eminencia hipotenar de la otra mano le corta el tendón de Aquiles en distintas alturas, varias veces. (Fig. 144)

Ejercicios funcionales

1. Pisar el aire

Se puede ver lo anterior.

Tendido en decúbito supino, el paciente, al pisar en el aire, debe extender fuertemente el dorso del pie y el tobillo, 15 ó 20 movimientos. Se puede repetir.

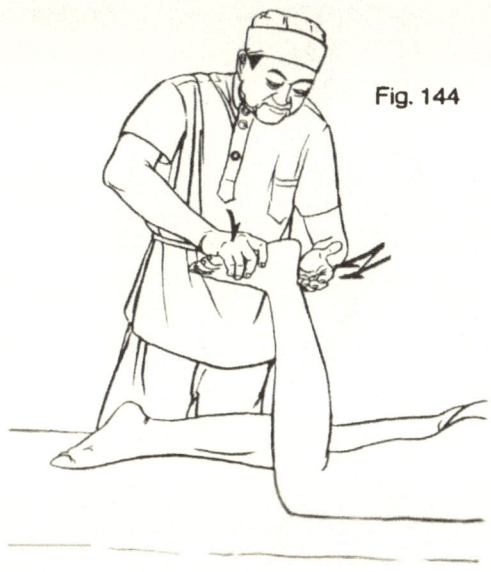

Fig. 144

2. Pisar el rodillo de madera:

Se puede ver lo anterior.

3. Tocar el suelo:

Se puede ver lo anterior.

4. Apretar el pie:

Es adecuado para la contractura del tendón de Aquiles y de la membrana tendinosa del metatarso.

El paciente se coloca de pie en un escalón, con los talones suspendidos en el aire. Se realiza con una o ambas piernas apoyando la parte superior del cuerpo en la pared. Levanta y baja el cuerpo aprovechando la elasticidad de los pies con mediana o lenta velocidad, 20 ó 30 movimientos, se puede repetir.

11. Lesión de las partes blandas de la parte interna del tarsometatarso

Son causadas por descuidos al correr, saltar o caminar o, por lesiones crónicas producidas por permanecer de pie durante largo tiempo o por carencia de movilización del pie. En la vida cotidiana es muy común la lesión de los tendones al estirar la punta del pie hacia afuera, afectando de diferente manera al amortiguamiento del estriramiento del lado interno del pie.

Manifestaciones clínicas

En el lado interno del pie hay hinchazón, dolor a la presión y lasitud; como consecuencia caminan con el talón agravándose así la lesión. La parte anterior del pie se despliega hacia el exterior destacándose el astrágalo y el hueso navicular. Hay limitación para voltear el pie hacia los lados.

Tratamiento

1. Mecer, tirar, empujar y presionar el pie:

Se aplica a las lesiones del pie.

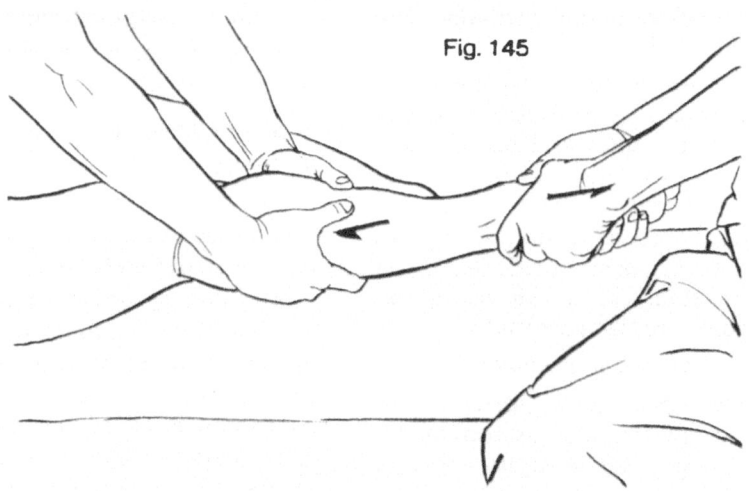

Fig. 145

El paciente tendido en decúbito supino coloca el pie afectado hacia abajo. El operador, con ambas manos le toma por separado el pie y el talón colocando un pulgar en el pie, lo mece de derecha a izquierda, tira de él con fuerza para voltearlo internamente al tiempo que lo empuja y lo presiona con ambos pulgares. Se puede repetir 1 ó 2 veces. (Fig. 145)

2. Empujar la articulación tarsometatarsiana:

Indicación: Idem.

El paciente se tiende en decúbito supino, el operador se sienta en el borde de la cama, junto al lado afectado, se coloca la pierna afectada sobre sus rodillas. Tomamos el lado izquierdo como ejemplo: El operador, con la mano izquierda, le toma el dorso del tarso y con la derecha, el dorso del matatarso ejerciendo fuerzas contrarias. Si el paciente percibe una sensación natural, el operador le torsiona y le presiona con la mano derecha con fuerza de empuje. Por lo general se puede oir un chasquido. (Fig. 146)

3. Dividir los tendones:

Está indicada para eliminar la estasis sanguínea y aliviar el dolor.

Primero hay que localizar el nódulo tendinoso o el punto doloroso del astrágalo, del navicular y de los cuneifor-

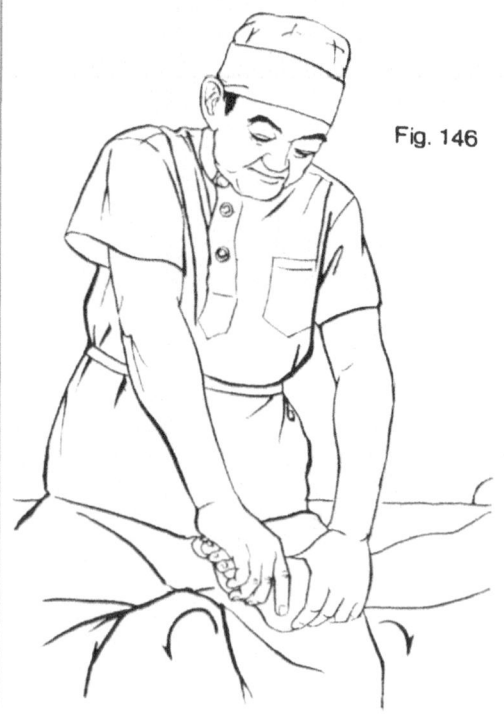

Fig. 146

mes para, posteriormente dividir los tendones varias veces.

Ejercicios funcionales

1. Sacudirse:

Este ejercicio tiene la función de reajustar la coordinación entre el ligamento y el músculo e incrementar la capacidad amortiguadora del sacudimiento del arco de pie.

De pie, apoyando las manos sobre una mesa, se levantan ambos talones del suelo y se sacude una o ambas plantas. Se hace alternativamente de mediana a rápida velocidad. Cada vez 30 ó 50 movimientos, se puede repetir.

2. Pisar el rodillo de madera:

Se puede ver lo anterior.

12. Equinovarus congénito

En la práctica clínica se observa que el 75% de las deformaciones del pie, de carácter congénito, pertenece al equinovarus. En los hombres la incidencia llega a ser el doble que en las mujeres. Por lo general aparece de manera unilateral. El caso típico presenta el metatarso flexionado en la articulación del tarso, el calcáneo girado hacia la línea media y la contractura interna de la parte anterior de la planta. En algunos casos se presenta la pierna volteada hacia adentro.

Manifestaciones clínicas

El grado de deformación es distinto. Los casos ligeros se presentan sin fuerza para levantar el pie. Quienes sufren la deformación en ambos lados tienen un pie más deformado que el otro. A mayor edad es más grave la deformación. Los casos graves cojean mucho más. Los que presentan deformación en ambos lados se tambalean al caminar. Debido a que se carga y se fricciona durante mucho tiempo el lado externo del pie o el dorso del pie, se producen callosidades, la bursa sinovial se inflama y hay dolor.

Tratamiento

1. Mecer, empujar y calmar:

El paciente se tiende en decúbito supino y el operador se sienta al lado del pie afectado. Le flexiona y voltea el dorso del pie hacia adentro con el fin de hacer la corrección ortopédica. Al mismo tiempo, le flexiona el calcáneo hacia adentro y lo extiende hacia afue-

Fig. 147

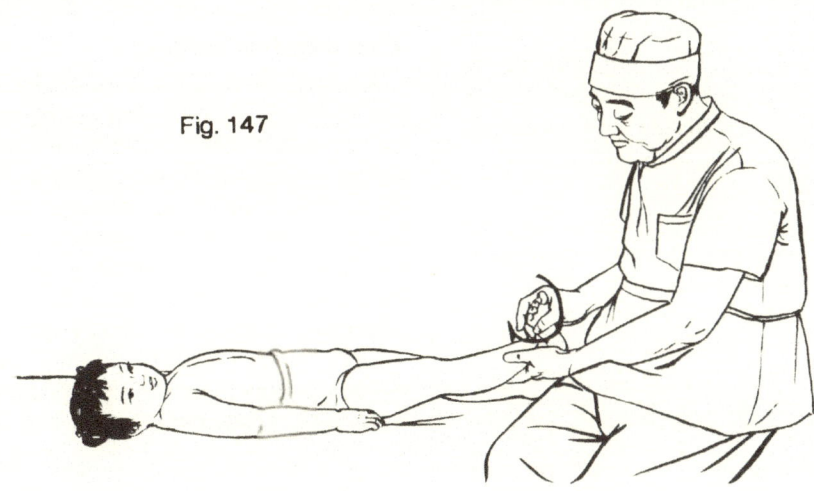

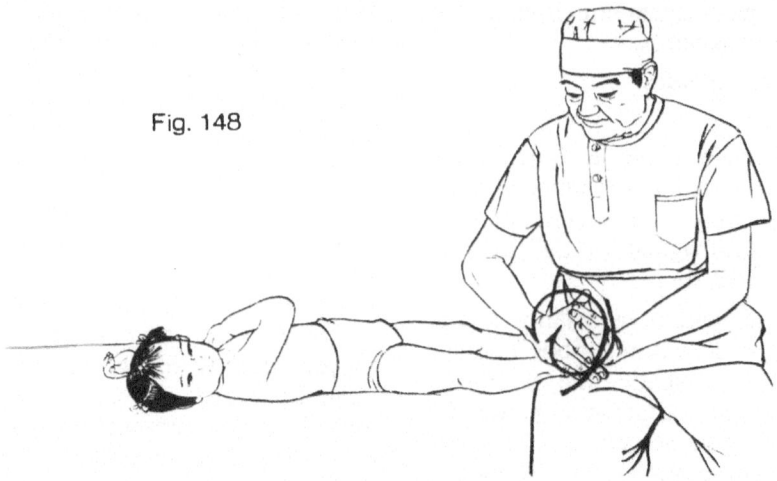

Fig. 148

ra. es decir, efectua las actividades funcionales de la articulación inferior del astrágalo. Cada día se hace 1 vez y cada vez durante 3 minutos; se puede repetir. (Fig. 147)

Al manipular se debe considerar el maléolo externo como el punto de apoyo y hacer los ejercicios articulares de manera consecutiva. Desplegar y extender el dorso del pie sirve para aliviar la contractura del tendón de Aquiles y la membrana tendinosa del metatarso. Aparentemente la manipulación es similar a la de mecer pero en realidad sirve para ejercitar las articulaciones.

Al terminar la manipulación no es necesario usar vendajes de yeso u otros objetos para fijar el pie, sino continuar con las manipulaciones para mantener la eficacia.

Se puede enseñar a los familiares del paciente la técnica de esta manipulación para tratarle desde la infancia. El operador le revisa y les guía periódicamente. Por lo general, se necesita un año más o menos para curar esta enfermedad, aunque generalmente medio año después ya podrán tocar el suelo con la planta del pie y usar normal-

mente la pierna. Esto acelera el curso del tratamiento hasta lograr una recuperación satisfactoria.

2. Frotar:

Es adecuada para la zona del pie y del tobillo.

El enfermo se tiende en decúbito supino, el operador le toma con ambas manos el dorso y la planta del pie y las frota entre sí, después le frota las piernas. También se pueden frotar ambos lados del tobillo y del talón en la dirección de los tejidos contraídos para aliviar la contractura. Cada vez se hace durante algunos minutos. (Fig. 148)

Ejercicios funcionales

Cuando la manipulación ya ha surtido efecto, es decir, cuando la planta del pie ya puede tocar el suelo, entonces se puede presionar el pie contra el borde de la cama o de cualquier lugar adecuado. El enfermo debe suspender el talón en el aire a fin de pisar y presionar hacia abajo con elasticidad. Este ejercicio dura 2 ó 3 minutos y se puede repetir. Si el enfermo es un niño pequeño, los padres pueden ayudarle en estos ejercicios. (Fig. 149)

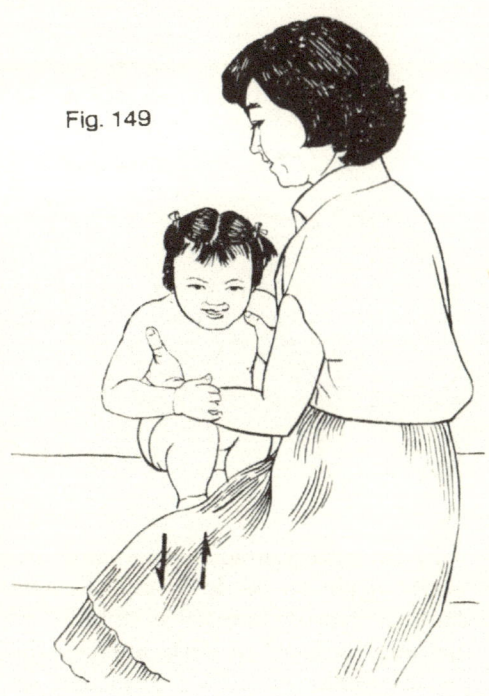

Fig. 149

13. Lesión de las partes blandas de la zona tarso-metatarsiana

La articulación tarsometatarsiana está constituida por el primer, segundo y tercer huesos cuneiformes, el cuboides y los cinco huesos metatarsianos, además está unida y fortalecida por ligamentos. Esta articulación pertenece al grupo de la anfiartrosis. Al sufrir un golpe violento, aparte de la lesión de los ligamentos, con frecuencia ocurre la malposición de la articulación. Según el mecanismo del trauma y los diferentes sitios de la lesión, clínicamente se puede dividir en lesión del lado interno, del externo y de la zona metatarsiana.

Manifestaciones clínicas

Se presenta hinchazón local, hematoma subcutáneo, dolor y dolor a la presión. Algunos enfermos rechazan el tacto ajeno, les resulta difícil ponerse de pie, caminar y extender y flexionar la parte anterior del pie. El dorso del pie queda un poco elevado. Mediante el examen radiológico se excluye la existencia de fracturas.

Profilaxis

Se debe reducir la cantidad de movimientos. En caso necesario hay que elevar el miembro inferior afectado.

Tratamiento

1. Tirar y presionar:

El paciente se sienta en la cama extendiendo el pie en el borde. El ayudante le toma con ambas manos los lados del tobillo y el operador presiona con los pulgares el lugar donde está la lesión del tendón, con los otros dedos agarra bien el fondo de la planta. El operador y el ayudante tiran con fuerzas opuestas, meciendo el pie durante unos segundos. El operador empujará la planta hacia delante extendiendo de inmediato el dorso del pie y con los pulgares presionará fuertemente hacia abajo. Se puede repetir.

2. Pisar:

Es adecuada para lesiones antiguas.

El paciente se pone de pie al lado de la cama y se coloca un rollo de vendas bajo el pie afectado. El operador de pie junto al lado lesionado, le pisa el pie derecho (los dos deben quitarse los calcetines y los zapatos), al mismo tiempo, con la mano le empuja la parte izquierda del tórax haciédole caer en la cama. Se traslada hacia atrás el centro de gravedad del pie, produciendo una fuerza fusionada de tracción, rotación y estrujamiento. (Figs. 150 y 151)

Ejercicios funcionales

1. Saltar en el mismo sitio:

Cada vez 30 ó 50 saltos. Se puede repetir.

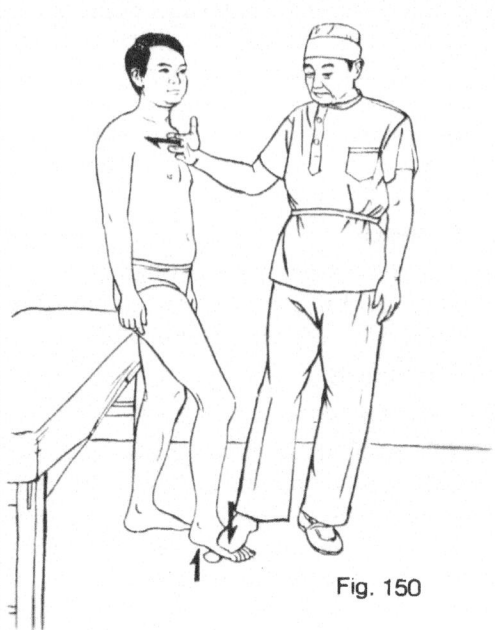

Fig. 150

2. *Correr en el mismo sitio:*
Idem.

14. Lesión de las partes blandas intermetatarsianas

Es causada por caída desde un lugar alto por una excesiva flexión o torsión de los metatarsos.

Manifestaciones clínicas

En la parte anterior del pie hay hinchazón, hematoma subcutáneo y dolor al levantarse y al caminar; por lo general se prefiere cargar el peso con los talones.

Profilaxis

Al saltar desde un lugar alto, hay que dejarse caer en el suelo a favor de la situación, así se evitará lesiones graves.

Tratamiento

1. *Flexionar, extender y estrujar:*

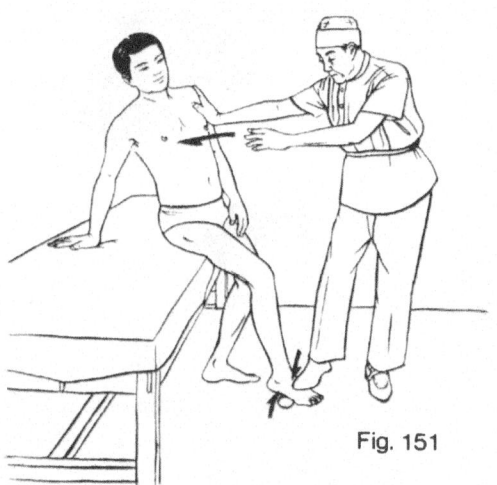

Fig. 151

El paciente sentado en la cama, extiende el pie en borde de ella. El ayudante le fija el talón y el tobillo. El operador le toma la parte anterior del pie lesionado, en el dorso quedan los pulgares y en la planta los otros dedos. Le extiende el pie y lo flexiona con fuerza de tracción. Así se hace varias veces para alargar el dorso del pie y estrujar la planta con ambas manos hacia adentro.

Ejercicios funcionales

1. *Pisar el rodillo de madera:*

Se puede ver lo anterior.

2. *Saltar el escalón:*

Saltar escalones con ambos pies; 5 ó 10 saltos forman un grupo. Se puede repetir.

3. *Extender la pierna:*

De pie, con ambas manos en la cintura, semiflexiona las rodillas y la cadera, voltea los pies hacia adentro y se extiende una pierna con fuerza y velocidad medianas. 5 movimientos forman un grupo. Cada vez se hacen 2 grupos. Se puede repetir.

B. LUXACIONES DE LAS ARTICULACIONES

I. INTRODUCCION

Desde el punto de vista de la medicina tradicional china, la luxación de las articulaciones es una división específica en la consulta osteológica. Como consecuencia de lesiones en las articulaciones ocurren leves desórdenes o dislocaciones anatómicas, dolores e incomodidades, incluso disturbios funcionales. Todos estos síntomas son considerados "luxaciones de las articulaciones".

Desde tiempos antiguos nuestros antepasados ya conocían estas enfermedades. A medida que se desarrolla el estudio e investigación clínica, su contenido ha sido enriquecido y sistematizado.

La luxación es un síndrome traumatológico de las articulaciones. No pertenece a las fracturas de huesos ni a las lesiones de las partes blandas, por lo tanto, reviste características específicas en cuanto al proceso de la enfermedad, su tratamiento y su perspectiva.

Cuando la cápsula sinovial, los ligamentos, los discos cartilaginosos, los discos intervertebrales y los músculos pierden el equilibrio, se producirá con facilidad luxación de las articulaciones. Las lesiones graves y crónicas tendinosas, excesiva manipulación y demasiada actividad temprana son factores para la ocurrencia de la enfermedad. Otros factores patógenos, externos, son el viento, el frío y la humedad.

Las luxaciones de las articulaciones se dividen comúnmente en: transposición anómala (cuando se traslada un hueso a la parte anterior, posterior, izquierda, derecha, etc. respecto al otro hueso); transposición intercalada (si la membrana sinovial o una parte de algún ligamento se interponen en el espacio articular); transposición rodante (este tipo ocurre con frecuencia en las articulaciones de pequeña escala fisiológica, como las articulaciones de las vértebras torácicas y cervicales) y transposición ectópica (significa el pequeño cambio de la posición de los discos cartilaginosos).

Las características clínicas de las luxaciones varían según se presenten los distintos casos, en los ligeros, donde apenas se nota anormalidad, sólo existe la sensación de que las fuerzas no siguen a la voluntad. Los pacientes graves llegan a perder totalmente la capacidad funcional, al mover la articulación sienten un dolor muy fuerte e incluso existe la sensación de dislocación, al tocarla se puede percibir un sonido o producirse un chasquido.

Para tratar este tipo de alteraciones normalmente se toman las manipulaciones ortopédicas como método principal. Antes de empezar la maniobra hay que relajar los tendones y durante el proceso de la manipulación, el operador debe usar una fuerza estable y exacta. Más tarde, el paciente debe hacer los ejercicios funcionales y recibir tratamientos para los síntomas asociados y eliminar la etiología interna.

II. LUXACIONES COMUNES

1. Luxación de la articulación temporomandibular

Si al abrir y cerrar la boca. al contraer y relajar los músculos maseteros o al masticar de manera violenta un objeto duro en solo un lado, se presentase la desarticulación de las mandíbulas, sin que por sí mismas se pueda reducir completamente, deviene la luxación. El paciente mostrará un lado más elevado que el otro.

Manifestaciones clínicas

Los pacientes tienen dificultad para abrir y cerrar la boca, cuando la abren, no pueden hacerlo totalmente y cuando la cierran, no pueden hacerlo herméticamente; hay una sensación desagradable o una crepitación y dolor.

Profilaxis

Se debe reducir la masticación de alimentos duros.

Tratamiento

Reducción:

Sentado el paciente en un banco bajo, con la boca abierta. El operador masajea los tendones y los músculos de la articulación mandibular para su relajamiento. Posteriormente introduce los pulgares vendados en la cavidad de los molares, quedando en el exterior los otros dedos. Mueve la mandíbula inferior de arriba hacia abajo varias veces y de inmediato levanta el lado afectado y presiona el lado sano hacia abajo. Si el paciente ya está relajado y tiene una sensación migratoria, es señal de que la luxación se ha corregido. Se puede repetir. (Fig. 152)

Si el paciente tiene los incisivos in-

Fig. 152

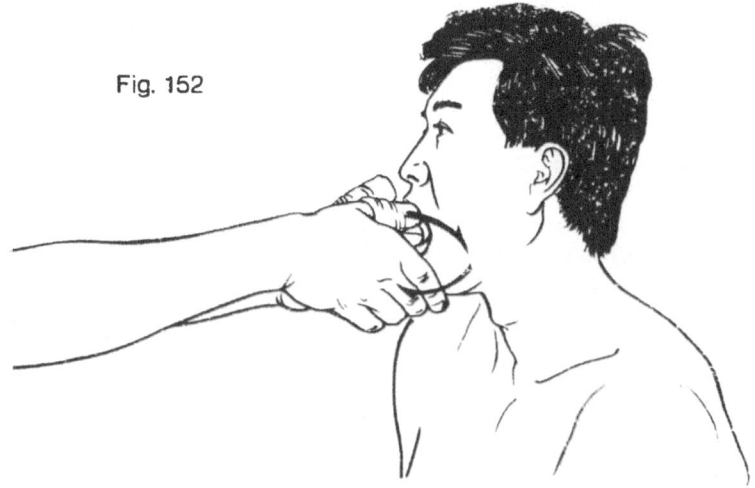

clinados hacia el lado afectado, debe abrir ligeramente la boca, permitiendo que el operador la mueve y voltee de izquierda a derecha. Si el paciente logra una sensación de relajamiento, el operador seguirá volteándola hacia el lado sano.

Después de la manipulación, de ninguna manera se triturarán alimentos duros, por lo menos durante 2 semanas.

Ejercicios funcionales

Dos semanas después comenzar el ejercicio de abrir y cerrar la boca y moverla de izquierda a derecha unas 36 veces, en 1 ó 2 sesiones diarias.

2. Luxación de la articulación esternoclavicular

Es una de las cinco articulaciones del hombro. Dentro de la cavidad articular está el disco cartilaginoso. Esta articulación, como principal punto de apoyo de los movimientos giratorios del hombro, suele afectarse por el trabajo físico y por lesiones agudas y crónicas. Cuando movimientos violentos hacia atrás o hacia delante afectan a la articulación, sobre todo al disco cartilaginoso, se produce la trasposición, no pudiendo recuperar la articulación a la posición original. Esta es una luxación ligera, hacia atrás o hacia delante.

Manifestaciones clínicas

Hay dolor profundo localizado, sensación tensa y desagradable de diferente intensidad, no hay dolor evidente a la presión. Al encogerse de hombros o extender lateralmente el brazo para hacer movimientos giratorios aparece una sensación desagradable o una crepitación.

Profilaxis

Cuando los pacientes se dediquen a trabajos manuales pesados durante mucho tiempo deben evitar realizar esfuerzos excesivos.

Tratamiento

Soltar y detener el tendón y el músculo:

Tomamos el lado derecho como ejemplo.

El ayudante de pie tras el paciente que está sentado, le coloca las manos sobre los hombros, sosteniéndole con las rodillas la espalda. El operador se coloca delante del lado afectado y coloca el antebrazo afectado en su hombro izquierdo, con el brazo izquierdo flexionado sostiene la axila del paciente, mientras, con el pulgar e índice izquierdos pellizca el extremo cercano de la clavícula. Con la palma de la mano derecha presiona la articulación lesionada, empieza a soltar el tendón, después mueve hacia delante y hacia atrás el hombro dañado, en una escala de movimientos de menor a mayor. Cuando el paciente se siente relajado, el operador detiene brúscamente la maniobra, ésta es exactamente la corrección. Según las necesidades se puede repetir. Los síntomas disminuyen o desaparecen casi de inmediato. (Fig. 153)

Después de la manipulación se pueden mover los brazos y el hombro pero con moderación.

Ejercicios funcionales

Terminada la manipulación, se puede empezar los ejercicios giratorios de la articulación del hombro. Se toma la articulación esternoclavicular como punto de apoyo, dando vueltas en dirección contraria a las manecillas del reloj. Al mismo tiempo, con la eminencia hipotenar izquierda, se presiona ligeramente la antigua zona afectada. Cada vez 30 ó 50 movimientos, una vez por día durante 7 ó 10 días. Este ejer-

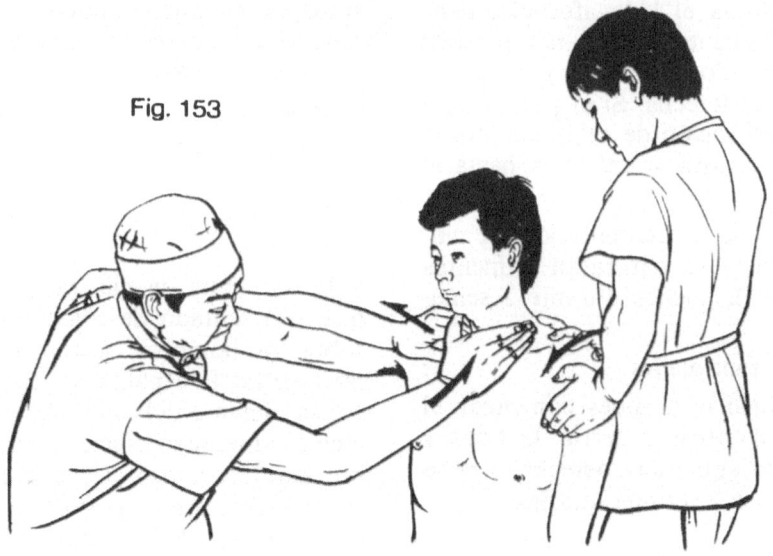

Fig. 153

cicio sirve para mantener la posición correcta del disco cartilaginoso y consolidar la eficacia lograda con la manipulación.

3. Dislocación de la estructura escápula-pared torácica

Al realizar un levantamiento brusco de objetos pesados, portar cargas sobre los hombros, trabajar con la cintura doblada durante largo tiempo o por enfermedades profesionales, puede producirse la dislocación de la escápula de la pared torácica.

Manifestaciones clínicas

En el borde interno y en la zona profunda del ángulo inferior de la escápula hay dolor y malestar, a medida que transcurre el tiempo, el dolor y la sensación se amplían hasta la nuca, la espalda y el hombro, en algunos sitios aparece dolor a la presión.

Profilaxis

Hay que evitar los trabajos violentos y la fatiga por largo tiempo, se debe tomar un descanso durante el trabajo.

Tratamiento

Tirar, apretar y empujar:

El enfermo se pone de pie frente a una pared, flexiona ambos codos y la empuja con el pecho erguido; el operador le pasa una mano por el tórax, toma y tira del hipocondrio del lado sano hacia atrás, con la palma de la otra mano empuja la zona escapular lesionada en repetidas ocaciones hasta el límite máximo, y se detiene brúscamente para terminar. El tratamiento se debe hacer días alternos, varias veces, equilibrando así la fuerza muscular y logrando el objetivo de corregir la articulación. (Fig. 154)

Ejercicios funcionales

Hacer movimientos de expansión del toráx, flexionar y extender el codo del lado afectado, alternar estos ejercicios todos los días; cada vez 50 ó 100 movimientos. Cesar los ejercicios una vez que se ha consolidado la recuperación.

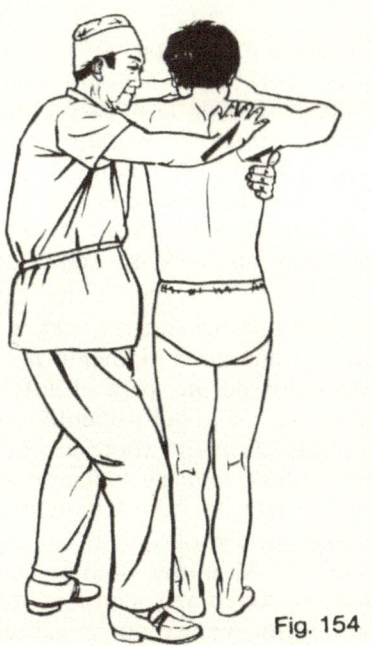

Fig. 154

4. Luxación de la articulación atlantooccipital

Esta articulación está compuesta por el cóndilo occipital y la fosa articular superior del atlas. Su función es la de flexionar, extender y girar lateralmente la cabeza. Debido a movimientos desarmonizados de la cabeza, de la nuca o de un trauma inesperado, puede ocurrir distintas malposiciones o una ligera transposición giratoria.

Manifestaciones clínicas

Al sufrir la lesión hay dolor y adormecimiento en la zona occipital, a veces irradiado a otras partes del cuerpo. Al flexionar o extender la cabeza se agudiza el dolor, limitándose los movimientos; algunos enfermos tienen cefalea, vértigo, tinnitus y otros síntomas.

Profilaxis

En la circunstancia de que alguien esté en una postura forzada debe evitar cualquier giro violento de la cabeza o la nuca.

Tratamiento

Tirar hacia sí, mover la cabeza y detenerla:

El operador de pie tras el enfermo sentado, le presiona, empuja, tira y masajea la zona afectada para relajar los tendones y músculos. Posteriormente el paciente se tiende en decúbito prono con la cabeza fuera de la cama y el ayudante le fija la región media de la nuca. El operador de pie, frente al vértex del enfermo, flexiona la cintura, entrecruza los antebrazos fijando la ca-

Fig. 155

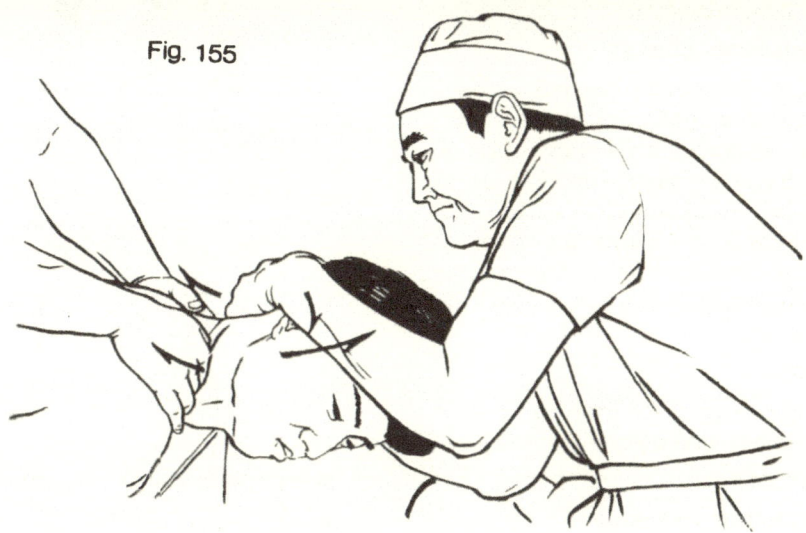

beza del enfermo, enganchando ambas manos tras las orejas, y se mantiene muy cerca de la línea media del cuerpo del enfermo. Gira y tira longitudinalmente de la nuca mientras desciende, levanta e inclina la cabeza a ambos lados con lentitud. Se practica hasta un límite máximo y de inmediato detiene la maniobra con una fuerza sueva pero firme. Se puede repetir. (Fig. 155)

Ejercicios funcionales

Hay que practicar ejercicios completos de las funciones articulares, del cuello y de la nuca, una vez cada día. Se pueden suspender tras la curación total. Si el paciente presentase rigidez y dolor de tendones o músculos en la nuca, se puede traccionar de modo inerme o utilizar la manipulación de presionar y amasar el tendón.

5. Luxación de la articulación atlantoaxoidea

Como consecuencia de una torcedura, desequilibrio o por sobrepasar la escala fisiológica normal de la articulación, aparece la malposición o la transposición ligera. Frecuentemente se ve el tipo de malposición.

Manifestaciones clínicas

El giro del cuello no llega a ser normal, se acompaña de dolor y malestar en el occipucio, a veces ese dolor se irradia hacia la parte superior de la cabeza. Hay espasmos en la parte superior del cuello y en muchos casos se toca un nódulo tendinoso. Algunos enfermos sufren mareo, tinnitus, dolor de garganta, etc.

Profilaxis

Hay que evitar giros bruscos del cuello y acciones violentas.

Tratamiento

Tirar, voltear y empujar:

El operador de pie trás el enfermo que permanece sentado, con ambas manos tira de la nuca y al mismo tiempo la voltea. Se amplia paulatinamente la escala del movimiento hasta llegar al límite máximo, se detiene de inmediato soltándola rápidamente. Terminado un lado, se sigue con el otro.

También se puede tirar, elevar y sacudir la nuca de la siguiente manera: El operador de pie, pasa el antebrazo delante del cuello del paciente sentado y le coloca la mano sobre el hombro. Con el pulgar, índice y medio de la otra mano aprieta la zona atlantoaxoidea (ubicada entre el occipucio y el cuello) y la eleva. Al mismo tiempo, con la ayuda del antebrazo, eleva la mandíbula inferior volteando la cabeza de izquierda a derecha unos 3 ó 5 grados. Si el paciente ya se ha relajado naturalmente, el operador le sacude la cabeza rápidamente y la suelta, oyéndose con

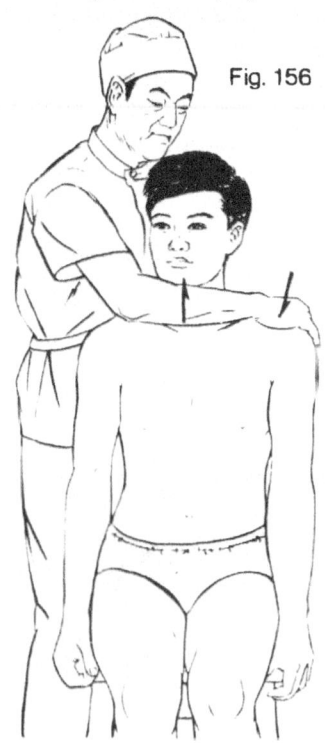

Fig. 156

frecuencia un chasquido. La disminución y desaparición de los síntomas indica que la articulación se ha corregido. (Fig. 156)

Ejercicios funcionales

Voltear la cabeza mirando al cielo:

El paciente levantado o sentado, sobre la base del ejercicio funcional atlantooccipital, levanta la cabeza para mirar al cielo mientras la gira lentamente de izquierda a derecha. Una vez cada día unos 50 ó 60 movimientos.

6. Luxación de las articulaciones de las vértebras cervicales

Normalmente, al flexionar el cuello, la segunda y la tercera vértebras cervicales y los discos entre la tercera y la séptima vértebras cervicales tienen más movilidad. Al ocurrir el trauma en el cuello (después de extender el cuello y flexionar de manera brusca), unido a la degeneración de los tejidos se puede producir la luxación de las articulaciones de las vértebras cervicales. Se observa la incrustación de la membrana sinovial angostando el espacio articular de un lado y ensanchando el otro. Por otra parte, de aquí se deriva la malposición ligera o el giro del proceso articular a cualquier dirección.

Manifestaciones clínicas

Se presentan dolor local y limitación de la función. Cuando se flexiona lateralmente el lado afectado o se voltea el cuello se agudiza el dolor: aparentemente la cabeza se inclina al lado sano; hay rigidez y espasmo del tendón y del músculo, y dolor local a la presión. Algunos pacientes, además de todo esto, sienten mareo y cefalea, dolor de la nuca, del hombro y del brazo.

Profilaxis

Quienes se dediquen al trabajo de llevar en hombros objetos pesados deben prestar mucha atención en no flexionar el cuello ni voltear la cabeza de manera violenta.

Tratamiento

Moverse y detenerse inmediatamente:

Sentado el paciente, el operador, de pie junto al lado afectado, masajea, empuja, tira y relaja los tendones ubicados en la zona del cuello. Con un antebrazo presiona el hombro, con el pulgar e índice del mismo lado sostiene, separado, la mandíbula inferior del lado afectado y la parte posterior de la

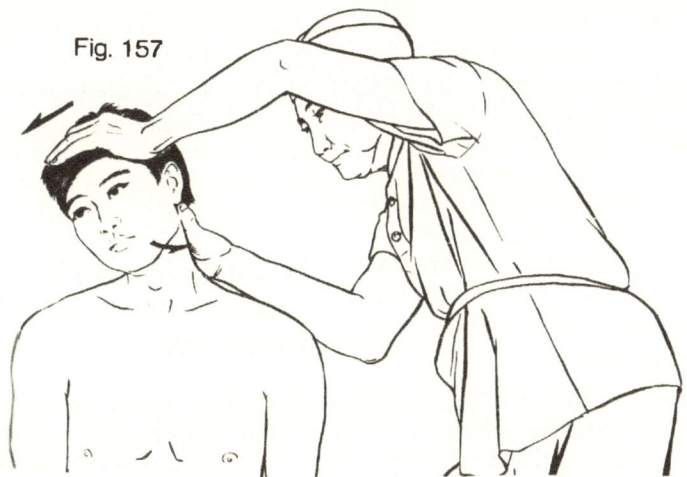
Fig. 157

oreja. Con la otra mano presiona el vértex. inclinándolo hacia el lado sano y flexionándolo ligeramente hacia delante. Realiza el movimiento poco a poco hasta llegar al límite máximo, cuando el paciente está relajado, el operador se detiene cesando rápidamente la fuerza. Al manipular, hay qur flexionar la parte inferior de la columna cervical un poco hacia adelante. (Fig. 157)

Ejercicios funcionales

Levantar y bajar la cabeza:

El paciente sentado, levanta la cabeza echándola hacia atrás, después la baja hasta tocar el pecho con el mentón y la levanta de nuevo, cada día 1 ó 2 veces; cada vez 20 ó 30 movimientos.

7. Luxación de las articulaciones de las vértebras torácicas

Debido a la dirección y estructura de las superficies articulares de las vértebras torácicas, el margen de movimiento no es grande. Clínicamente suele aparecer la transposición del cuerpo vertebral hacia delante o hacia atrás. Esto se debe a la excesiva torsión de la columna torácica hacia delante. Las superficies de los procesos articulares superiores de la vértebra torácica inferior, se traspasan hacia delante, mientras las caras articulares de los procesos articulares inferiores de la vértebra torácica superior se traspasan hacia atrás. Este fenómeno produce precisamente un tipo de cerradura, con una inclinación hacia delante, quedando la apófisis espinosa de la vértebra superior un poco elevada.

Manifestaciones clínicas

En la zona interespinosa hay dolor local, dolor por presión profunda y limitación de las funciones de flexión y extensión. Al tocarla se puede notar la anormalidad en la articulación de la vértebra torácica.

Profilaxis

Normalmente la lesión es causada por accidentes, por lo cual es muy difícil su prevención.

Tratamiento

Apretar con la base de la mano y empujar rápidamente:

Tendido el paciente en decúbito prono con una almohada delgada bajo el pecho, un ayudante tira de las axilas del paciente hacia arriba, otro ayudante tira de los maléolos hacia abajo. El operador presiona el sitio lesionado con la base de la mano y coloca la otra encima. Se pide al paciente que tosa con fuerza hasta que la tos sea natural y el paciente se relaje. Aprovechando este momento, el operador presiona con fuerza hacia abajo; si la apófisis espinosa está descendida, el operador con las palmas separadas colocadas en las apófisis espinosas superior e inferior a la vértebra cóncava, asocia la tos (en el primer instante de toser) con un empuje rápido y fuerte hacia arriba y haica abajo. Así se corrige frecuentemente.

Ejercicios funcionales

Extender los brazos, flexionar y extender el cuello:

De pie, con los brazos extendidos, se inclina el cuerpo hacia delante, hacia atrás y hacia los costados, en 5 movimientos. Se puede repetir.

8. Luxación de las articulaciones de las vértebras lumbares

La frecuencia de esta lesión es mayor que la de las vértebras cervicales y torácicas. La estructura de las vértebras lumbares favorece la función de flexión y extención en una escala relativamente mayor. La escala de volteo y flexión lateral es pequeña. Como consecuencia de las actividades frecuentes, se puede presentar la lesión. En otras ocasiones se debe a una deformación adquirida (contracción y fractura de la vértebra lumbar), lo cual incrementa aún más la posibilidad de la lesión. En muchos casos se presenta dolor agudo debido a la incrustación de la membrana sinovial en el movimiento rápido de flexión y extensión. Por general, la lesión sucede en las articulaciones de las vértebras lumbares cuarta, quinta y primera sacrolumbar. También suele ocurrir la malposición debida al giro en la cuarta vértebra lumbar, acompañada repetidas veces de síntomas irradiados hacia abajo.

Manifestaciones clínicas

Tras la luxación aparece dolor agudo, el paciente no puede erguir la cintura ni moverse, muestra la postura particular de flexión ventral e inclinación ligera hacia el lado sano, rigidez y dolor a la presión.

Profilaxis

Al inclinar y girar la cintura debe hacerlo con cuidado.

Tratamiento

Vibrar y empujar con la base de la mano:

Tendido el paciente en decúbito prono con una almohada delgada bajo el vientre, un ayudante tira de las axilas del paciente hacia ariba, otro ayudante tira de los maléolos hacia abajo. El operador presiona con las palmas de ambas manos entre la quinta vértebra lumbar y primera sacra. Vibra suavemente y suelta, aumentando paulatinamente la frecuencia y la intensidad. Al mismo tiempo el segundo ayudante levanta las piernas del paciente para ayu-

dar a la extención sursal de la cintura, y el operador la empuja en espera de aliviar el dolor. Se puede repetir.

Estando los músculos lumbares relajados, se puede empujar lateralmente la cintura, primero el lado sano, luego el lado afectado. Esta maniobra sirve para eliminar la incrustación.

Tras la manipulación evitar la flexión ventral de la cintura o cargar objetos pesados, por lo menos durante una semana.

Ejercicios funcionales

1. Ponerse en cuclillas y levantarse apoyándose en la pared:

El paciente estará de pie frente a una pared, con los pies junto a ella. Levanta los brazos, flexionando un poco los codos, los apoya en la pared y se pone en cuclillas. Se yergue y así finaliza el ejercicio. Cada día 2 veces, 3 movimientos cada vez.

2. Levantarse hacia atrás:

De pie, con los pies separados flexiona el cuello dorsalmente, coloca en la vertical ambos brazos llevándolos hacia atrás. Practica el ejercicio asociando también los movimientos de hombros, uno hacia arriba, el otro hacia abajo. Se efectúan 6 u 8 movimientos, cada día 2 veces.

9. Luxación de la articulación sacroilíaca

Esta articulación está compuesta por los huesos sacro e ilíaco, los cuales están unidos y protegidos mediante un firme ligamento. La función fisiológica de la articulación es el movimiento hacia arriba, abajo, adelante y atrás, y el volteo ligero del torso. Al sufrir una lesión se puede producir la transposición articular de uno o ambos lados. La transposición posterior lateral la sufren generalmente los jóvenes; los casos de transposición compuesta la sufren ante todo los adultos, y la malposición compuesta y girada la suelen presentar los ancianos.

Manifestaciones clínicas

Clínicamente se ve con frecuencia, dolor en la zona inferior de la cintura, en uno o ambos lados, de vez en cuando surgen alternativamente síntomas similares a los de la ciática. En la zona media de la cintura o en la articulación sacroilíaca persiste una sensación dolorosa, sobre todo en la cadera y en su zona externa. Ese dolor se irradia hacia el lado externo y posterior del fémur, el lado externo de los músculos poplíteos, (detrás de la pierna), y el talón. En los miembros inferiores el paciente sufre sensaciones de entumecimiento y frío. Algunos presentan una sensación anormal en la zona del pubis y dolor en la zona inguinal o en la articulación de la cadera, el dolor se agudiza al estar de pie durante largo tiempo, girar la cintura, cargar objetos pesados o extender y flexionar la pierna de manera excesiva. A medida que transcurre el tiempo surge la atrofia y la atonía muscular, y dificultad para orinar y defectar. Los casos ligeros no tienen síntomas evidentes, en los menos graves se tambalean al caminar sintiendo una pierna más larga que la otra. También pueden aparecer síntomas de disfunción e inflamación crónica de la cavidad pelviana, distensión abdominal, constipación, dificultad para orinar o para retener la orina, anormalidad en las funciones sexuales, etc.

Profilaxis

Se deben hacer ejercicios físicos para fortalecer la salúd, además, no se debe levantar la cadera al empujar o arrastrar objetos pesados.

Tratamiento

1. Empujar el hueso ilíaco hacia delante:

Está indicada en la transposición posterior.

Tendido en decúbito lateral, con el lado sano hacia abajo, se flexionan las rodillas y la cadera. El operador de pie trás el enfermo, con una mano empuja hacia delante el extremo superior del ilíaco lesionado y, al mismo tiempo con la otra mano, empuja el hombro del mismo lado. (Fig. 158)

También se puede empujar de manera oblicua la cintura, pero poniendo una mano sobre la cresta ilíaca del lado afectado. (Fig. 159)

2. Empujar hacia atrás:

Está indicada en la transposición anterior.

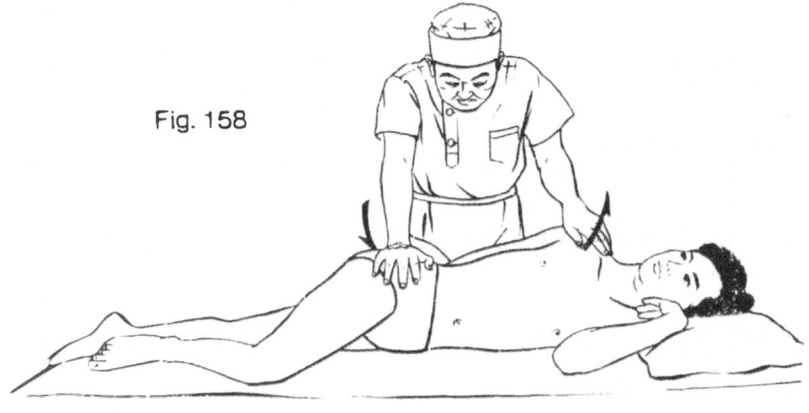

Fig. 158

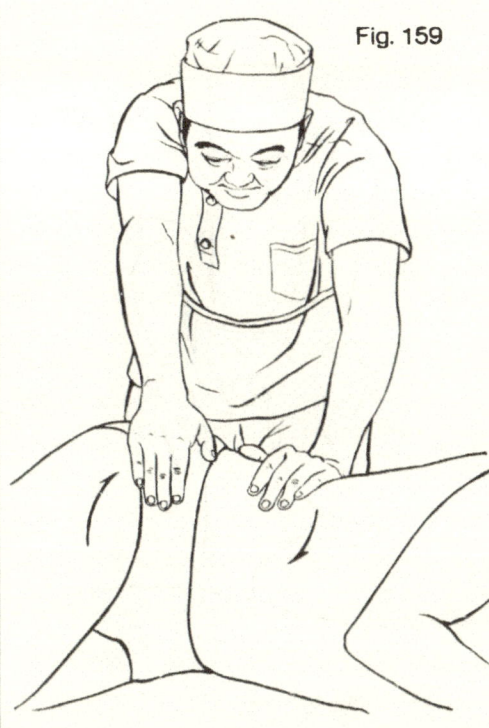

Fig. 159

Tendido el paciente en decúbito lateral sobre el lado sano, el operador de pie tras el enfermo, con una mano toma la cresta ilíaca del lado afectado empujándola hacia atrás, al mismo tiempo, con la otra mano empuja la fosa lumbar de ese lado hacia delante. Cuando se siente que el ilíaco se mueve hacia atrás se considera logrado el objetivo. (Fig. 160)

También se puede voltear internamente la cadera, en el sentido del reloj o en sentido inverso, vibrarla y extenderla. (Fig. 161)

3. Empujar y voltear:

Está indicada en la transposición girada hacia atrás.

Tendido el paciente en decúbito lateral sobre el lado sano, el operador, de pie tras el enfermo, empuja con una mano y voltea hacia delante la cresta ilíaca del lado afectado, al mismo tiempo con la otra mano empuja hacia atrás la zona inguinal del mismo lado. Si conseguimos voltear el extremo superior del hueso ilíaco, la maniobra estará bien hecha. (Fig. 162)

4. Arrastrar y voltear:

Está indicada en la transposición girada hacia delante.

Tendiéndose el paciente en decúbito lateral sobre el lado sano, el operador, con una mano voltea y arrastra hacia atrás el extremo superior del hueso ilíaco del lado afectado, con la palma de la otra mano empuja la tuberosis isquiática del mismo lado hacia delante. El éxito de la manipulación se manifiesta con el movimiento del extremo superior del hueso ilíaco. (Fig. 163)

Terminada la manipulación, se puede notar que desaparecen o disminuyen más de diez síntomas relacionados con

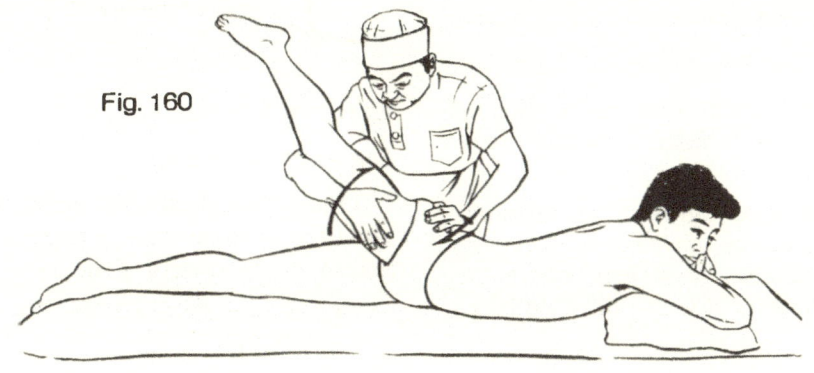

Fig. 160

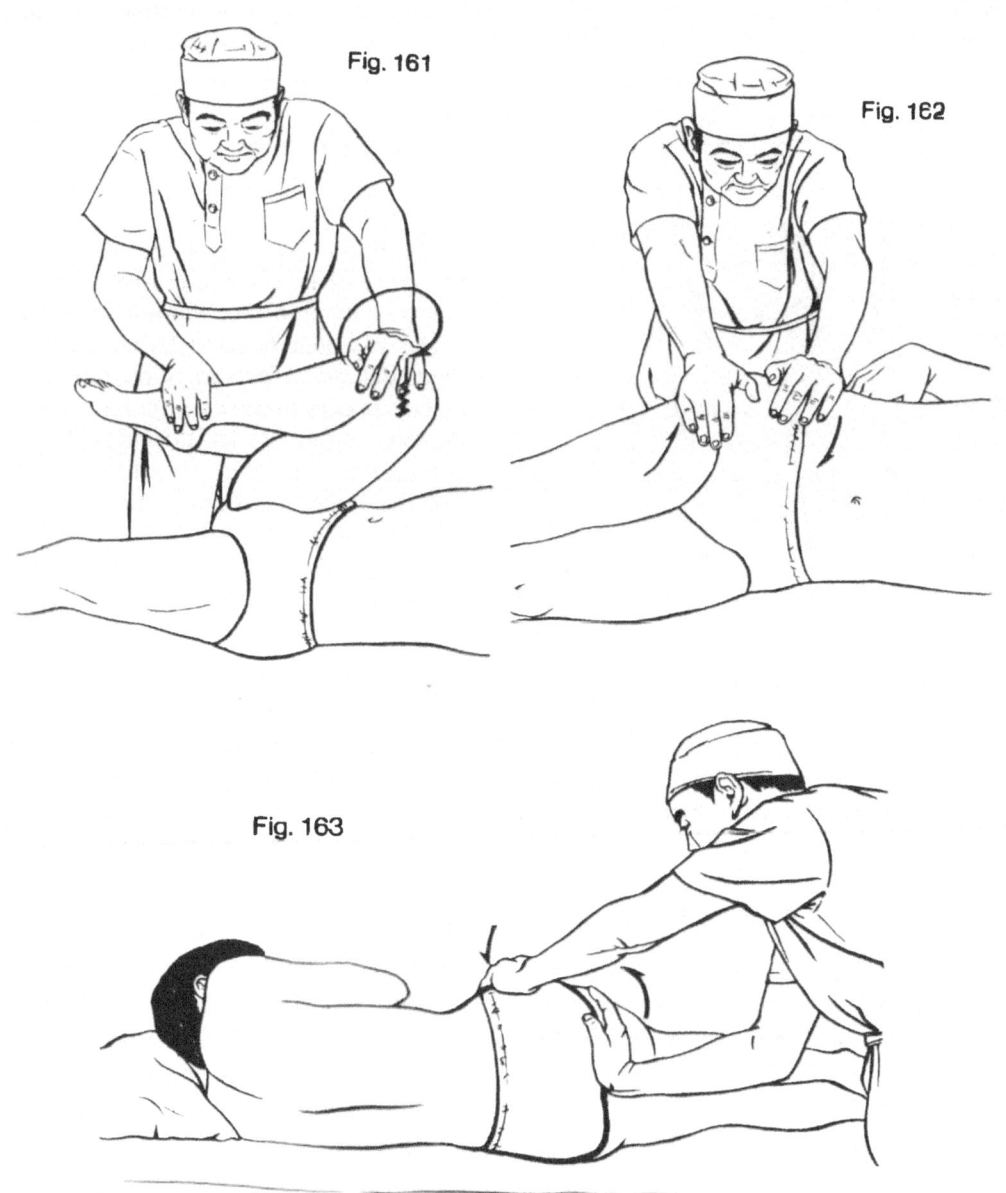

Fig. 161

Fig. 162

Fig. 163

esta lesión en la zona de la cintura, la cadera, la cavidad pelviana y los músculos.

En los casos graves, al terminar la manipulación, deben hacer reposo unos 2 semanas, no deben ponerse de pie, caminar o moverse durante largo tiempo.

Ejercicios funcionales

Levantarse y sentarse:

Tendido en decúbito supino, levantar el tronco y sentarse, coordinando la fuerza de la cadera y de la cintura. Cada vez 5 ó 10 movimientos, 1 ó 2 veces cada día.

10. Luxación de la articulación acromiohumeral

La gran cabeza y la pequeña cavidad glenoidea de la articulación del hombro sirven para el desarrollo de múltiples actividades, su estabilidad es relativamente escasa. Se puede producir la transposición inferior del húmero al extender o voltear excesivamente el hombro hacia afuera, debido a una fuerza externa indirecta o directa. Además, se puede producir la incrustación de una parte de la cavidad glenoidea en el espacio articular. Esta lesión ocurre por lo general en los adultos.

Manifestaciones clínicas

Al comienzo los síntomas no son evidentes, a medida que transcurre el tiempo aparece dolor, malestar, pesadez y debilidad. Los movimientos son frecuentemente normales, no obstante, el movimiento se suele acompañar de una sensación dolorosa, sobre todo al intentar tocar la espalda con la mano del lado afectado, se agudiza el dolor y en la articulación se siente una fricción obtusa y una crepitación. En el examen se aprecia el espacio articular acromiohumeral ampliado, el dolor a la presión se localiza generalmente delante del hombro.

Profilaxis

Los trabajos profilácticos se hacen en la vida diaria, deben actuar según las propias fuerzas.

Tratamiento

Levantar y voltear el hombro:

Sentado el paciente, se coloca una almohada bajo la axila del hombro afectado, el operador tira del codo afectado hacia abajo, lo flexiona, lo eleva y finalmente lo voltea hacia afuera; un chasquido indica que se ha corregido la dislocación.

Otra forma: Con una mano, el mani-

pulador, presiona el hombro del enfermo y con la otra sostiene un poco elevado el codo del lado afectado. Lo mueve 2 veces a la derecha y 1 vez a la izquierda, al mismo tiempo, se empuja hacia delante con la mano que aprieta el hombro. (Fig 164)

Las características de estas manipulaciones son mantener la fuerza de estrujar y apretar longitudinalmente el hombro, al tiempo que se contrae hacia adentro, se levanta y se voltea.

En el plazo de 2 semanas después de la manipulación se debe evitar abducir el brazo, arrojar, elevar y tirar objetos pesados. Se puede usar una vendaje para dejar el brazo suspendido sobre el pecho.

Ejercicios funcionales

Agitar los brazos:

El paciente sentado o de pie, mueve con fuerza ambos brazos hacia delante y hacia atrás. Con esto incrementa la

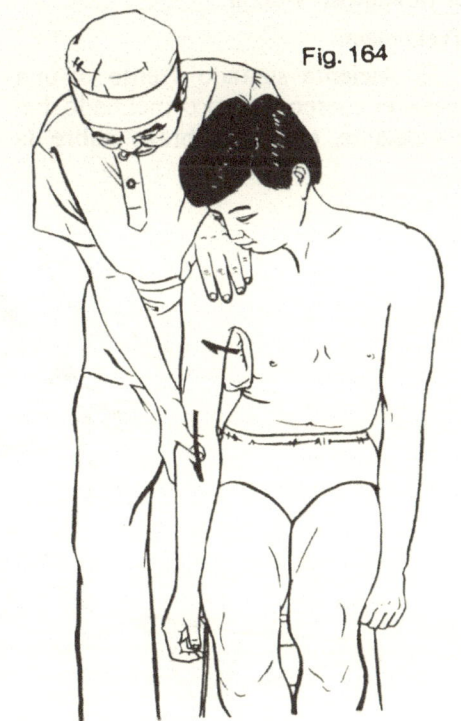

Fig. 164

fuerza del deltoides, del bíceps y del tríceps braquiales. Cada día se hace una o dos veces; 30 movimientos cada vez y se puede repetir.

11. Luxación de la articulación humerocubital

Esta articulación está compuesta por la tróclea y el cóndilo, ubicados en el extremo distal del húmero y la cavidad semilunar del olécranon del cúbito.

La transposición en adultos:

Generalmente ocurre en el codo la transposición ligera con carácter parcial, hacia adentro o hacia afuera, debido a elevar, tirar o flexionar el brazo.

Manifestaciones clínicas

Cuando se flexiona y extiende el brazo, se puede percibir una sensación obtusa y una crepitación, además del dolor sordo y malestar. El movimiento es dificultoso y débil.

Tratamiento

El paciente sentado frente a una mesa, el cuerpo un poco inclinado hacia delante, coloca el brazo sobre la mesa, acercando el pecho al borde de la misma. El operador, de pie frente al enfermo, con ambas manos le estrecha el extremo del antebrazo, colocándole el pulgar en el dorso y el dorso del carpo del enfermo en el hombro. Le tira del antebrazo al tiempo que le flexiona, extiende y voltea el codo afectado, manteniendo una fuerza de tracción, flexión y presión hacia el lado externo hasta el límite máximo. Después le voltea el brazo hacia dentro extendiéndolo, posteriormente lo flexiona y presiona hacia el lado interno hasta el límite máximo, para después voltearlo hacia afuera, extendiéndolo. Así se logra la corrección. Se puede repetir o aplicar la manipulación de voltear y flexionar:

Tendido el paciente en decúbito prono, flexiona el codo formando ángulo recto. Se le presiona el antebrazo hacia abajo, se lo frota y se lo mueve hacia afuera. Así se hace varias veces. (Fig. 165)

Ejercicios funcionales

Durante una semana reducir los movimientos del codo lesionado. Posteriormente se puede flexionar el codo,

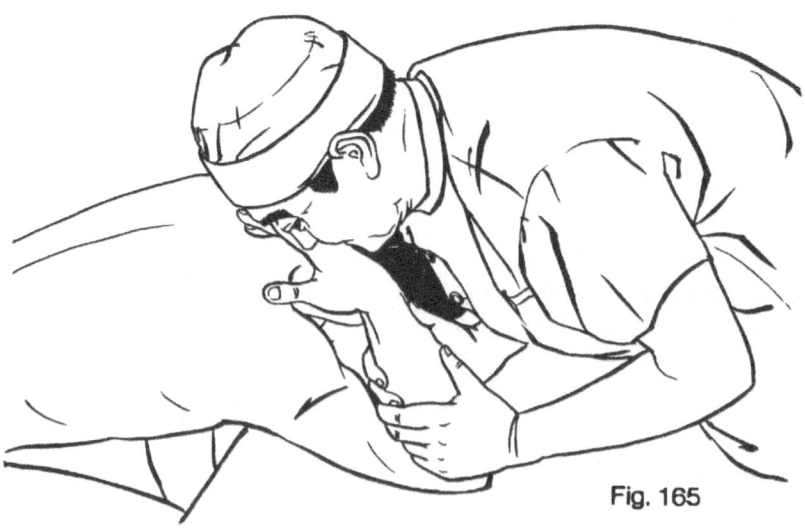

Fig. 165

voltearlo y extenderlo. (Véase lo anterior)

Anexo: Luxación de la articulación humeroradial en los niños

La lesión tiene características diferentes en los adultos y en los niños, ya que en éstos las epífisis todavía no están osificadas. Debido a choques o caídas se produce fácilmente el giro y la separación de la epífisis del extremo proximal del radio. Se presenta con hinchazón y distensión locales; el dolor a la presión profunda se localiza en la parte anterior del codo (hay que observar si existe fractura de la apófisis coracoides). No hay dificultad para extender el codo, pero, al flexionarlo existe la sensación de tener un obstáculo.

Tratamiento

Pellizcar, presionar, masajear y frotar:

Esta manipulación sirve para quitar el espasmo y eliminar la hinchazón. A continuación se puede usar la manipulación de flexionar y presionar, extender y levantar, vibrar y presionar:

El operador sostiene con una de sus manos el codo del enfermo, con la otra le toma la muñeca, le flexiona y le extiende la articulación del codo volteando el antebrazo en supinación o en pronación. La extención se debe coordinar con el movimiento del codo hacia la supinación; voltear el antebrazo hasta la pronación máxima usando la fuerza de vibración y presión, en este caso, si el paciente tiene una sensación movediza, significa que se ha corregido la luxación.

12. Luxación de la articulación radiocubital proximal

En el lado externo de la articulación humerocubital se puede encontrar la incisura del hueso radial, en su extremo cercano al cúbito, y la superficie articular anular de la cabeza del radio. Al voltear el antebrazo hacia la supinación y hacia la pronación, las articulaciones radiocubitales superior e inferior tienden a la unión. La cabeza proximal del radio se mueve sobre la incisura radial del cúbito; el ligamento anular se origina precisamente en el borde anterior de la incisura radial del cúbito, engancha la superficie articular anular de la cabeza radial y termina en el borde posterior de la incisura radial del cúbito.

Cuando se voltea el antebrazo en exceso, de manera violenta, durante largo tiempo o con frecuencia se causará fragmentación parcial, tracción, despliegue, prolongación, cansancio, variación y relajamiento del ligamento anular, desviando la superficie articular anular de la cabeza radial de su posición normal y motivando la lesión.

Manifestaciones clínicas

En el lado externo del codo hay malestar o dolor, al voltear el antebrazo se agudiza el dolor, no hay fuerza para levantar las cosas, y disminuye la fuerza de asir. Al tacto minucioso se nota la transposición ligera de la cabeza radial hacia atrás, relacionada con la debilidad de las partes blandas de la zona posterior de la articulación radiohumeral.

Tratamiento

Empujar y presionar:

Esta manipulación se hace sobre la base de la manipulación de empujar, que se practica al tratar la epicondilitis externa del húmero. El enfermo sentado, el operador de pie, frota entre dos fuerzas con el pulgar en el lado posteroexterno de la cabeza del radio del

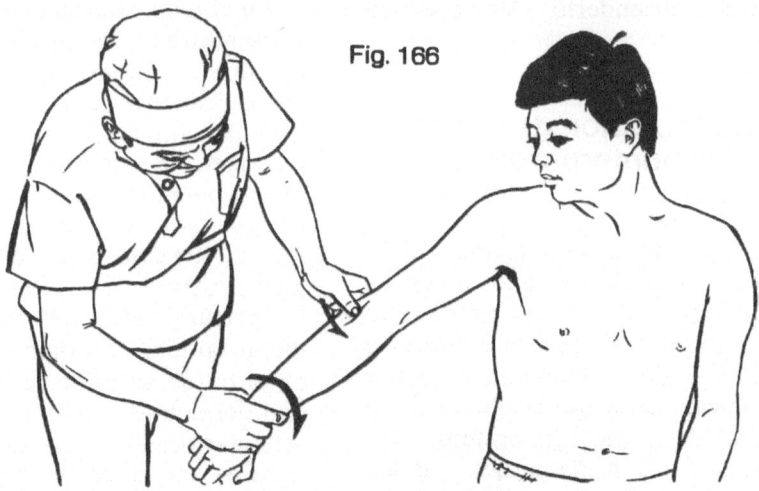

Fig. 166

codo afectado. Cuando le extiende el antebrazo, con el pulgar empuja y presiona la cabeza del radio hacia el lado cubital. Después de corregida la luxación, disminuyen o desaparecen de inmediato los síntomas.

Se necesita usar la venda suspendida del cuello durante 1 semana, al cabo de la cual se voltea el antebrazo, luego se flexiona y extiende hasta obtener la recuperación total. (Fig. 166)

Ejercicios funcionales

Girar el antebrazo hacia la supinación y la pronación:

Se gira el antebrazo hacia la supinación y la pronación, coordinando a la vez con el ejercicio de flexión y extención ventral de la muñeca; de 20 a 30 movimientos cada día. Se puede repetir.

13. Luxación de la articulación radiocubital distal

Como consecuencia de la torcedura violenta en la zona del carpo o por perjuicio interno durante largo tiempo en la muñeca, que produce disminución de la fuerza física, puede aparecer esta lesión.

Manifestaciones clínicas

En la zona del carpo hay dolor sordo, el dolor a la presión se localiza en la parte dorsal y ventral de la articulación radiocubital distal. El movimiento es débil. Por medio de exámenes se nota una ligera sensación movediza en la lesionada, se percibe la cabeza del cúbito un poco más baja o alta que lo normal.

Profilaxis

Quienes sufren esta enfermedad profesional y todavía están en un período de desequilibrio funcional deben robustecer y ejercitar de manera racional la fuerza muscular. Así se puede elevar el nivel funcional de la articulación e incrementar la capacidad profiláctica.

Tratamiento

Voltear la muñeca en direcciones contrarias:

Tomemos el lado izquierdo como ejemplo.

Sentado el paciente, con la palma de la mano hacia abajo; el operador con la mano derecha toma el antebrazo del enfermo, con el pulgar en el lado palmar de la cabeza cubital, con la mano izquierda toma la muñeca y tira de ella en dirección longitudinal. Poste-

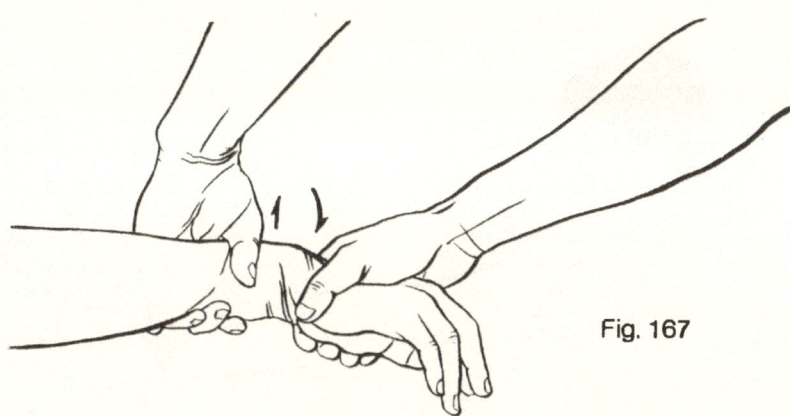

Fig. 167

riormente le gira la muñeca hacia atrás, al tiempo que con la mano derecha le gira el antebrazo hacia delante y empuja la cabeza del cúbito hacia el dorso. (Fig. 167)

El operador usará una fuerza opuesta, cuando el paciente presente la transposición hacia el lado dorsal, y empujará la cabeza del cúbito hacia el lado palmar.

En caso necesario, usar muñequera durante 3 semanas para la protección de la articulación.

Ejercicios funcionales

Ejercicio de la articulación carpiana:

Se extiende la palma y se extiende la muñeca dorsalmente, se inclina el carpo hacia el lado afectado y se gira la muñeca, 20 ó 30 movimientos cada dia.

14. Luxación de la articulación radiocarpal

Esta articulación está integrada por las superficies articulares del extremo distal del radio y del escafoides. Cuando se gira o se tira de la muñeca con mucha fuerza hacia el lado cubital, los huesos carpianos se desplazan también motivando la lesión.

Manifestaciones clínicas

Son aún normales las funciones aunque en algunos lugares existe ligera hinchazón, sensaciones desanastomóticas o dolorosas; el dolor a la presión es ligero en el lado cubital del carpo y de la palma. Existe debilidad para asir cosas.

Tratamiento

Mover el carpo y empujarlo bruscamente:

Sentado el paciente, tras el relajamiento de los tendones y músculos, se le levanta el hombro y se le flexiona el codo, con las palmas de las manos hacia abajo. El operador, con ambas manos toma por separado los lados del carpo, tirándolo hacia sí, con el ayudante en dirección opuesta y al mismo tiempo mueve la articulación del carpo en dirección frontal y opuesta. Después cambia brúscamente la orientación, desde el lado palmar hacia el lado dorsal, o sea, empuja del lado cubital al lado radial. Durante el curso de mover y empujar, quienes sufren desorden de los huesos carpianos también pueden corregirlo. Se puede repetir. (Fig. 168)

Terminando la manipulación, hay que evitar el suo de la muñeca con mucha fuerza durante 1 semana.

Ejercicios funcionales

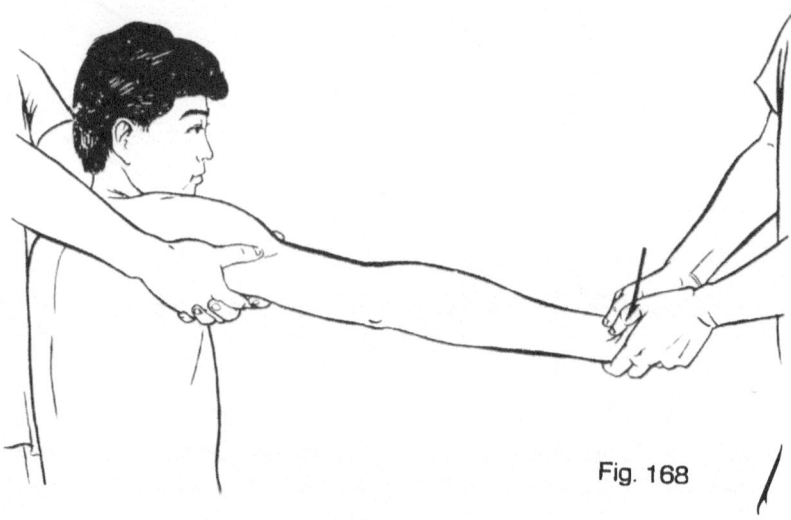

Fig. 168

Rodar la muñeca y cerrar el puño:

Hacer por separado 30 ó 50 movimientos, 1 vez cada día.

15. Luxación de la articulación metacarpofalángica

Cada articulación está constituida por la cabeza de un metacarpiano y la base de la primera falange. Como consecuencia de una herida o de la torsión excesiva, sufridas en el extremo distal o en las partes laterales de la palma de la mano, se produce transposición ligera en el lado palmar o dorsal.

Manifestaciones clínicas

En algunas zonas existe hinchazón ligera, dolor a la presión y sensación desagradable. Al palpar y comparar minuciosamente, y mediante el examen radiográfico en posición oblicua, se puede observar una ligera transposición de la base de la falange. Si existe ruptura de la bursa sinovial o fragmentación de las fibras pequeñas ligamentosas, será más fuerte el dolor, incluso

se les molesta que les toquen. No obstante, cuando disminuyen los síntomas y todavía persista el malestar es posible que la lesión derive del esguince de los músculos y tendones.

Profilaxis

La luxación se produce por casualidad y es de difícil prevención.

Tratamiento

Reducción:

El paciente sentado, el operador se coloca junto al lado afectado; con el pulgar y el índice de una mano le toma por separado la superficie dorsal de la mano y, con los mismos dedos de la otra mano, le presiona primero el dorso de la articulación metacarpofalángica afectada traccionándola en sentido longitudinal. Posteriormente, con ambas manos, la eleva y la presiona en dirección opuesta, la mueve unas cuantas veces de arriba hacia abajo y la empuja repentinamente con fuerza: así se percibe una sensación de movilidad, signo de que la maniobra ha sido adecuada. La articulación y los otros cuatro dedos se fijan con esparadrapo durante una semana.

Ejercicios funcionales

Hacer puño vacío:

Colocar el puño vacío 30 ó 50 veces, cada día 1 ó 2 veces.

16. Luxación de la articulación interfalángica de la mano

La articulación interfalángica reviste las funciones de flexión y extensión de los dedos. La lesión se puede producir con facilidad y, debido al aflojamiento del ligamento, tomar la apariencia de una torsión.

Manifestaciones clínicas

Las actividades funcionales de los dedos son fundamentalmente normales, aunque limitadas; se presenta edema que deforma la articulación o se presenta una distorsión.

Profilaxis

Se recomienda realizar los ejercicios para las articulaciones interfalángicas, para evitar la recidiva de la lesión y mantener la seguridad y flexibilidad de la articulación.

Tratamiento

Reducción:

El operador toma con los dedos pulgar, índice y medio la articulación afectada del paciente para traccionar con fuerza. Los pacientes que presenten flexión de la articulación de un dedo, se les aplicará la fuerza en dirección opuesta, añadiendo una ligera rotación.

Ejercicios funcionales

Se extiende y se flexiona la articulación interfalángica con la mano sana, mientras, se masajea con los dedos pulgar, índice y medio. También se puede

hacer sin la ayuda de la mano sana. Cada día se efectuará 2 ó 3 veces.

17. Luxación de la articulación patelofemoral

Esta enfermedad suele ocurrir en los niños, debido a su complexión menos vigorosa y a sus hábitos de continua movilidad. Al presentarse la lesión, se contraen brúscamente los músculos del muslo, tirando hacia arriba la rótula. Este mecanismo se relaciona también con la fuerza muscular robustecida de la rodilla (de modo particular el lado externo). Por otra parte, son las características del miembro inferior según la edad y el sexo. Los niños, al empezar a caminar, sostienen el eje de gravedad de la parte interna al centro de la articulación de la rodilla; después de los diez años, al caminar mantiene esa línea pasando naturalmente por el centro de la rodilla; en los adultos, el eje pasa por el fémur y la tibia estando las rodillas volteadas hacia afuera 5 ó 10 grados aproximadamente. Por lo general, en las mujeres las rodillas están volteadas más de 10 grados. Por lo tanto, los adultos que sufren la luxación, a parte de que la rótula se voltea hacia arriba también lo hace hacia afuera. La mayor incidencia de esta lesión se presenta en las mujeres.

Manifestaciones clínicas

Aparentemente se ve inflamada la articulación de la rodilla. Cuando la mueven se produce un dolor que se va agudizando al flexionar las rodillas. Además se limitan las funciones: el enfermo no puede ponerse en cuclillas, disminuye también la capacidad para saltar. Al tacto y comparando con la normal se nota una luxación ligera de la articulación.

Profilaxis

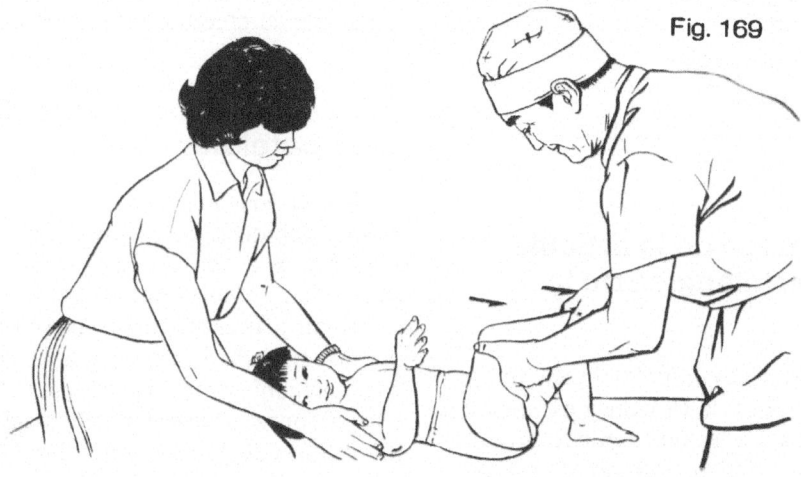

Fig. 169

Los niños deben contenerse para no correr y saltar en demasía. Es la mejor prevención.

Tratamiento

1. Para los niños:

Al niño enfermo lo tienden en decúbito supino o lo llevan en brazos los familiares; el operador se sienta junto al lado afectado, mediante manipulaciones relaja el tendón y los músculos de la rodilla con fuerza horizontal. Quienes sufren la luxación superointerna, el operador debe colocar su punto de fuerza en la parte superointerna para empujar y tirar la rótula afectada hacia la zona inferoexterna. En los casos que presentan luxación superoexterna debe hacerlo al contrario. (Fig. 169)

2. Para los adultos:

El paciente estará tendido en decúbito supino; el operador, de pie junto al lado lesionado, empieza a soltar el tendón de la rodilla, posteriormente agarra y masajea la rótula; o sea, la frota y la empuja hacia abajo usando una fuerza vertical colocando el pulgar en el lado externo. Con el pulgar

presiona el borde superior o el borde superoexterno de la rótula, favoreciendo la corrección hacia abajo y hacia la parte inferointerna. (Fig. 170)

Ejercicios funcionales

Mover las rodillas:

Se mueven ambas rodillas hacia afuera realizando un círculo, o la sana sigue a la afectada, pero de ninguna manera se puede practicar en dirección opuesta. Cada día se harán 15 ó 20 movimientos.

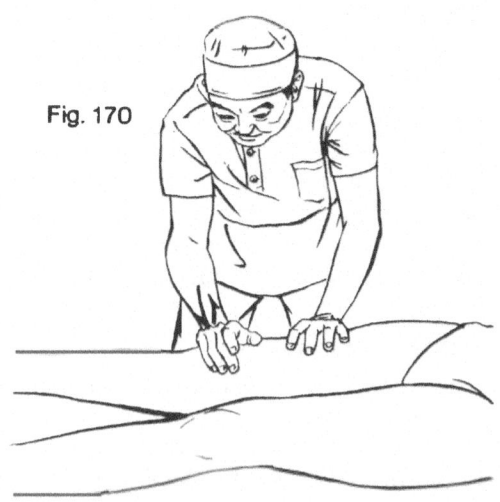

Fig. 170

18. Luxación de la articulación del hueso semilunar en la rodilla

La lesión es motivada por flexionar y extender, ponerse en cuclillas y levantarse de manera violenta o por las acciones desarmonizadas al voltear las rodillas, así pues la plancha semilunar de la rodilla pierde la capacidad de volver al sitio original.

Manifestaciones clínicas

Cuando se mueve la articulación aparece una sensación de frotación, acompañada de dolor ligero en la zona profunda del mismo lado o de ligera cojera. El resultado de la prueba del signo de la ruptura de la plancha semilunar y del dolor a la presión es negativa; la función es normal o se acerca a lo normal, aunque el paciente tiene la sensación de pretender más de lo que puede conseguir.

Profilaxis

No se debe mover la rodilla violentamente, sobre todo al voltearla. Los deportistas y otros profesionales deben tomar medidas profilácticas, como el empleo de bandas o rodilleras.

Tratamiento

Tirar, elevar, girar, flexionar y extender:

Tendido en decúbito prono el paciente, se coloca la rodilla dañada en el borde de la cama, con la rodilla flexionada 90 grados. El ayudante presiona la parte proximal del muslo y el operador, inclinado su cuerpo, agarra con ambas manos la parte proximal de la tibia. Apoya en su propio hombro el tobillo y eleva la pierna presionándola hacia abajo varias veces, según las funciones fisiológicas transmisoras de la plancha semilunar con el movimiento de la articulación de la rodilla. Se extiende la pierna y se la traslada hacia atrás y hacia delante cuando se flexiona la rodilla. Después de elevarla y presionarla varias veces, el operador tira de la pierna a lo largo del eje longitudinal del muslo, al mismo tiempo la voltea internamente, la flexiona, la voltea externamente y la extiende. Más tarde, sigue volteando la pierna hacia afuera, la flexiona, la voltea hacia dentro y la extiende. Asocia hombro y brazo para moverle la pierna; la flexiona y la extiende varias veces antes de terminar. (Figs. 171 y 172)

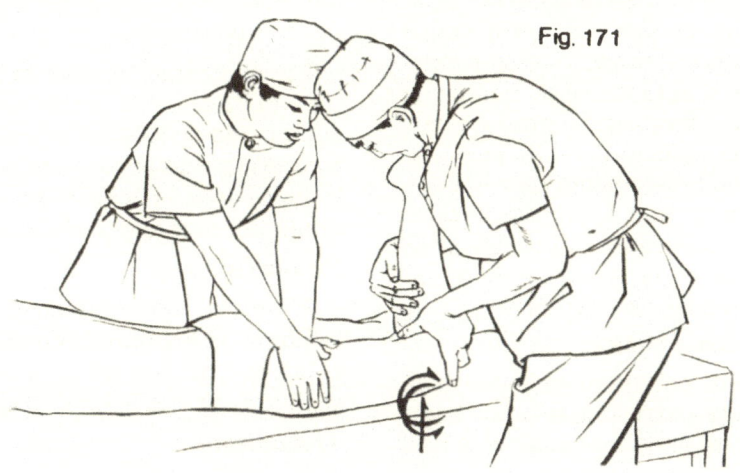

Fig. 171

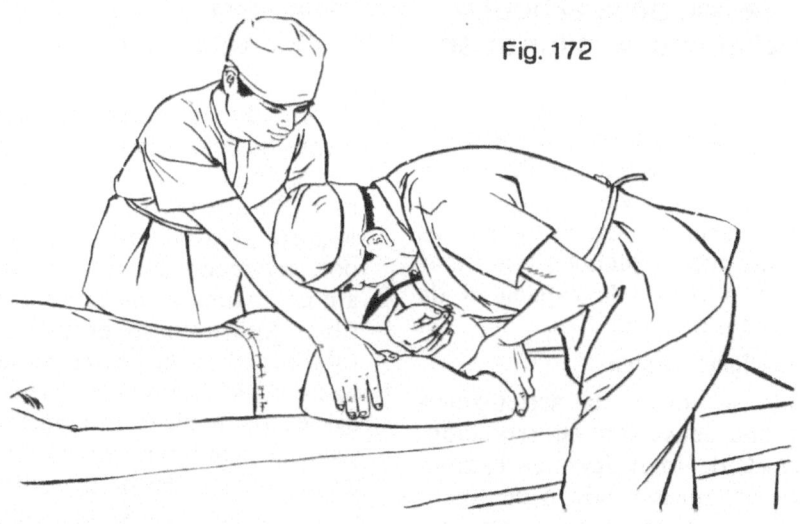

Fig. 172

Tras·la manipulación, si el paciente sufre otras lesiones de los tendones y músculos, seguirá el tratamiento según las lesiones.

Ejercicios funcionales

Ponerse en cuclillas y marcar el paso (se puede obrar de acuerdo con lo anterior).

19. Luxación de la articulación tibioperonea superior

Esta lesión está estrechamente relacionada con el perjuicio profesional que se produce al torcer y voltear repetidas veces y durante largo tiempo la articulación. También se produce por la extensión violenta del dorso del pie, o por girarlo brúscamente; por lo cual, la cabeza del peroné sobrepasa la escala de sus actividades normales y se traslada a la parte posterior de la superficie articular tibioperonea.

Manifestaciones clínicas

Se presenta dificultad para mover la pierna y para andar, sensación de pesadez y distensión que disminuye con el tiempo; de vez en cuando se nota adormecimiento e insensibilidad en el lado anteroexterno de la pierna, además del dolor local a la presión (aquí no se trata del estímulo y presión del periostio del peroné). En los casos más evidentes, por medio del minucioso examen táctil, se puede percibir una sensación de vacío delante de la cabeza de la tibia y una sensación de lleno por detrás. Algunos casos graves tienen debilidad para voltear hacia afuera el dorso del pie, en muchos casos pretenden más de lo que puede conseguir y quedan cojeando.

En comparación con la pierna de "pelota de tenis" se puede percibir que el dolor no se localiza en el lado anteroexterno, sino en la parte posterior de la pierna, en la zona superior o en la unión del músculo y el tendón.

Profilaxis

Al saltar, hay que fijarse bien en la armonía de los movimientos y al tocar el suelo con los pies, el torso debe seguirlos en el mismo sentido.

Tratamiento

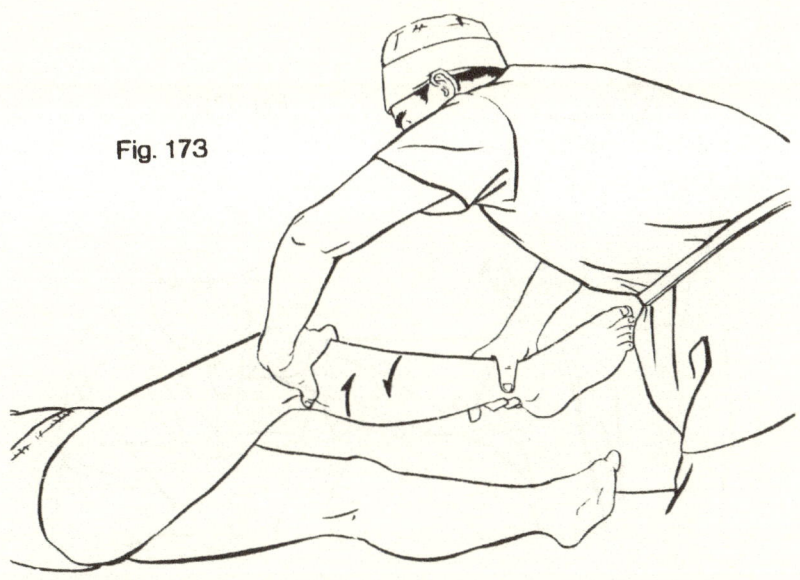

Fig. 173

1. Voltear, empujar y tirar:

Tomemos el lado derecho como ejemplo.

El paciente se tiende en decúbito supino, con las rodillas flexionadas; el operador, de pie junto al lado afectado, engancha con el pulgar izquierdo la cabeza del peroné y con los otros dedos agarra por arriba la parte anterior de la tibia, con la mano derecha toma el tobillo flexionando y extendiendo la articulación de la rodilla, y la voltea varias veces. Si el paciente se siente relajado, el operador puede flexionarle la rodilla y girarle internamente la pierna, posteriormente le extiende la pierna al tiempo que con el pulgar de la mano izquierda empuja la cabeza de peroné hacia delante y tira de ella. Si el operador percibe la sensación de unos saltitos bajo sus dedos, significa el éxito de la maniobra. (Fig. 173)

Atención: terminada la manipulación, de ninguna manera se pueden hacer con la rodilla movimientos giratorios antes de dos semanas.

2. Empujar y presionar:

Tendido el paciente en decúbito prono, el operador se coloca de pie junto al lado afectado y coloca el borde de la palma de la mano derecha tras la cabeza del peroné. Con la mano izquierda

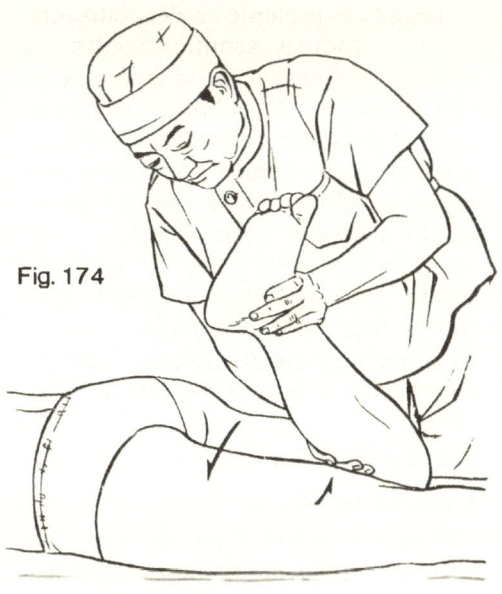

Fig. 174

191

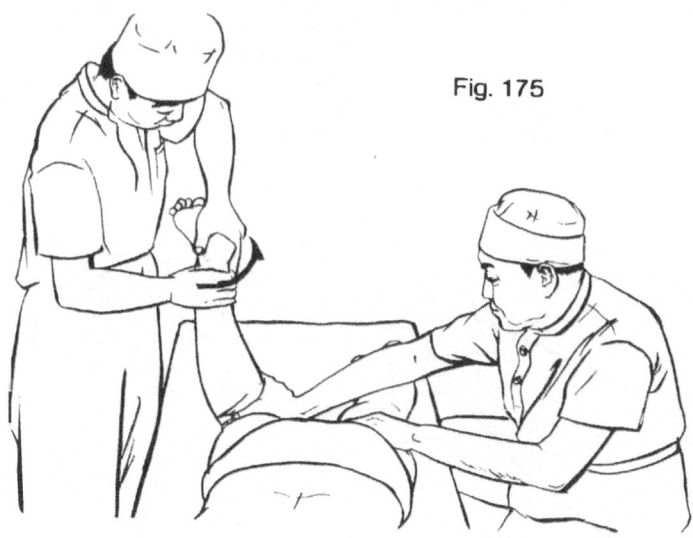

Fig. 175

le toma el tobillo, y al manipular, primero flexiona y extiende la rodilla varias veces; después, con la mano derecha la empuja y con la mano izquierda la presiona, asociando ambas acciones con el volteo interno de la pierna. (Fig. 174)

3. Voltear, empujar y flexionar completamente:

Tendido el paciente en decúbito prono y las rodillas semiflexionadas; el operador se sienta junto al lado sano y, con los dedos o la palma de la mano, masajea la cabeza del peroné durante 2 minutos. Posteriormente, coloca el pulgar en el lado posterointerno del peroné. El ayudante toma el tobillo volteándolo hacia delante y luego hacia afuera, pero esta vez lo empuja con fuerza. Más tarde, el operador presiona el muslo, es decir, flexiona completamente las rodillas y las suelta. (Fig. 175)

Ejercicios funcionales

1. Ponerse en cuclillas:

Puesto el enfermo en cuclillas, con los pies en el mismo plano o separados al mismo ancho de los hombros. Se voltean ligeramente las puntas de los pies hacia dentro, se apoyan ambas manos en una mesa o se extiende horizontalmente hacia delante. Estando en cuclillas (el paciente no debe levantar los talones) se levanta de inmediato, cada vez 20 ó 50 movimientos; 1 vez cada día.

2. Girar las rodillas:

El enfermo de pie, coloca los pies en el mismo plano, se inclina el torso, flexionando ligeramente las rodillas y las caderas, con ambas manos apoyadas en las rodillas. Se giran las rodillas a derecha e izquierda, igual número de veces.

20. Luxación de la articulación tibioperonea inferior

Esta articulación se compone de la incisura peronea de la tibia y la superficie articular del peroné. Se une estrechamente por el ligamento anterior, el posterior del maléolo externo, la membrana interósea y el ligamento transversal tibioperoneo, a fin de consolidarla; por eso es común que esta lesión incluya otra con frecuencia, sobre todo cuando se extiende violentamente el dorso del pie y se flexiona el metatarso. En este caso, la articulación del tobillo puede sufrir la transposición.

Manifestaciones clínicas

Tras la lesión hay dificultad de flexionar y extender la articulación del tobillo, la escala de actividad es pequeña en comparación con el lado sano y se acompaña de una sensación dolorosa. Quienes sufren la transposición de volteo externo se limitan a extender dorsalmente el pie y tienen dolor a la presión en la zona anterior del maléolo externo. Los que sufren la transposición de volteo interno les ocurre lo contrario. Por medio del tacto minucioso se puede notar que el maléolo externo se ha trasladado hacia la parte posteroexterna o anterointerna; esto lo diferencia de la separación del extremo distal tibioperoneo, debido a la fragmentación y aflojamiento del ligamento, dejando frecuentemente secuelas.

Profilaxis

En el curso del tratamiento, no se debe desatender la posibilidad de la existencia de otros síntomas por lesión del maléolo, y se deben tratar al mismo tiempo.

Tratamiento

Flexionar, extender, empujar y sostener:

El enfermo se sienta en la cama estirando la pierna lesionada sobre ella. Un ayudante fija la pierna con las manos y otro ayudante sostiene el talón agarrándole el metatarso. El operador, de pie junto al lado de la tibia del miembro afectado, toma ambos lados del tobillo, (aprovechando que el ayudante mueve continuamente el maléolo) para extenderlo dorsalmente y flexionar el metatarso. El operador, a la vez, fija el maléolo interno, empuja y tira el maléolo externo hacia atrás (para los que presenten malposición de volteo anterior). Para quienes sufran la transposición de volteo externo, el operador fija el maléolo interno en el momento de flexionar el metatarso, agarrando y sosteniendo el maléolo externo hacia delante. Se puede repetir.

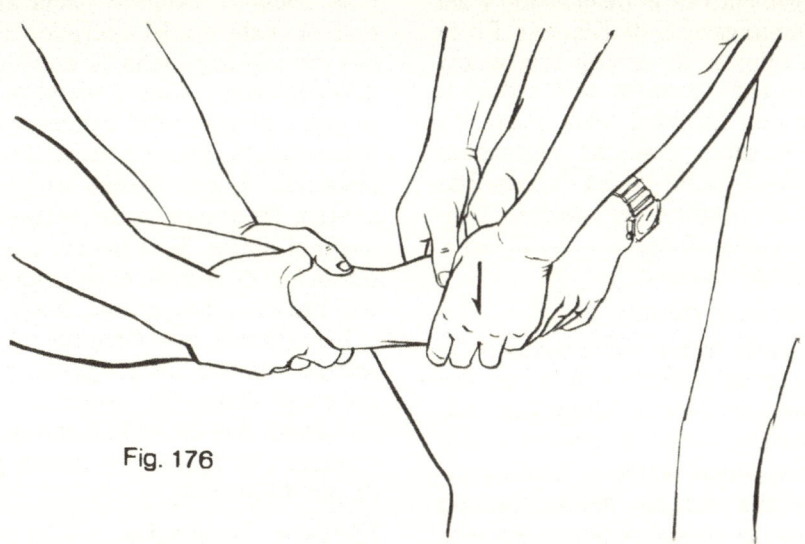

Fig. 176

(Fig. 176)

Terminada la operación, de ninguna manera se pueden realizar movimientos giratorios del tobillo antes de 1 semana.

Ejercicios funcionales

Flexionar y extender el tobillo:

Se ejercita la articulación del tobillo sin ningún peso sobre el pie flexionando el metatarso y extendiéndolo dorsalmente; cada vez 30 ó 50 movimientos. También se puede hacer el ejercicio de pisar un rodillo de madera y rodar sobre él, se hace 1 vez al día.

21. Luxación de la articulación del astrágalo

Los astrágalos se relacionan con los calcáneos. El ligamento accesorio lateral, originalmente débil, sufre alargamiento o torsión, en esas circunstancias los astrágalos se inclinan hacia el lado interno produciéndose una malposición de poca gravedad. En otros casos, los astrágalos, después de sufrir la dislocación temporal no pueden volver por completo al sitio original, debido a que el ligamento antes de la lesión y del aflojamiento carecía de fijación. En la práctica clínica, se ve con frecuencia este caso. Los pacientes de 6 a 8 años se curan con facilidad, pero hacia los 12 años se suele presentar inclinación baja del lado medio de las depresiones anterior o posterior del maléolo, volteándose hacia afuera con facilidad y originándose la lesión.

Manifestaciones clínicas

En la parte inferior del maléolo externo se aprecia hinchazón y hay dolor; aparentemente la depresión natural desaparece o se presenta una equimosis, debido a que la lesión antigua continua durante mucho tiempo inflamando el maléolo externo. En esta circunstancia no se puede apoyar el pie en el suelo, levantarse ni caminar. El lado externo del tacón de zapato se desgasta y por medio del tacto minucioso se nota que está un poco salido el maléolo externo, ligeramente deprimido el maléolo interno y los tendones de Aquiles se inclinan hacia afuera. Al accionar los pies, se siente por dentro una sensación obtusa y un chirrido permanente.

Profilaxis

Tras la torcedura por primera vez, se debe evitar en lo posible que la lesión se repita, sólo así se puede obtener una función articular normal del tobillo.

Tratamiento

Voltear hacia afuera, extender dorsalmente y presionar hacia abajo:

Tomamos el lado derecho como ejemplo.

El enfermo se sienta en la cama colocando el pie y la pierna del miembro afectado en la rodilla del operador e inclina ligeramente el cuerpo hacia el lado sano. Primero hay que soltar los tendones del tobillo. El ayudante, frente al operador, le toma la pierna tirándola hacia sí, estando hacia arriba el maléolo externo. El operador, con ambas manos, engancha la zona del cóndilo calcáneo y sobrepone el pulgar en el lugar cóncavo del extremo inferior del maléolo externo, tirándolo unos instantes. Luego voltea el pie hacia dentro, flexionando los metatarsianos hasta el límite. Si el paciente nota una sensación de tirates, el operador le voltea brúscamente el pie hacia afuera y lo extiende dorsalmente, al mismo tiempo, con ambos pulgares lo presiona hacia abajo. El paciente obtendrá una sensación movediza tan pronto se produzca la fijación y podrá ponerse de pie. (Fig. 177)

Ejercicios funcionales

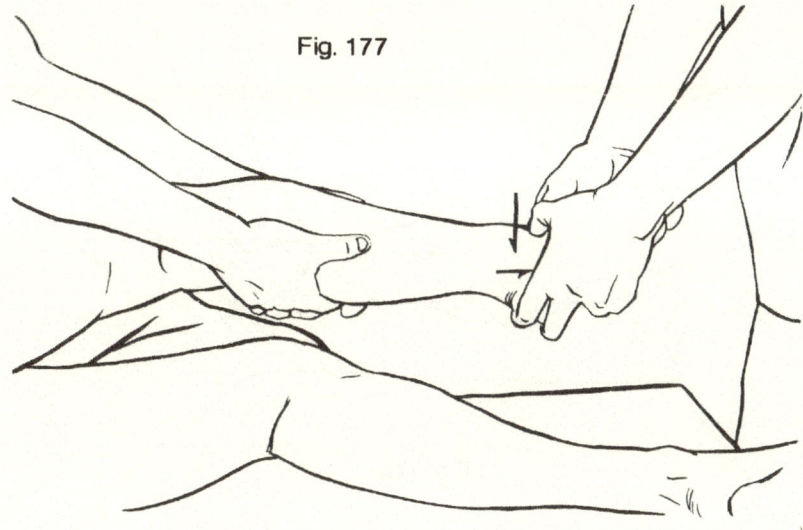

Fig. 177

Voltear y hacer girar:

Terminada la manipulación, se puede empezar a extender dorsalmente el pie y flexionar el metatarso. 2 semanas después, con la condición de no recargar el pie, se puede realizar el ejercicio de voltearlo interna y externamente y girarlo. 1 vez cada día.

22. Luxación de la articulación del calcáneo

El calcáneo, astrágalo y escafoides forman una articulación y se mueven conjuntamente; estos huesos se articulan entre sí, pero si se voltean de manera excesiva hacia dentro, se puede producir la luxación del calcáneo acompañada frecuentemente de la lesión del ligamento calcáneo-astragalino externo. Son muy pocos los ejemplos de luxación producidos por el volteo hacia afuera.

Manifestaciones clínicas

En la parte anteroinferior del maléolo externo se produce un ligero edema y dolor a la presión (menor que el producido en la luxación del astrágalo). A medida que transcurre el tiempo, el edema aumenta y va desapareciendo la depresión existente en la zona anteroinferior del maléolo externo. Debido al dolor no puede apoyar en el suelo el pie; además, al voltear externa e internamente el pie aparece una sensación dolorosa. Sin embargo ésta no es evidente cuando se extiende el dorso del pie y se flexiona el metatarso. Este fenómeno es contrario al producido en la luxación del astrágalo.

Tratamiento

Voltear y presionar:

Tomamos como ejemplo el tratamiento del volteo interno. El paciente se coloca sentado sobre la cama, estiradas las extremidades inferiores e inclinado el cuerpo hacia el lado sano. El meléolo interno se coloca sobre la superficie de la cama y el maléolo externo hacia arriba. El ayudante toma la pierna tracconandola hacia el médico, quien sostiene el talón con una mano y con la otra agarra bien el empeine (so-

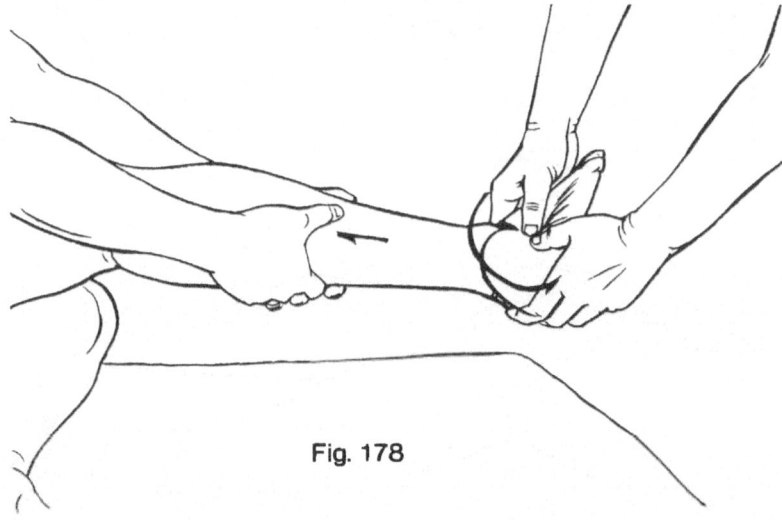

Fig. 178

breponiendo ambos pulgares en el lado externo de calcáneo y astrágalo). Las dos personas traccionan la pierna frente a frente durante unos instantes, y el médico extiende el dorso del pie. Luego continúan con la tracción y voltean la pierna en la medida de lo posible, manteniéndola así unos instantes. A continuación, la voltean brúscamente hacia afuera. Finalmente, el médico presiona fuertemente con ambos pulgares hacia la parte superointerna y con los otros dedos sostiene el talón hacia la parte inferoexterna. Si el paciente tiene una sensación de crepitación, se entiende que la luxación ha sido reducida. Se puede repetir la manipulación.

La técnica de voltear hacia afuera es precisamente contraria a la anteriormente expuesta. (Fig. 178)

23. Luxación de la articulación del hueso escafoides

El escafoides posee seis caras articulares, vinculadas respectivamente con el astrágalo, el calcáneo, los tres huesos cuneiformes y el cuboides. La luxación de la articulación del escafoides suele ocurrir en la cara que se articula con el astrágalo. Puede producirse al realizar movimientos violentos con el pie.

Manifestaciones clínicas

Los pacientes sienten dolor a la presión en la zona del metatarso. Además se produce una sensación de inestabilidad y una ligera limitación de los movimientos.

Profilaxis

Prestar mucha atención para no dar malos pasos al descender las escaleras, o tener un mal apoyo del pie en los saltos. Es muy fácil sufrir esta lesión al variar el centro de gravedad.

Tratamiento

Tirar, flexionar, extender y presionar:

El paciente con luxación interna se sienta, volteando el pie hacia dentro. Un ayudante le fija el calcáneo tirándolo hacia el otro ayudante, el cual le estira longitudinalmente los metatarsianos en dirección opuesta. El médico, de pie junto al lado afectado, le coloca ambos pulgares en el lado medio del escafoides, luego lo empuja y tracciona hacia el lado externo del pie movién-

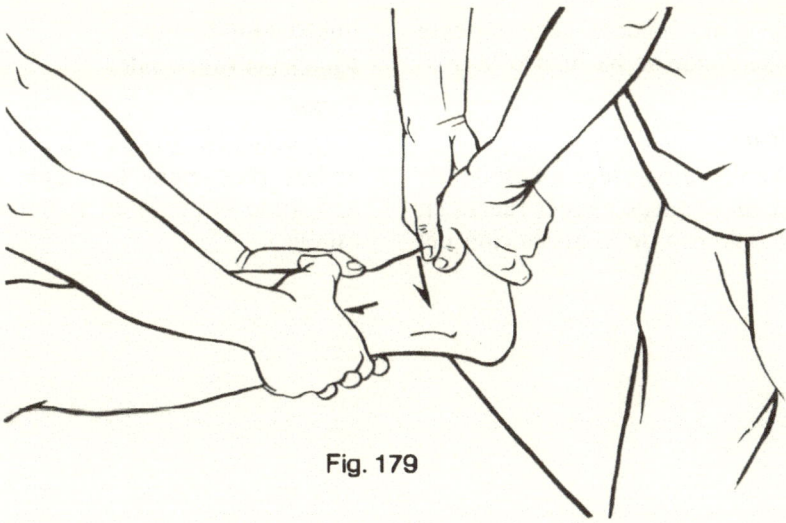

Fig. 179

dolo ligeramente hasta el límite máximo; posteriormente lo tracciona hacia dentro y al mismo tiempo presiona el escafoides hacia afuera. Si el paciente tiene una sensación de movimiento significa que se ha producido la reducción.

En los pacientes con luxación dorsal, la diferencia consiste en situar el dorso del pie hacia arriba, el médico le coloca el pulgar en la parte dorsal del escafoides; en el empeine del pie le efectúa la flexión de los metatarsianos y los tracciona hasta el límite máximo. Con esto se calma el dolor durante unos minutos. Luego le extiende brúscamente el dorso del pie, al tiempo que le empuja y le presiona el escafoides afectado en la dirección de los metatarsianos.

Los pacientes que presentan la luxación hacia los metatarsianos se colocan sentados con la planta hacia arriba. El médico le coloca ambos pulgares en el lado de la luxación de la articulación del escafoides, traccionándolo en la dirección de extensión, flexiona brúscamente el metatarso y con el pulgar le empuja y le presiona a la vez el esca-

foides hacia el dorso. (Fig. 179)

Tras las manipulaciones el paciente debe reposar, o al menos disminuir los movimientos, durante 1 semana.

Ejercicios funcionales

Realizar un movimiento vibratorio:

El paciente se quita los zapatos, la parte anterior de la planta la apoya sobre los mismos dejando los talones en el aire, luego se realiza un movimiento vibratorio en los pies. Se realiza 2 veces cada día y en cada sesión 30 ó 50 movimientos.

24. Luxación de las articulaciones de los huesos cuneiformes

Cuando se produce una flexión dorsal excesiva de la planta, una flexión del matatarso o un movimiento excesivo de la planta hacia afuera, se puede producir la luxación de los cuneiformes.

Manifestaciones clínicas

Hay dolor local a la presión. Aparece

dolor con el movimiento, generalmente en la zona donde se ha luxado la articulación.

Tratamiento

Como en el caso anterior, después de la reducción se puede ejercer fuerza en el punto doloroso de la articulción del hueso cuneiforme.

Ejercicios funcionales

Saltar:

Se practica con un pie o alternando ambos pies, pero lo mejor es saltar apoyando la mano en cualquier punto estable.

C. ENFERMEDADES DIVERSAS

I. INTRODUCCION

En este capítulo se abordan los tratamientos ortopédicos para las lesiones de tendones y luxaciones de articulaciones. Los tratamientos son numerosos y tienen amplias indicaciones.

Los trece artículos de este capítulo estudian: la digitopuntura en las enfermedades que cursan con daño en los nervios periféricos, la terapéutica de golpear, el dolor de nuca, hombros, cintura y piernas en los ancianos, las enfermedades profesionales, el tratamiento profiláctico de las enfermedades que conlleva el stress de vida, masajes en las enfermedades comunes infantiles y el tratamiento de las enfermedades comunes de medicina interna en los adultos, por ejemplo: la constipación y el insomnio. Además para los médicos del departamento ortopédico se plantea una serie de problemas: clínicamente hay que aumentar la vigilancia en la degeneración celular maligna evitando la demora en consultas, tratándola a tiempo de modo correcto y racional.

Al final de este libro se añaden, además, ciertos conocimientos interesantes para todas las personas, masajes para servicio sanitario, para bajar de peso, mejorar la salud, realizar la belleza, así como las acciones del automasaje.

1. Lesión en el parto

Esta enfermedad se produce en el curso del alumbramiento lesionándose el cerebro del bebe. Debido a una alteración en el cerebro existe una carencia parcial o total en el control de la médula espinal, el control cerebral de inhibición muscular disminuye o desaparece, produciéndose parálisis espástica. La lesión en el parto es una enfermedad desprogresiva, como características principales se presentan aumento de la tensión muscular en el lado afectado (hiperreflexia), la alteración del movimiento voluntario, alteración del lenguaje y la inteligencia del niño. El curso de la enfermedad y del tratamiento son relativamente largos y la eficacia no está asegurada. Actualmente es un problema en la práctica clínica. Aquí se recomienda una terapéutica efectiva.

Manifestaciones clínicas

Hay que realizar una diferenciación en el grado de lesión, desde el espasmo muscular hasta la pérdida de las funciones de los miembros. En los casos leves sólo se produce una ligera alteración motora. En los graves, como consecuencia del aumento máximo de la tensión muscular, existe incapacidad para realizar movimientos involuntarios. Algunos niños afectados son diagnosticados tras el parto debido al llanto y movimientos anormales, pero frecuentemente no se descubre esta alteración hasta pasados 3 ó 6 meses desde el nacimiento, incluso algunos padres no descubren esta enfermedad hasta que el niño afectado comienza a caminar.

Según el grado de afección de los miembros, se puede dividir en varios tipos:

a. Monoplejía: Parálisis limitada a un miembro, es una afección ligera, acompañada de una leve alteración de la inteligencia y del lenguaje.

b. Hemiplejía o paraplejía: La alteración se produce en la extremidad superior e inferior de un mismo lado (hemiplejia). Si las extremidades inferioes están afectadas, se denomina paraplejía, la cual ya es un estadio más grave; en muchos casos está acompañada de una importante alteración de la inteligencia y del lenguaje.

c. Cuadriplejía: Cuando la lesión se extiende a las cuatro extremidades, aunque casi siempre se ve más afectado una parte, la superior o la inferior, por lo cual no suele ser una afección simétrica. Existen graves alteraciones de la inteligencia y del lenguaje.

Variación de la tensión muscular: Debido a los diferentes grados de la afección, el espasmo muscular y la limitación funcional son, naturalmente, distintos. Generalmente el músculo, al perder la inervación del nervio motor, presenta mayor tensión muscular siendo más notorio el aumento al contraerse el músculo, perdiéndose dicho aumento en reposo. Cuando el daño afecta principalmente la corteza cerebral se produce el máximo aumento de la tensión muscular. Cuando la alteración alcanza la base del cerebro, el niño afectado puede contraer las manos y los pies, habrá temblor, rigidez muscular y dificultad para hablar. Cuando el factor patógeno afecta al cerebro aparece ataxia, desequilibrio del cuerpo y temblor del globo ocular. Las características típicas del cuerpo en la parálisis espástica son las siguiente: el hombro está contraído hacia adentro, el codo está flexionado, el antebrazo en supinación, la muñeca flexionada, el pulgar contraído y agarrado entre los otros cuatro dedos flexionados, la articulación de la cadera se flexiona, se contrae y se voltea internamente, el metatarso se flexiona y se voltea internamente. Si existe afección en las extremidades inferiores, al sostener al niño enfermo desde las axilas, se observa las extremidades inferiores cruzadas, presentando la forma de tijera. Cuando se afecta el tronco, el niño no puede ponerse de pie, ni en cuclillas, ni flexionar la columna vertebral, incluso puede presentar opistótonos. En los casos de afección de las extremidades aparece la hiperreflexia.

Las alteraciones de las funciones:

Al intentar mover el miembro afectado, los músculos agonistas y antagonistas se contraen a la vez, produciéndose una resistencia, por eso el paciente no puede realizar movimientos o coordinarlos. Cuanto más pretende moverse, más se agudiza el fenómeno. Esto marca una diferencia con respecto al paciente que sufre poliomielitis.

Debido al distinto grado de la enfermedad, también es distinta la alteración de las funciones. El niño enfermo es incapaz de saltar, correr, caminar, pararse, arrastrarse ni sentarse. Según el nivel de afección puede aparecer cojera en una pierna o la forma típica de tijera en las extremidades inferiores. Cuando existe alteración de las extremidades superiores pierden la capacidad de asir las cosas y de hacerlo será de manera inestable, incluso son incapaces de levantar los brazos. La típica postura de asir las cosas se presenta con flexión de las articulaciones metacarpofalángicas, flexión de las articulaciones interfalángicas y con el pulgar contraído.

La afección de la inteligencia y del lenguaje: En los casos leves presentan debilidad de carácter con estado de ánimo inestable, generalmente presentan una actitud de insensibilidad ante las cosas, el paciente habla sin fluidez y con mala pronunciación; en los casos graves se presenta idiotez con ánimo intranquilo, incapacidad para controlar las heces y la orina, secreción exagerada de saliva (sialorrea), y anartria afasia motora que impide evocar las palabras.

La deformación aparece secundariamente y está motivada por la contractura de las partes blandas y el tardío desarrollo de los huesos.

Profilaxis

Hay que realizar la profilaxis desde el embarazo para evitar infecciones virales, sobre todo en los primeros meses de embarazo. Las embarazadas deben hacerse exámenes periódicos. Si se presenta un parto difícil elegir un correcto tratamiento, si es necesario usar instrumentos obstétricos, tomar una actitud cuidadosa y prudente, con el fin de evitar lesiones. En el bebé recién naci-

do se debe prevenir a tiempo la infección intracraneal y el daño cerebral. De ocurrir la enfermedad, tratarla lo más rápidamente posible. Este tratamiento se utiliza hasta los 3 ó 6 meses después del nacimiento.

Tratamiento

1. DIGITOPUNTURA:

La digitopuntura se basa en la presión de los puntos acupunturales. En este tipo de maniobra, se utiliza principalmente el dedo medio, también se puede presionar con tres dedos uniendo pulgar, índice y medio, o con todos, uniendo los cinco dedos. Al efectuar la digitopuntura, la persona que lo aplica debe usar la fuerza del hombro, brazo, antebrazo y muñeca hasta llegar al extremo de los dedos, formando con ellos un ángulo de 60 a 90 grados con la superficie de la piel del paciente, luego realizará golpeteos suaves sobre los puntos acupunturales seleccionados, de manera uniforme y continua. También se puede realizar en dos tiempos, un golpe fuerte y otro suave; o en cuatro tiempos: rápido–normal–lento–rápido. La muñeca debe estar firme y muy flexible, el codo y el hombro suavemente relajados para lograr bue-

Fig. 180

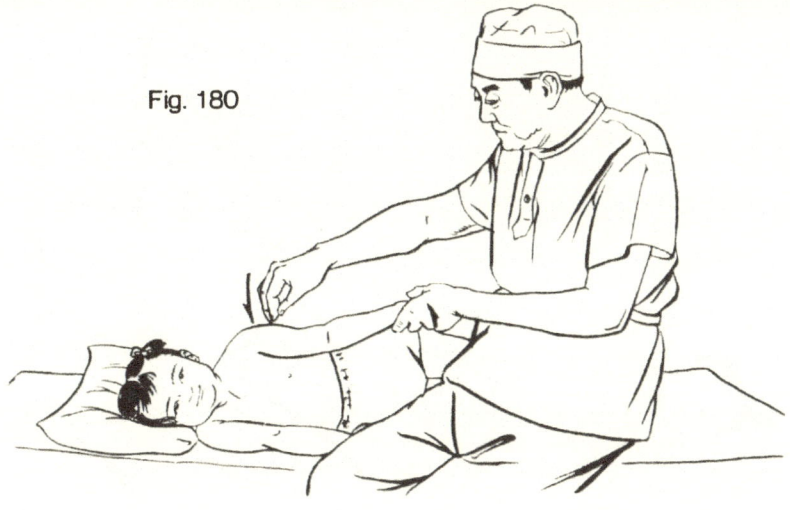

na fuerza y energía. La flexibilidad de la muñeca es muy importante para realizar esta maniobra. Se debe tratar de concentrar la fuerza del brazo en la muñeca, y en especial en las puntas de los dedos, e imprimir la velocidad y fuerza necesaria para una presión adecuada y uniforme en cada uno de los movimientos. (Fig. 180)

Este método se puede ejecutar de tres maneras: presión ligera, mediana o fuerte. (Figs. 181, 182 y 183)

La presión ligera toma el cuerpo del manipulador como centro y el punto de apoyo de la fuerza del brazo; la presión mediana considera la articulación del codo como centro y punto de apoyo y la presión fuerte tiene su centro y punto de apoyo en el hombro.

La función principal de este método consiste en favorecer las corrientes de

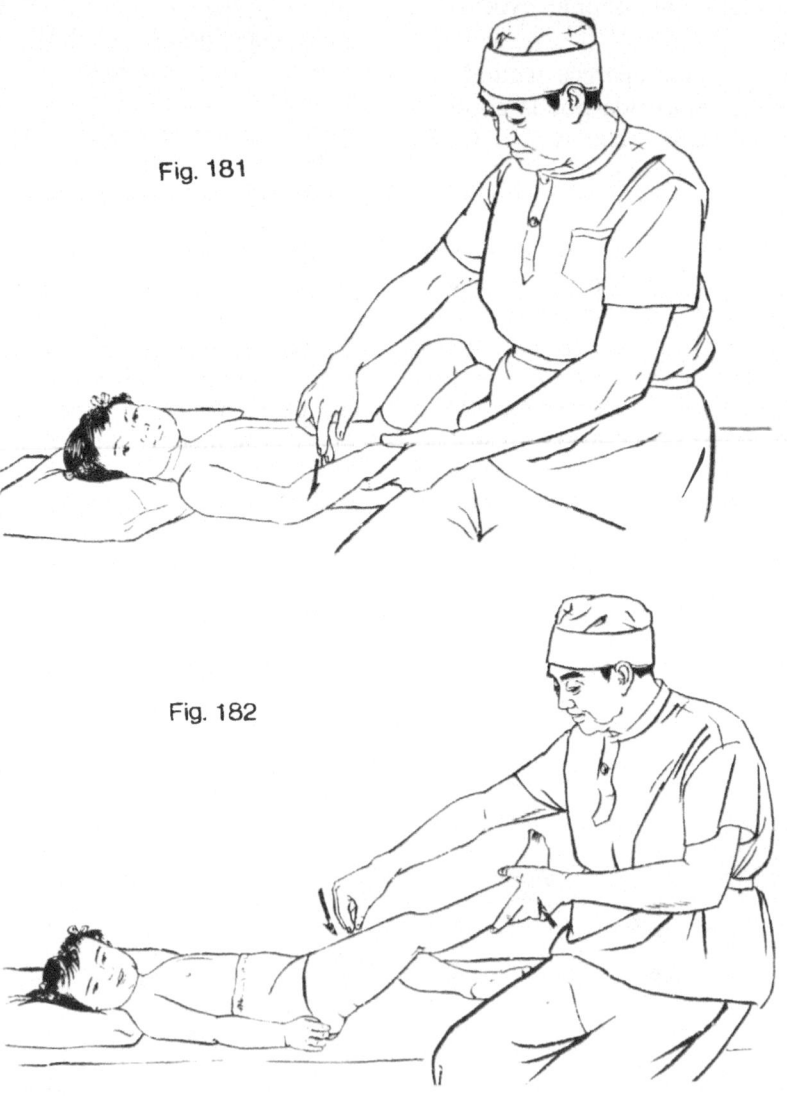

Fig. 181

Fig. 182

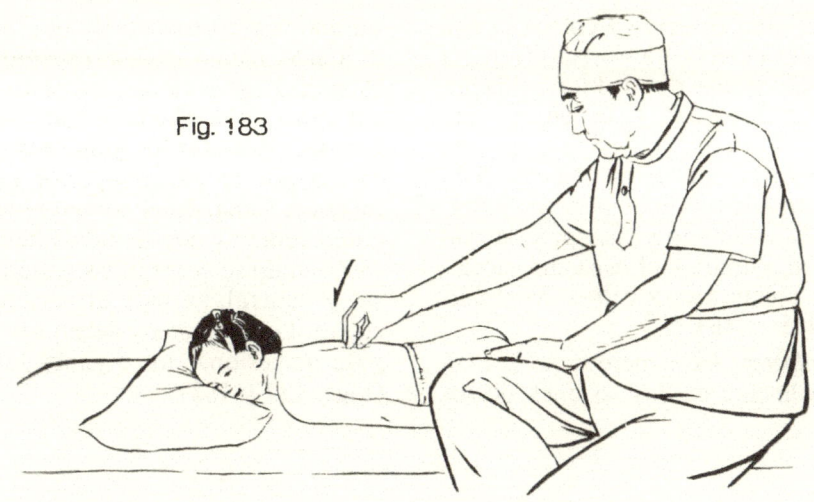

Fig. 183

energía y sangre en los canales y colaterales, relajar los músculos y tendones, eliminar el espasmo muscular, calmar el dolor, calentar los canales y colaterales y quitar el frío.

2. MANIPULACIONES AUXILIARES:

1. Presión: El operador presiona con la punta del pulgar extendido el punto seleccionado, se aumenta poco a poco la intensidad de la presión con firmeza. Ejercer la presión durante 1 ó 2 minu-

tos aproximadamente o el tiempo que pueda soportar el niño afectado. Este tratamiento es analgésico y antiespasmódico. Se puede sustituir por los masajes. (Fig. 184)

2. Punción: Este método se realiza con las uñas de los dedos en lugar de las agujas de acupuntura. Generalmente se utiliza el pulgar o pulgar e índice, pellizcando los nudillos de las falanges y las raíces de las uñas. Por ejemplo, al puncionar la raíz de la uña, el médico, con su mano izquierda, sostiene la mu-

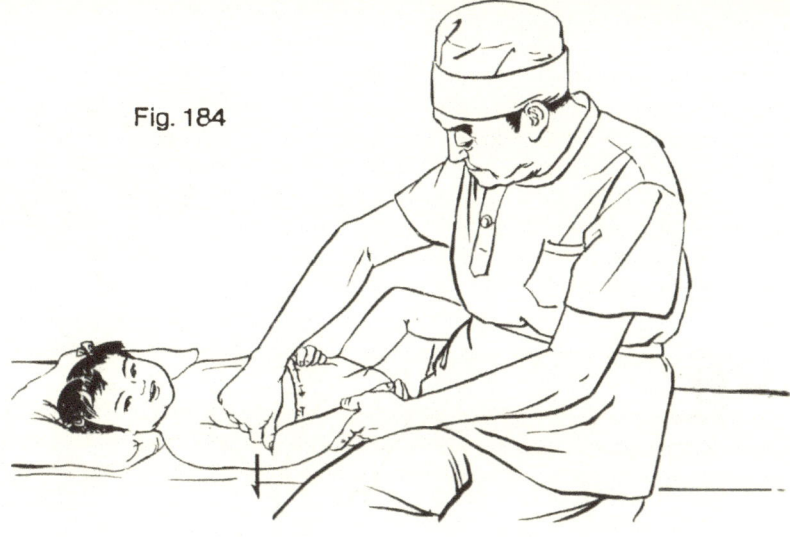

Fig. 184

ñeca del niño enfermo y coloca la uña del pulgar derecho flexionado frente a la raíz de la uña del dedo a pellizcar, los otros dedos se fijan en el lado opuesto. Luego, presiona con la uña del pulgar la raíz de la uña del dedo estimulándola con movimientos vibratorios. Este método se usa para la reanimación, eliminar el espasmo, accionar los colaterales y calmar el dolor. (Figs. 185 y 186)

3. Golpeteo: Este método se realiza principalmente en las lesiones dorso-lumbares y costoabdominales. Se unen el índice, medio, anular y meñique y se flexionan ligeramente, se coloca el pulgar cerca del índice formando una concavidad. Realizar los golpeteos comenzando por la parte superior hacia la inferior, tomando el codo o el hombro como centro y con la palma hacia abajo. Cuando se golpean las regiones dorsal y ventral, se pide al paciente que espire. Los golpeteos deben ser suaves para no lesionar los órganos internos. (Figs. 187 y 188)

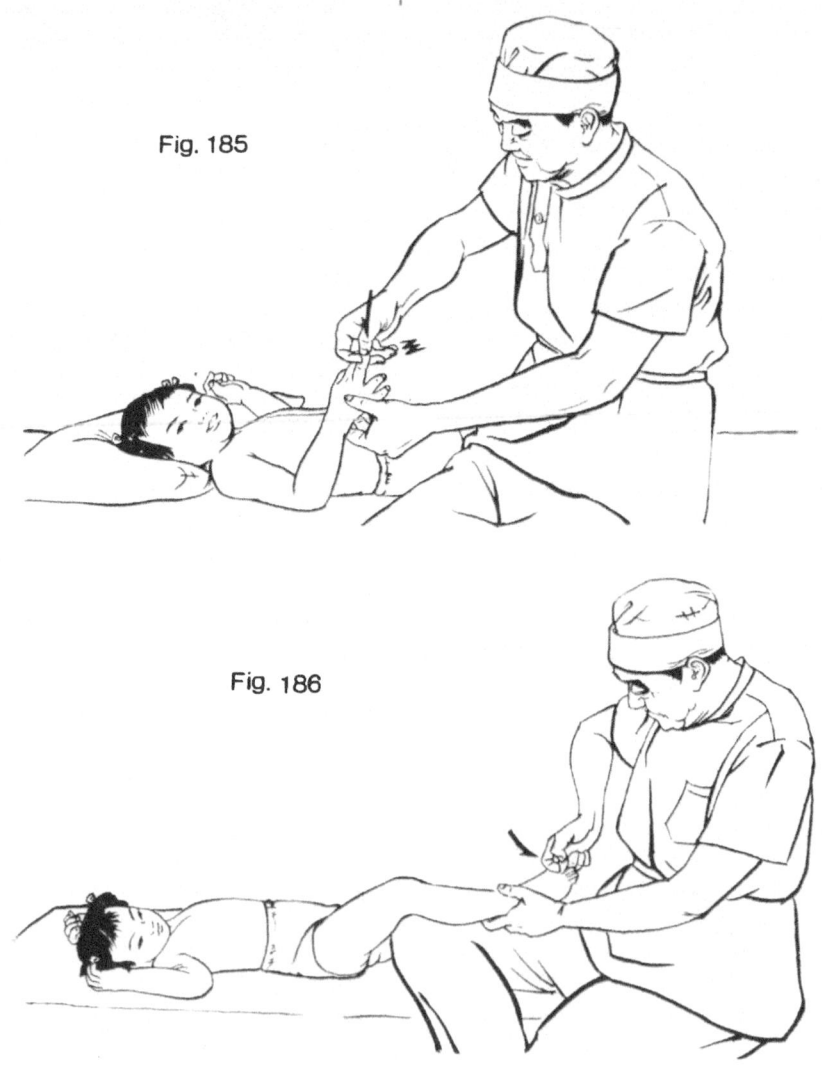

Fig. 185

Fig. 186

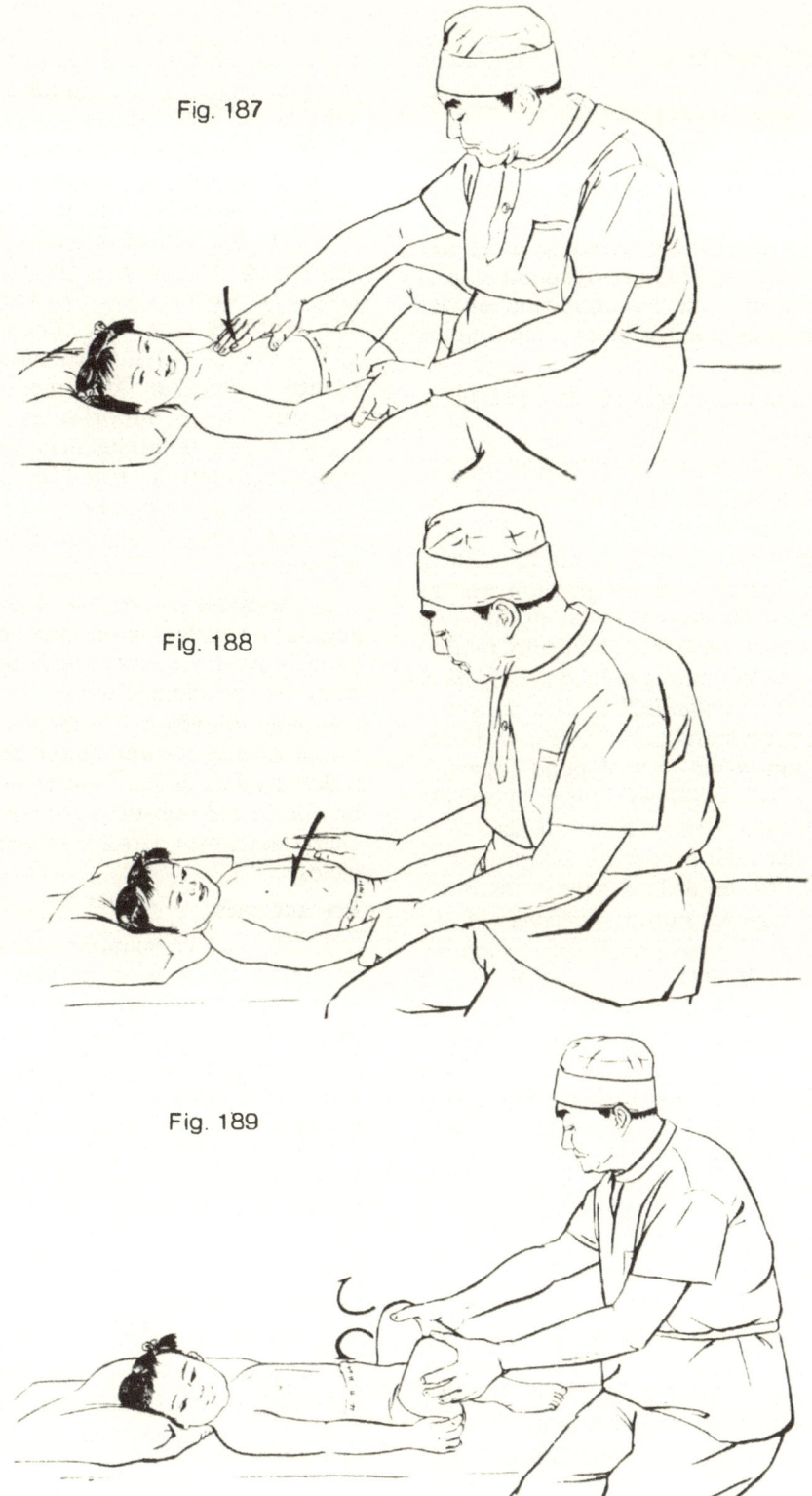

Fig. 187

Fig. 188

Fig. 189

205

Este método mejora la circulación de energía y sangre, activando los canales y colaterales.

4. Calma: Este método se utiliza sobre todo en contracturas musculares que provocan deformaciones articulares. La maniobra concreta se halla descrita en el apartado correspondiente al tratamiento por manipulación en las lesiones de los tendones y músculos. (Fig. 189)

3. MANIPULACIÓN DIGITOPUNTURAL:

1. Curso de tratamiento: Tomamos la hemiplejía derecha como ejemplo; el niño afectado se coloca en decúbito supino, frente a él se sienta el médico, quien ejerce primero presión en las raíces de las uñas y en los nudillos de los dedos afectados, al mismo tiempo presiona los puntos *hegu* (I.G. 4), *quchi* (I.G. 11), *shousanli* (I.G. 10), para después presionar 1ª, 2ª, 3ª, 5ª y 6ª líneas de estímulo de la extremidad superior, 5 ó 6 veces. Luego utiliza la misma técnica para tratar la extremidad inferior afectada: primero presiona la raíz de la uña del dedo del pie y los nudillos, luego los puntos *taichong* (H. 3), *taixi* (R. 3), *zusanli* (E. 36) *yanglingquan* (V.B. 34), *fengshi* (V.B. 31) a continuación presiona la 1ª y 2ª líneas de estímulo de la extremidad inferior. Si en el niño aparecen contracturas musculares se puede usar la manipulación de calma, y simultáneamente masajear el músculo contraído. Al terminar mover las articulaciones. En los niños con incontinencia urinaria se pueden hacer golpeteos 6 ó 10 veces sobre la región ventral. Luego al niño se colocará en decúbito prono, el médico presionará en los puntos *shangliao* (V. 31), *ciliao* (V. 32), *zhongliao* (V. 33), *xialiao* (V. 34), *yaoyan* (Extra.), *huantiao* (V.B. 30) y las líneas 5ª, 6ª y 7ª de estímulo de la extremidad infe-

rior, luego presionará los puntos *huatuo jiaji* (Extra.), los puntos *shu* de la espalda del canal de la vejiga taiyang del pie y finalmente realizará entre 6 y 10 golpeteos en la región lumbar. Se sentará al niño y el médico presionará o frotará los puntos *fengchi* (V.B. 20), *fengfu* (Du. 16), *yamen* (Du. 15), *baihui* (Du. 20), *jiaosun* (S.J. 20), *yifeng* (S.J. 17), *renzhong* (Du. 26), *lianquan* (Ren. 23), *jiache* (E. 6) y otros puntos. Los puntos *baihui* (Du. 20) y *renzhong* (Du. 26) son puntos importantes para los trastornos de la inteligencia, principalmente el punto *yamen* (Du. 15) para afecciones del lenguaje y los puntos *lianquan* (Ren. 23) y *jiache* (E. 6) para la sialorrea.

2. Duración del tratamiento: Por lo general en cada región (extremidades, zona lumbar y cabeza) dura de 5 a 10 minutos aproximadamente. Cada día el tratamiento dura más o menos unos 20 minutos. La manipulación se realiza todos los días de 3 a 5 veces por semana. De 25 a 30 sesiones constituyen un ciclo. Descansar 1 ó 2 semanas cada 2 ciclos.

Precauciones

1. Durante la maniobra, primero se manipula suave y luego más intensamente, corto tiempo al principio, aumentándolo de acuerdo con la reacción de los niños enfermos. Si éstos no presentan reacciones negativas, se podrá incrementar poco a poco el volumen del tratamiento. No debe impacientarse al no obtener un éxito rápido, el tratamiento es, en realidad, una sucesión de movimientos progresivos, por esta razón es más apropiado practicarlo gradualmente.

2. En el curso del tratamiento se puede presentarse algunas reacciones normales como entumecimiento, distensiones, dolor o calor en los sitios manipulados, calor en los miembros,

enrojecimiento de la piel y poca transpiración, no obstante, los niños enfermos tienen frecuentemente buen apetito, buen estado de ánimo y duermen bien. Ocasionalmente se presenta cianosis en la piel y fuerte dolor en puntos localizados, debido a la fuerte manipulación y al aumento de fragilidad de los vasos sanguíneos. Estos síntomas desaparecerán días después de suspenderse el tratamiento. A veces, en enfermos de constitución débil, se presentan fenómenos de fatiga, facies pálida, piel sudorosa o enfriamiento de los miembros. Estos síntomas se deben a exceso de la manipulación, en intensidad o duración. Ante estas circunstancias hay que cesar la manipulación durante unos momentos o dar pequeños golpes en la cabeza y en la región dorsal. Si se presentan signos graves, los niños se deberán tratar como si sufrieran un colapso.

3. Desde el punto de vista clínico, se puede afirmar que el efecto del tratamiento y el pronóstico de la enfermedad tienen directa relación con la clase y duración de la manipulación, así como del estado de salud y la edad del paciente. Los resultados de la manipulación disminuyen conforme aumenta la gravedad de la parálisis (monoplejia, hemilejía, etc.). Cuanto mayor sea la contracción muscular, se obtendrán menores resultados. La manipulación es más efectiva en los niños de corta edad que en los mayores, así mismo, la eficacia de la manipulación es proporcional a la duración del tratamiento, especialmente en enfermos con fuerte contractura muscular, no obstante, en las recidivas el grado de contracción muscular es menor.

4. Se debe aplicar la digitopuntura cuando el músculo presente contracturas espasmódicas, así se obtendrán mejores resultados en la relajación muscular.

5. La terapéutica digitopuntural sirve para robustecer tendones, músculos y huesos, fortalecer la constitución física, eliminar los factores patógenos y prolongar la vida, por lo tanto ésta también es una terapia sanitaria.

Ejercicios funcionales

Hay que pedir a los familiares del niño afectado que los realicen, siendo importante practicarlos a diario, así se conseguirá consolidar la eficacia y recuperar la salud. En niños con bajo coeficiente intelectual y deficiencia del lenguaje, los padres deben hacer diariamente la inducción en todos los aspectos y ejercitar la articulación del lenguaje. En las deficiencias funcionales, lo principal es corregir la deformación de los miembros y articulaciones del niño afectado mediante actividades pasivas, imitando las manipulaciones de calmar, extender y mover los dedos de las manos y de los pies. El tratamiento es relativamente simple, lo difícil es realizarlo diariamente. Practicarlo una vez por la mañana y otra por la tarde, o una vez al día, durante cada sesión de 10 a 15 minutos.

2. Parálisis infantil

Esta enfermedad se refiere a las secuelas de la poliomielitis aguda que afecta al asta anterior de la sustancia gris de la médula espinal. Recibe este nombre pues por lo general ocurre en personas menores de cinco años, aunque se puede presentar en cualquier época de la vida. La poliomielitis es una enfermedad infecciosa, producida por un virus neurotrópico cuya variedad patológica invade principalmente las neuronas motoras del asta anterior de la sustancia gris de la médula espinal. Clínicamente se caracteriza por la aparición de parálisis tardía con sín-

207

tomas irregulares y asimétricos, sin insensibilidad ni incontinencia urinaria o fecal. Los reflejos tendinosos están disminuidos o ausentes.

Manifestaciones clínicas

Aqui sólamente presentamos los enfermos de hemiplejía espinal parcial que son los más frecuentes en la práctica clínica. La mayoría de los pacientes presentan parálisis de los miembros inferiores con estas particularidades: parálisis tardia, sensibilidad intacta, grado variable de parálisis muscular, distribución asimétrica de la parálisis. En los músculos cuadríceps femorales, deltoides y tibial anterior puede existir parálisis acompañada de atrofia muscular y debilidad o desaparición del reflejo tendinoso, sin incontinencia de las deyecciones ni de la orina.

Profilaxis

Debido a la carencia de medios efectivos para controlar la infección, en la práctica clínica es difícil dominar a tiempo el desarrollo de la enfermedad; al aparecer la degeneración y necrosis de las neuronas motoras, es muy difícil su recuperación, de ahí la importancia que adquiere el trabajo profiláctico. Se debe adoptar las medidas profilácticas necesarias desde el punto de vista de la epidemiología.

Tratamiento

Golpear: Esta manipulación es apropiada para robustecer los músculos, tendones y huesos, además para tratar las lesiones que ha producido la enfermedad. Con una mano, el manipulador toma la raqueta (instrumento usual ya mencionado) en la unión del tercio medio e inferior. Al golpear usará principalmente la fuerza flexible de su muñeca. Se golpeará en grados ligero, medio y fuerte con ritmos de siete estrellas, 4–1–4, 3–6–9, etc.

En cuanto a las zonas, se golpeará en las líneas de estimulo o zonas especificas del paciente, es decir, se golpeará la cintura, espalda y costados de los miembros. Se toma la cintura y espalda como puntos claves. En la parte superior de la cintura y de la espalda es conveniente usar la manipulación ligera. En la parte inferior del plexo lumbar, lugar correspondiente a una parte del nervio caudal, manipulación fuerte; en el lado extensor de los miembros superiores e inferiores, manipulación fuerte; en el lado interno de los miembros, manipular ligeramente; lo mismo donde se encuentren las articulaciones y músculos delgados. Al golpear, hacerlo siguiendo un orden: de lo proximal a lo distal, de los miembros superiores a los inferiores, del lado interno al externo. El paciente puede estar de pie, sentado, en decúbito, etc..., esto lo determinará la situación concreta del paciente. (Figs. 190, 191 y 192)

Las manipulaciones auxiliares se harán como en la parte titulada "lesión en el parto".

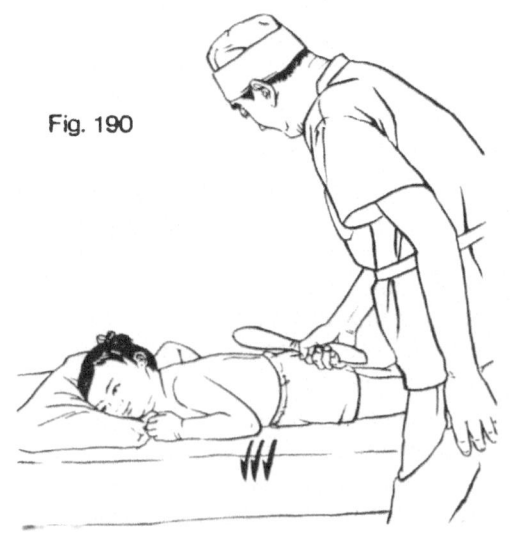

Fig. 190

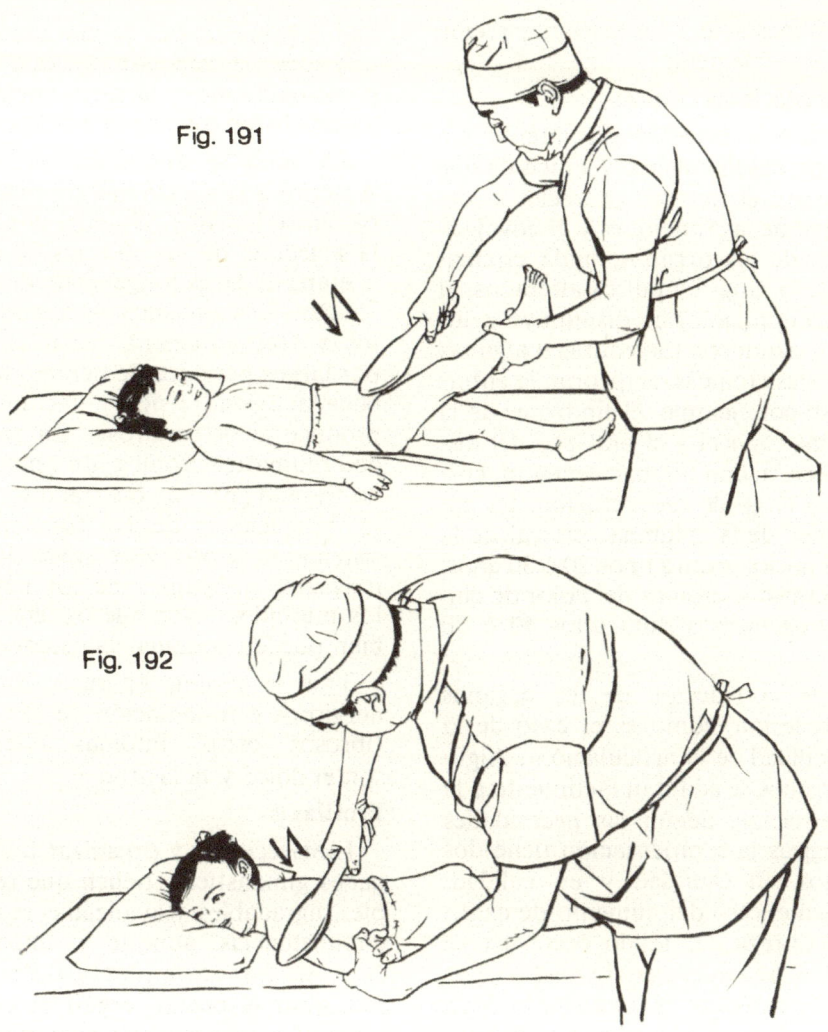

Fig. 191

Fig. 192

3. Prevención del dolor en el cuello, el hombro, la cintura y las extremidades en los ancianos

Una característica fisiológica del envejecimiento es la disminución de las funciones orgánicas, la disminución de las células musculares y su flexibilidad. Así los ancianos están menos capacitados que los jóvenes para flexionar, extender y girar las articulaciones, por lo cual deben prestar mucha atención, se-

gún sus propias capacidades en el ejercicio físico.

Características de las enfermedades en los ancianos:

En el tratamiento ortopédico no habrá excepciones. Muchas veces no se determina la etiología o no se recuerda claramente. La patología, latente, se desarrolla con lentitud y con carácter avanzado y crónico. Los síntomas aparecidos son atípicos, mostrando diversidad, lugares múltiples y sistemas distintos. La eficacia del tratamiento es lenta e inestable y los síntomas recidivan frecuentemente.

Manifestaciones clínicas

Debido a la etiología latente sin corregir, desde jóvenes y a medida que transcurre el tiempo, aparecen la decrepitud de las funciones y el envejecimiento de los órganos, mala circulación de la sangre y pulsos alterados, el sistema inmunológico disminuye y, los golpes, esquinces, torceduras o algunas patologías crónicas, empeoran la enfermedad; por ejemplo, el síndrome de la columna cervical y el prolapso del disco intervertebral lumbar tienen un curso muy largo de recuperación. La enfermedad de la columna cervical de la forma mieloide dura unos 20 ó 30 años, la enfermedad crónica del dolor de cintura y de piernas dura unos 40 ó 50 años.

Existe la reacción de los órganos ante la lesión, como es el caso de la inestabilidad de la articulación . Algunos órganos se adaptan fácilmente a la compensación. Según las necesidades fisiológicas la compensación tiene dos aspectos, en cantidad y en calidad, como en el caso del aumento de cantidad y dureza del tejido óseo, así se alcanzará una nueva estabilidad o equilibrio. El osteofito es un ejemplo de la reacción de los órganos, es una formación labiada, resultante de la hiperosteogenia. El osteofito, de por sí, no es una enfermedad, sino una reacción orgánica debida al desgaste fisiológico del organismo humano, es una muestra del fenómeno de envejecimiento de los órganos. Normalmente el 90% de los hombres mayores de 70 años presentan osteofitos. En los lugares donde surgen los osteofitos, los nervios, vasos sanguíneos y la tráquea se comprimen. Si no se disminuye rigurosamente la compresión, será muy difícil eliminar los síntomas ya surgidos. Existe la variedad esponjosa del tejido óseo en la que surge la osteoporosis; ésta se debe principalmente a la disminución del metabolismo óseo en la edad avanzada.

La vejez se divide en tres etapas: Anterior a la ancianidad o primera etapa, entre los 40 y 59 años; la etapa de la senectud, de los 60 a los 70 años; y la etapa de larga longevidad, de más de 75 años. Los ancianos ya no son robustos y frecuentemente caen enfermos por largos periodos de tiempo, realizan poca actividad física y fácilmente se produce la osteoporosis. La enfermedad reumatica crónica, un reumatismo no tratado antes o no curado totalmente, alteraciones de las funciones del sistema nervioso vegetativo, la mala irrigación sanguínea de los tendones, los músculos o los huesos, etc..., también pueden producir la osteoporosis.

Tras la lesión, aparecen síntomas nerviosos e inflamación de los tejidos fibrosos, otros síntomas adicionales son el dolor y la lasitud.

Profilaxis

1. Seleccionar y organizar las actividades gimnásticas, tienen que ser simples, agradables y avanzadas según las circunstancias, aunque lo importante es perseverar en la práctica. Por ejemplo, girar el cuello, erguir la cintura, mover los brazos, estirar las piernas o realizar ejercicios pasivos. Se debe seleccionar una actividad apropiada para cada necesidad, mantener esa actitud durante 2 minutos por lo menos realizándola todos los días. Los ejercicios deben ser estrictamente correctos, no perezosos ni rutinarios. En los enfermos con funciones muy decrépitas la recuperación será muy gradual hasta lograr una vida sana.

2. Según los lugares donde aparezcan los síntomas principales, se seleccionarán algunas de las manipulaciones recomendadas en la primera parte.

Algunas son autónomas, otras se harán con la ayuda de otras personas. Hay que fijarse bien en combinar la firmeza y la suavidad, y seleccionar razonablemente entre la manipulación compleja y la simple. Aparte de esto se puede realizar una serie de ejercicios de rehabilitación, en total 20 movimientos; seleccionar uno de ellos para practicarlo según las propias necesidades. Se obrará de acuerdo con el cuarto capítulo de la primera parte.

4. Enfermedades profesionales

Este importante grupo de enfermedades es causado por sobrecarga en el cuello, los hombros, la cintura y las piernas. Se deben a posturas y posiciones particulares del cuerpo en diversas profesiones, viciándose aquéllas con el tiempo. No se incluyen las enfermedades producidas por contaminación con líquidos de desecho, gases ni polvos de la industria pesada. Por lo tanto, las enfermedades profesionales se refieren aquí a las producidas por actitudes y movimientos prolongados, reiterados o forzados, como la flexión continua de la cabeza, cargar objetos pesados, los ejercicios de acróbatas, jugadores de pelotas, músicos, obreros, empleados manuales, etc.

Manifestaciones clínicas

Se caracterizan por ser enfermedades crónicas. Los síntomas son continuos, unas veces ligeros otras intensos. Se observa hinchazón y deformación evidentes. Algunas articulaciones no interesadas por el vicio postural pueden ser completamente normales o con ligeras alteraciones. El dolor es similar al de las enfermedades generales de las articulaciones, por la mañana el dolor es intenso, con el movimiento el dolor se alivia, pero tras el cansancio el dolor se agudiza.

Profilaxis

A partir de los estudios y de la investigación, se educa a los alumnos de tercer curso de técnica y arte, de educación física y de baile, para realizar concienzudamente los ejercicios profilácticos adecuados y así evitar o retrasar el desarrollo de alteraciones orgánicas y funcionales. Respecto a la profilaxis de las enfermedades profesionales de los músicos, tiene que ser más exigente y que debe satisfacer las necesidades de estabilidad y flexibilidad de las articulaciones interesadas.

En las diversas ramas del trabajo profiláctico existe un carácter general y otro particular, por ejemplo: los trabajadores que permanecen inclinados sobre una mesa apenas se mueven, los bailarines se mueven mucho, los deportistas de anillas, sobrepasan frecuentemente el punto crítico de la escala de las actividades fisiológicas de la articulación del hombro; sobra advertir que la profilaxis debe ser distinta en cada caso.

El tratamiento se practicará según la localización de la lesión, es decir, se obrará de acuerdo con las manipulaciones de los sitios, referidas en la primera parte de esta obra.

5. Síndrome de metatarsalgia plantar

Este síndrome es debido a la presión ejercida por los huesos metatarsianos sobre los nervios metatarsofalángicos. Normalmente ocurre en los pacientes con alteraciones metatarsianas, por ejemplo: malformación congénita del primer metatarsiano (pequeño y corto), el pie tiene forma de garra, el dedo gordo queda girado hacia afuera, el arco plantar desaparece o se desvía la línea de carga. También se encuentra la forma adquirida. Es una enfermedad de la vida moderna.

Manifestaciones clínicas

Esta enfermedad ocurre frecuentemente en mujeres ancianas y débiles, en hombres dedicados a trabajos no manuales o después de sufrir recaidas de enfermedades crónicas y de desgaste. Los síntomas surgen con frecuencia en la marcha o al cargar pesos, el paciente, a veces, siente un dolor similar a un calambre bajo la cabeza del hueso metatarsiano, como si fuera una puñalada o una quemadura. Los pacientes, cuando caminan o se ponen de pie, evitan apoyar en el suelo la zona metatarsiana afectada, a veces cambian el punto de apoyo a fin de aliviar o prevenir el dolor.

El dolor se localiza generalmente en las cabezas del tercer y cuarto metatarsianos, el dolor se irradia hasta los dedos del pie, a veces hasta las piernas. Cuando el dolor es muy agudo, el paciente debe quitarse los zapatos y presionar la zona dolorida o estirarla y encogerla en busca de alivio. En caso de aparición súbita, surge un edema en el dorso del pie.

Profilaxis

Existe relación entre los zapatos de tacón alto y esta enfermedad. Estando de pie o en marcha, se han realizado pruebas de electromiografía, relacionando las distintas alturas de los tacones y el cansancio muscular, la altura óptima es de 1 ó 3 centímetros. Los pacientes que sufren dolor por las callosidades, deberán ser tratados según la sintomatología. Los pacientes que presenten el dedo gordo virado hacia el exterior o sufran ataques de dolor del *hallux valgus* (juanete) deberán ser tratados cuanto antes para que estas enfermedades no sigan desarrollándose. Los pies planos tienen que ser diagnos-

ticados precózmente y tratados a tiempo, usando la plantilla ortopédica correcta y haciendo la rehabilitación correspondiente. Sentado, el paciente debe hacer ejercicios de elasticidad de los pies y tocar el suelo con los talones. De pie saltará con las puntas de los pies repetidas veces, caminará de puntillas, etc.

Tratamiento

1. Empujar y tirar el tendón:

Tendido el paciente en decúbito supino o prono, el manipulador toma entre el pulgar y el índice de su mano el segundo, tercero y cuarto dedos del pie, con el dedo gordo del pie apuntando al borde del pliegue interdigital (entre pulgar e índice). Con el pulgar de la otra mano, el manipulador separa el tendón flexor del dedo gordo, lo empuja fuertemente sobre la planta, los otros cuatro dedos están fijos en el dorso del pie, la orientación del empuje forma un ángulo casi recto con la membrana tendinosa del metatarso o el tendón flexor del dedo gordo del pie. Al realizar la maniobra se puede escuchar un chasquido, la maniobra suele resultar agradable al paciente. (Fig. 193)

Para tratar a un paciente que tiene callosidades, el manipulador debe tirar del tendón en una depresión anatómica situada distalmente a la callosidad. Se hace la maniobra en unos cuantos movimientos y se puede repetir. A continuación, el manipulador empuja y tira del nervio peroneal común y el nervio tibial posterior. Para incrementar la eficacia de la manipulación tira de todos los dedos del pie.

2. Separar el tendón y mover el dedo gordo del pie:

El paciente en decúbito supino, el punto clave de la manipulación está en ambos lados de la parte distal y dorsal

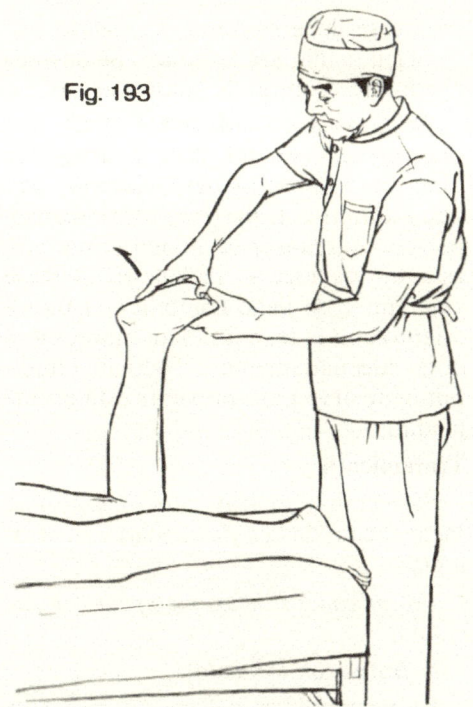

Fig. 193

del segundo y tercer metatarsianos y en el lado interno de la articulación metatarsofalángica del dedo gordo del pie. A veces es preciso separar el tendón en el punto doloroso del hueso navicular. Al mecer el dedo gordo del pie virado se busca corregir la deformación.

3. Estirar:

Tendido el paciente en decúbito supino o sentado; el manipulador fija con una mano el tobillo mientras la otra mueve en dirección horizontal la articulación tarsometatarsiana. Las dos manos se colocan sobre el dorso del pie. Tomemos el lado izquierdo como ejemplo: con su pulgar, el manipulador toma firmemente el hueso navicular y con la derecha levanta y estira la parte anterior del pie, moviéndola hacia adelante, se puede escuchar un crujido.

Ejercicios funcionales

1. Sacudir los pies:

Sentado el paciente y con ambas manos en la cintura, se elevan las piernas flexionándolas, al mismo tiempo que se sacuden. Los que sufran la afección del dedo gordo virado hacia afuera, pueden tomar la articulación metatarsofalángica del dedo gordo como punto de apoyo, con las manos apoyándose en el borde de un banco. Se sacude el pie afectado con una velocidad media o lenta durante 3 minutos aproximadamente.

2. Frotar los pies:

Sirve para las enfermedades de la zona metatarsiana del pie.

Con el paciente sentado y sus piernas estiradas o flexionadas, el manipulador coloca la palma de una mano en el dorso del pie y la otra sobre el hueso navicular, frotándolas entre si. Puede frotar lentamente presionando con los dedos el lado interno y el externo del dedo gordo afectado, esta acción tiene la doble función de frotación y de rotación. El operador frota de 20 a 50 veces cada vez, y puede enseñar al paciente cómo hacerlo él mismo.

6. Dolor de cintura y espalda

El dolor de cintura y de espalda es una de las patologías típicas de la vida moderna. A medida que se eleva rápidamente el nivel de vida, cambiando continuamente las formas de vivir, van apareciendo enfermedades características de los tiempos modernos. Estas enfermedades se deben tratar seriamente, pues llegan a constituir verdaderos problemas sociales.

Manifestaciones clínicas

Esta patología ocurre frecuentemente en personas de edad media y avanzada. Es una enfermedad funcional en la que se afecta el aparato locomotor, sin acompañarse de los síntomas propios de la compresión de las raíces nerviosas de los miembros superiores o inferiores. Debido a la lesión interna de las partes blandas, suelen aparecer manifestaciones similares al adormecimiento y dolor causados por la compresión de las raíces nerviosas, haciéndose difícil el diagnóstico diferencial. Lo característico de esta enfermedad es el dolor migratorio que puede tener distintas cualidades: dolor sordo, localizado, continuo, brusco, intenso uni o bilateral. Existen limitaciones funcionales a la flexión y extensión del tronco, rigidez de la cintura y la espalda, imposibilidad de mantenerse sentado y conciliar el sueño durante la noche.

El alivio de la sintomatología está estrechamente relacionado con el estado de ánimo y los sentimientos del enfermo, circunstancias favorables, educación física y ciertas actividades recreativas como los viajes y paseos.

Profilaxis

Hay dos aspectos muy importantes que se deben resaltar: primero: "las personas deben realizar más actividades físicas desde su nacimiento, de no hacerlo, con el tiempo aparecerá el dolor en tendones y huesos"; segundo: "la

mente se debe ejercitar, su escaso uso es perjudicial para la salud". Se destaca el carácter común de "movimiento".

Dejando a un lado estas ideas, hay que protegerse del frío y abrigarse bien, pero no de manera excesiva, hay que alternar el trabajo con el descanso, pero no descansar de manera excesiva, esta última idea se refleja en la frase siguiente: "se debe combinar el movimiento con la tranquilidad, manteniéndola adecuadamente". Todo lo citado también sirve para prevenir esta enfermedad.

Tratamiento

Seleccionar el tratamiento según la localización de la enfermedad y su etiología.

1. Frotar con los dedos y golpear con las palmas:

a. frotar con los dedos:

El paciente se coloca en posición decúbito prono. El manipulador, con los dedos separados y las palmas hacia abajo, superpone el índice sobre su dedo medio, manteniendo separados los dedos medio y pulgar, anular y meñique. Comienza la frotación desde la parte superior a la inferior: parte de la nuca y pasa por el tórax hasta la

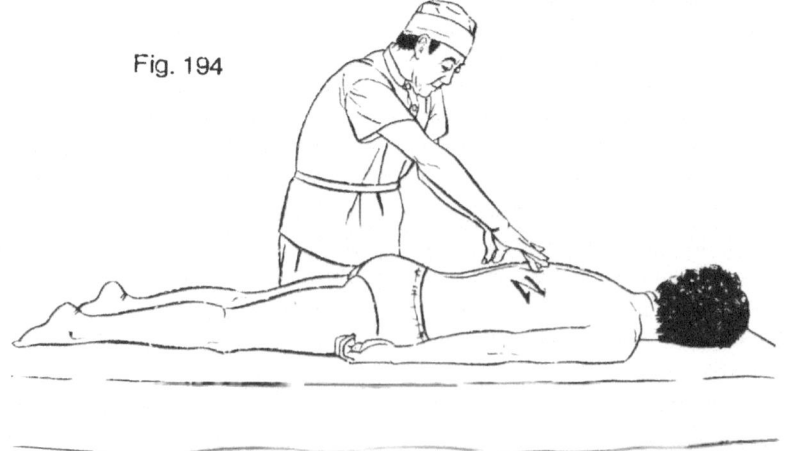

Fig. 194

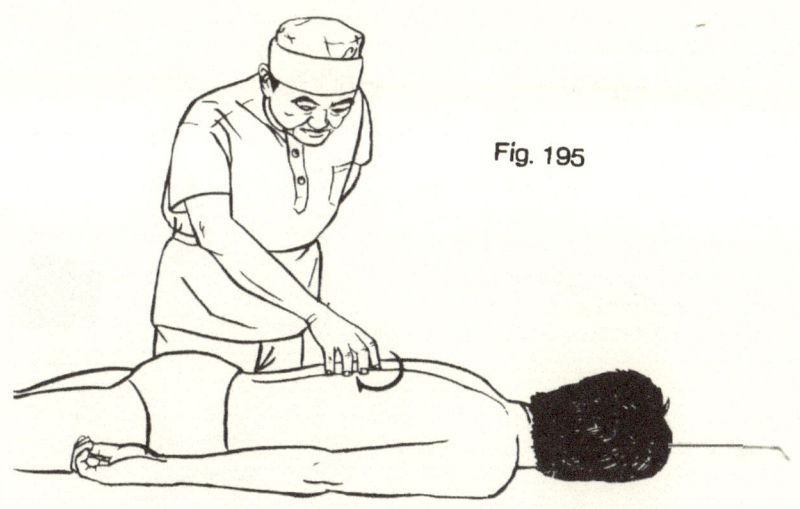

Fig. 195

zona lumbosacra. Se realiza en 7 movimientos; por ejemplo: en la apófisis espinosa frotar una vez, frotar y vibrar una vez pasada la apófisis, continuar hasta la zona lumbosacra frotando cada vez, se llega a la parte externa de la cresta iliaca, frotar cada cresta iliaca una vez, al llegar a la parte superior de la cresta iliaca se hará un masaje fuerte. Finalmente se frotan por separado los brazos. La manipulación total consta de 7 movimientos. (Fig. 194)

Otra técnica:

Mover y frotar con los 5 dedos, se realiza de la parte superior a la inferior varias veces. (Fig. 195)

b. Golpear con las palmas:

Tendido en decúbito prono, se levantan y bajan alternadamente ambos brazos; el operador, se sitúa a la cabeza del paciente y golpea con la palma abierta la región sacrolumbar del enfermo. La manipulación se realiza con ambas muñecas, sueltas, de tal forma que la fuerza sea a la vez profunda y suave. Cada 5 ó 7 movimientos se golpea más fuerte; una vez realizado esto unas 10 ó 20 veces, se golpea a lo largo de la columna dorsal hasta la zona del hombro y la espalda. Cada lado se golpea fuertemente en un movimiento y una vez terminado se puede

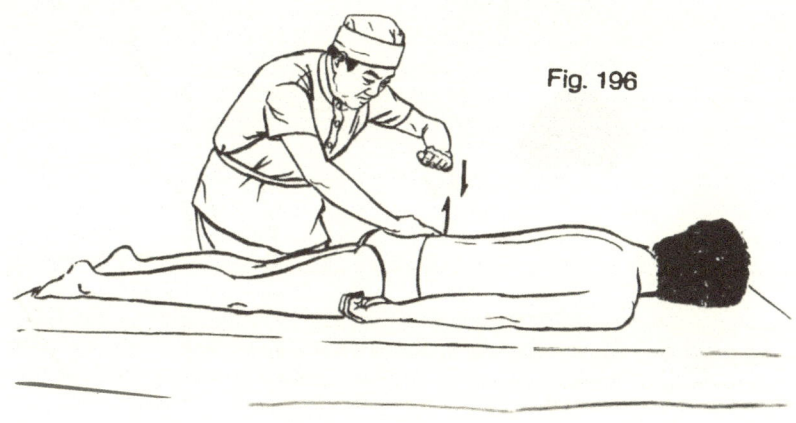

Fig. 196

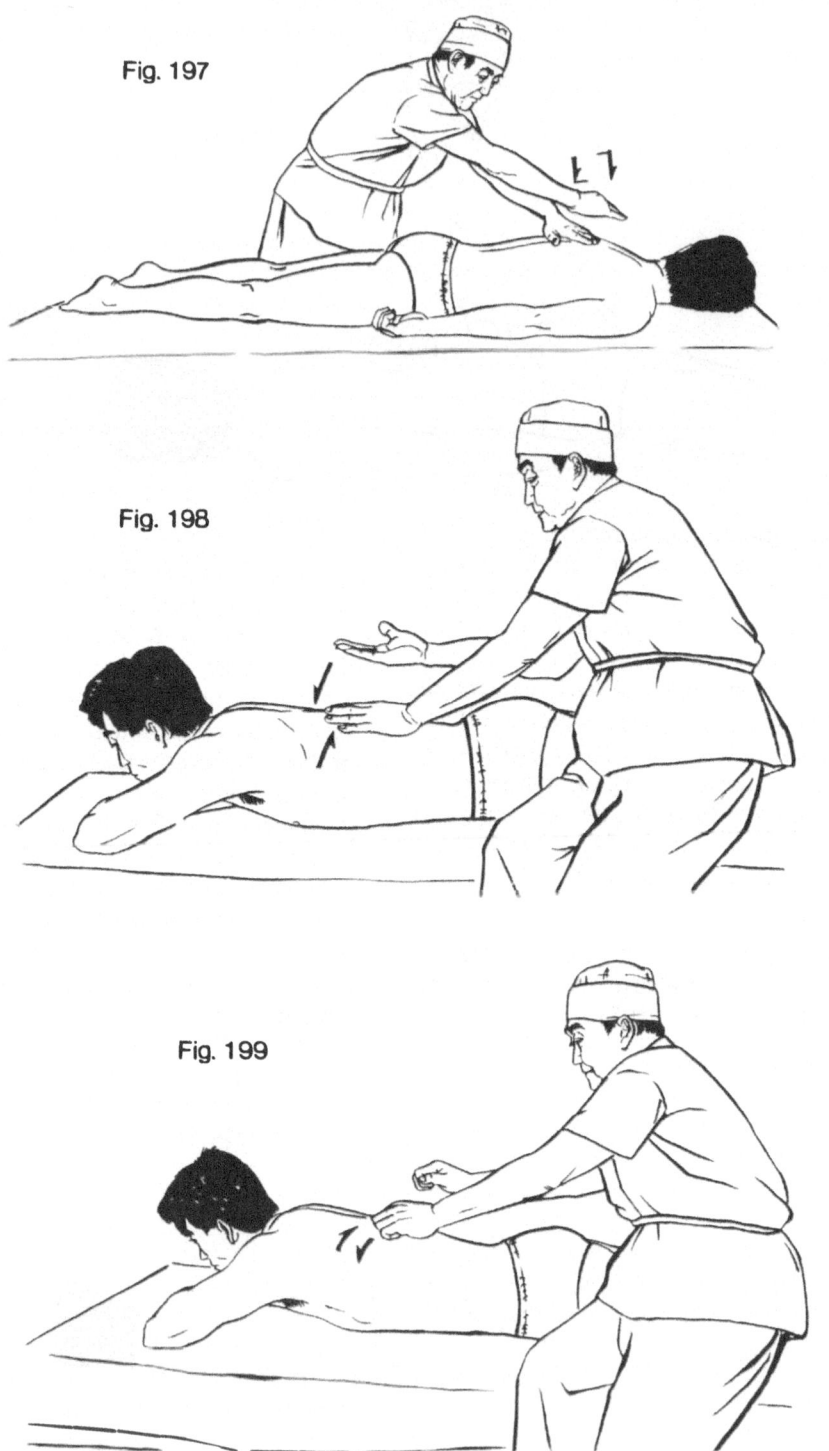

Fig. 197

Fig. 198

Fig. 199

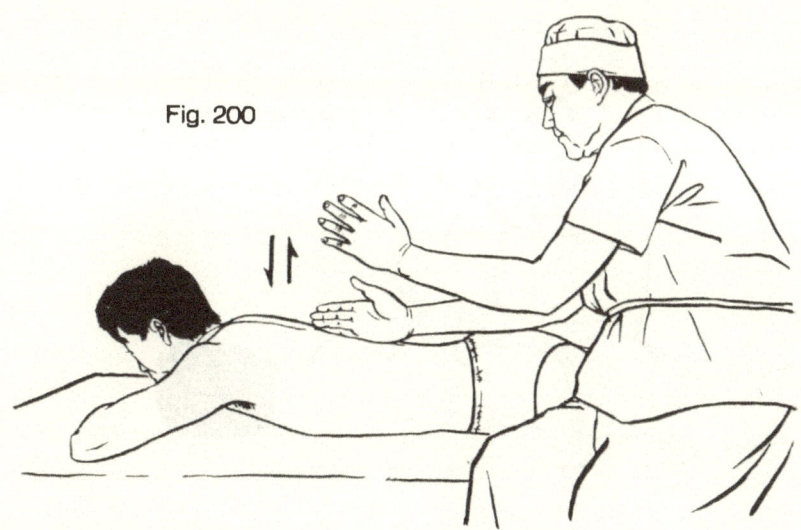

Fig. 200

repetir. (Figs. 196 y 197).

Otra técnica:

La zona principal en la que se aplica este método es la que se encuentra en ambos lados de la columna dorsolumbar. Se realiza alternativamente con diversas manipulaciones; por ejemplo, estando la mano abierta, bien con su lado palmar o con el dorso de la mano, se hace con poca fuerza y a una velocidad lenta o regular. (Figs. 198, 199 y 200)

2. Rodar, presionar y masajear:

a. Rodar:

El paciente se tiende en ·decúbito prono, el operador relaja sus hombros dejando caer los codos perpendicular y ligeramente flexionados, luego empieza a mover la articulación de las muñecas y presiona las zonas que interesen utilizando, bien la articulación del dedo meñique en su cara dorsal o bien las articulaciones de los dedos meñique, anular y medio, siempre en su cara dorsal y luego, con estos últimos, alterna la rotación y masajear. (Fig. 201)

b. Presionar y masajear:

El paciente se tiende en decúbito prono, el operador aprieta los puños ligeramente y con la cara dorsal de la mano más próxima a los nudillos de los dedos segundo, tercero y cuarto, masajea la zona de la cintura y la espalda. Este movimiento lo repetirá varias veces. (Fig. 202)

3. Pellizcar y tirar con fuerza el músculo de la espalda; apretar y empujar:

a. Quiropráxis:

Se puede ver lo anterior.

Otra técnica:

Con el mismo ademán de pellizcar la nuca, primero el operador pellizca un trozo de piel, corriéndolo hacia adelante repetidas veces. Cuando pellizca la piel debe aplicar una fuerza pequeña o mediana.

b. Apretar y empujar:

Como en los párafos anteriores, pero con la diferencia de que el operador aprieta la columna lumbar de la parte interna a la externa, luego de arriba abajo, y enseguida la empuja con los dedos flexionados hacia abajo. Lo hace con la fuerza de los brazos presionando hacia abajo. (Fig. 203)

4. Presionar la columna vertebral:

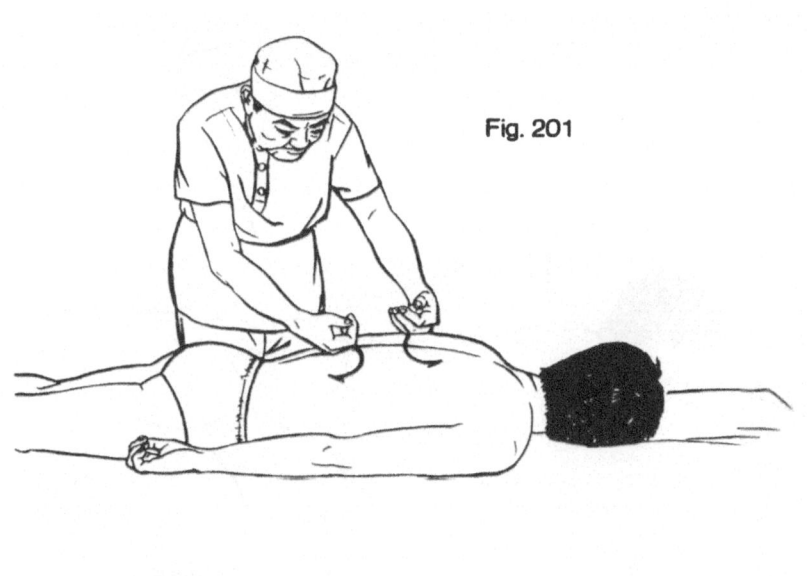

Fig. 201

Fig. 202

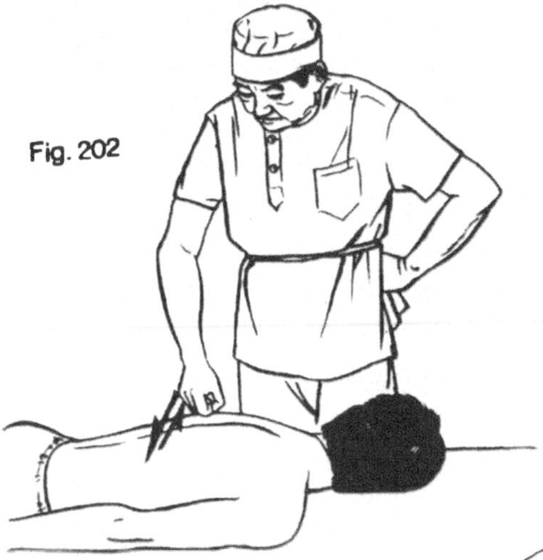

Fig. 203

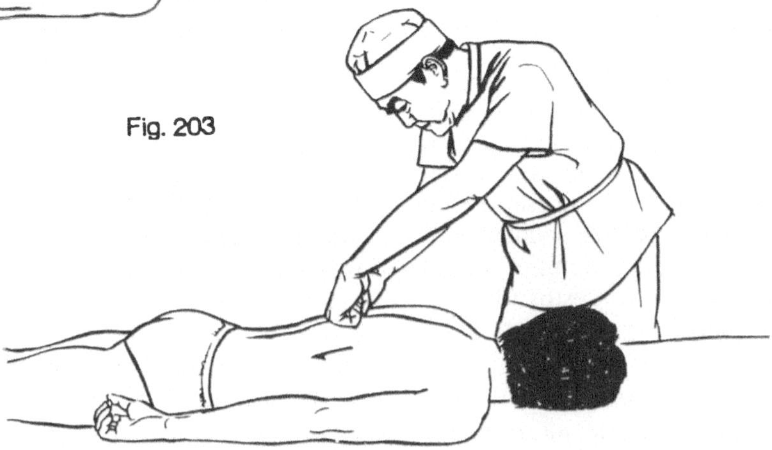

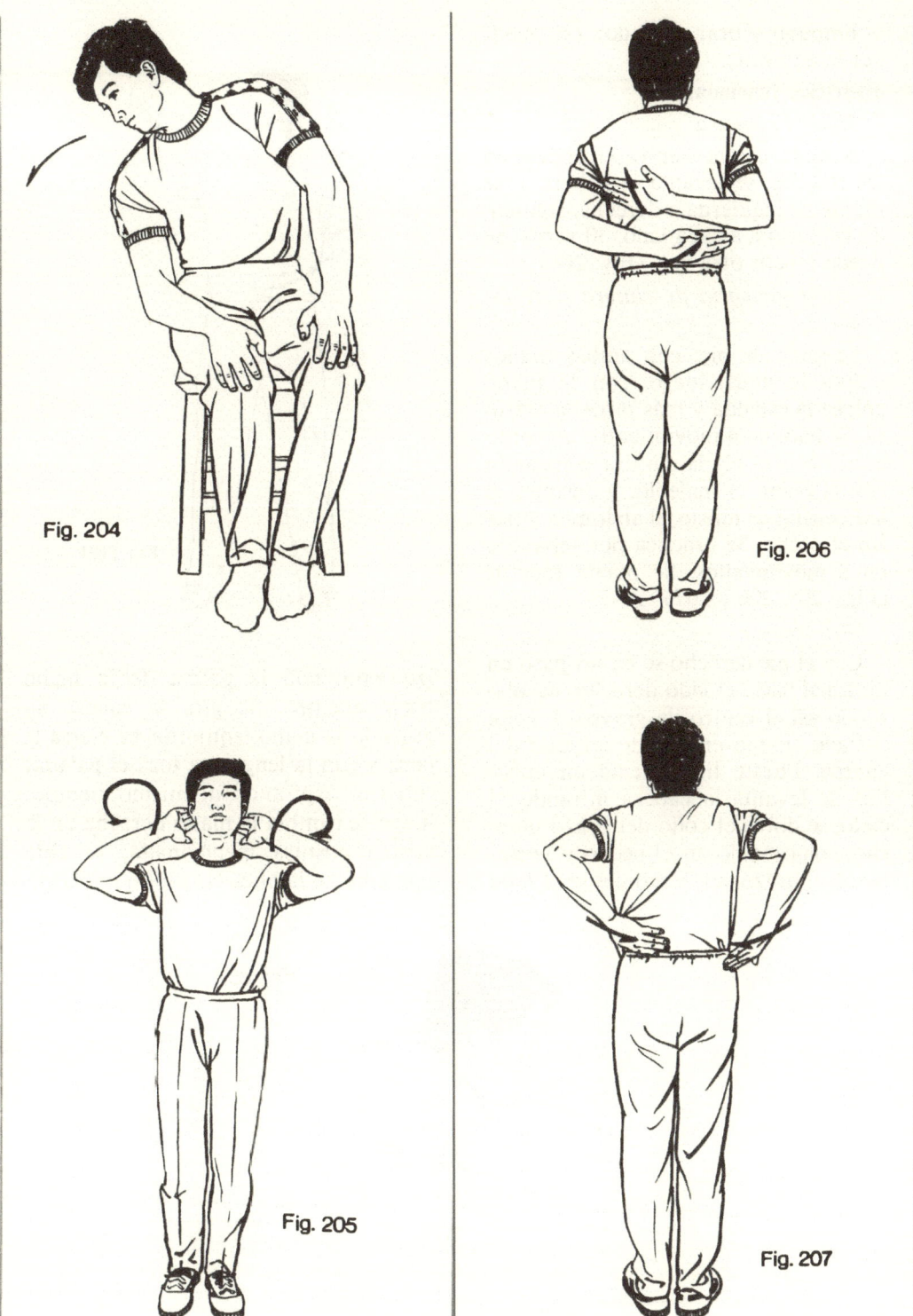

Fig. 204

Fig. 206

Fig. 205

Fig. 207

219

Empujar y tirar el tendón (se puede ver lo anterior).

Ejercicios funcionales

1. Mover la cintura:

Sentado, con la mano apoyándose en las rodillas, se levanta la cabeza y se mueve de izquierda a derecha, siguiendo la cintura, a cada lado, 30 veces. Se puede repetir otra vez. (Fig. 204)

2. Hacer gimnasia de cintura y de espalda:

Se pone de pie, con ambas manos golpea la nuca, luego, con la mano golpea la espalda y más tarde la cintura. Se hace en 4 movimientos. A continuación se dobla la cintura golpeando con la mano el maléolo, y después el lado medio de muslo, el abdomen y por fin el pecho. Se practica por separado en 8 movimientos. Se puede repetir. (Figs. 205, 206 y 207)

Otra técnica:

Con el pie derecho se da un paso en diagonal hacia el lado derecho, desplazando así el centro de gravedad a ese costado, sin mover la parte superior del cuerpo. Puesto ligeramente en cuclillas, se levanta la cabeza mirando al cielo, se dobla el codo del brazo derecho, colocándolo en el pecho y levantando el brazo izquierdo desde el lado

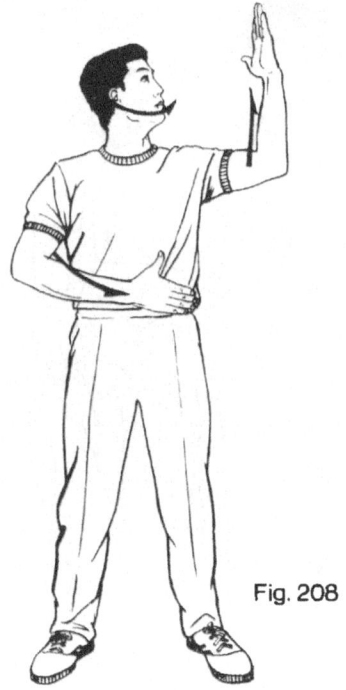

Fig. 208

izquierdo con la palma de la mano hacia adentro. Se gira la cabeza siguiendo la mano izquierda, se cierra la boca y con la lengua se toca el paladar superior aspirando al mismo tiempo; luego se cambia la mano derecha en la misma postura mencionada; se abre ligeramente la boca lanzando un suspi-

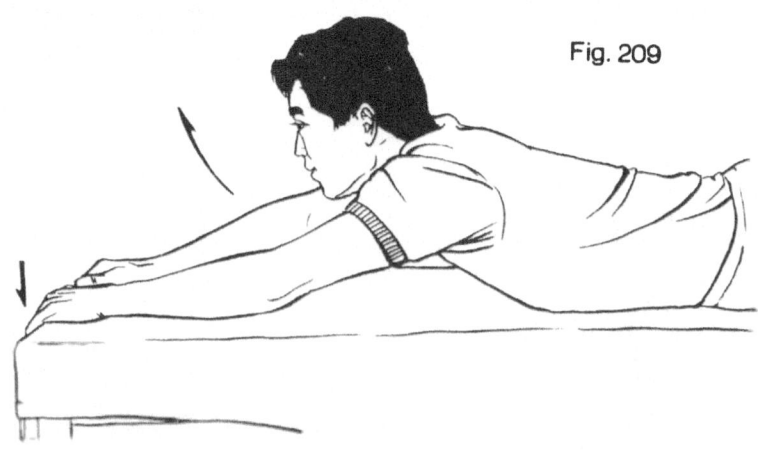

Fig. 209

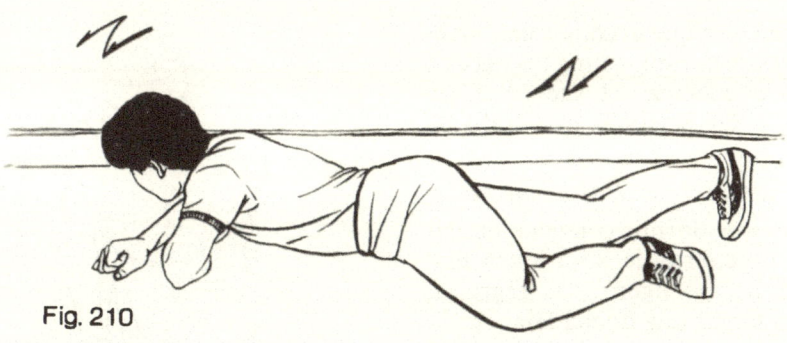

Fig. 210

ro, así lo hacen alternadamente en 189 movimientos y se puede repetir. (Fig. 208)

Otra técnica:

Se practica en la cama o en la alfombra. Cada acción se hace al compas de 2 por 8 ó 4 por 8.

Tendido, se levanta la cabeza imitando la postura de un león cuando levanta la cabeza, se doblan los codos, apoyando los antebrazos y alargándolos con mucha fuerza; se extiende la parte superior del cuerpo hacia atrás, con la cabeza levantada mirando hacia adelante e irguiendo la cintura. Se doblan las rodillas y se sienta sobre los talones y al mismo tiempo se extienden ambos brazos hacia adelante con las palmas tocando la cama (o la alfombra), además, en la medida de lo posible se pega el pecho a los muslos y se levanta la cabeza mirando hacia adelante. A continuación se arrastra hacia adelante y rodará lateralmente varias veces. Este método es ideal ya que es muy parecido al movimiento fisiológico normal. (Figs. 209 y 210)

7. Insomnio

La duración del sueño varía fisiológicamente, dependiendo tanto de la edad como de la constitución física del individuo.

Una enfermedad muy común es el insomnio, esto es, la dificultad de dormir normalmente.

Manifestaciones clínicas

Incapacidad de dormir profundamente, despertándose frecuentemente con dificultad de conciliar el sueño. En los casos graves, incluso los pacientes no duermen en toda la noche. En estos suele producirse dolor de cabeza, vértigo, mala memoria, disminución de la atención, palpitaciones, laxitud, mal sentido de gusto, inquietud y nerviosismo. El insomnio puede formar parte de ciertas enfermedades crónicas como un síntoma más.

Profilaxis

El trabajo profiláctico implica la búsqueda de las causas del insomnio por parte del propio paciente. No obstante, el reajuste de los hábitos de vida se hace necesario.

Tratamiento

Hay varios métodos de tratamiento, cada paciente ha de seleccionar aquellos que le sean más apropiados.

1. Reajustar los hábitos de vida:

Partiendo del punto de vista de la medicina tradicional china, la cual considera que la mala digestión afecta el sueño, es conveniente cenar poco teniendo especial precaución con los alimentos grasos y de difícil digestión (hay quien dice que el comer una manzana antes de dormir, calma los nervios y ayuda a conciliar el sueño). Caso aparte son las personas que trabajan por la noche.

2. Planificar un ritmo de vida adecuada:

a) Antes de dormir conviene pasear durante un cuarto de hora aproximadamente, a paso ligero y al regresar, asearse o tomar una ducha fría.

b) También se puede ver un programa de televisión agradable o bien escuchar música o tomar un vasito de vino de bajo grado alcohólico. Según la teoría del campo magnético de la tierra, la posición ideal de la cama para dormir es aquella en la que la cabeza se coloca al sur y los pies al norte. De esta forma se hacen concordar los principales canales y colaterales, energía y sangre con la línea de fuerza del campo magnético.

c) Una vez acostado, para conciliar el sueño, hay que concentrarse, tranquilizando la mente. Para ello, pueden utilizarse trucos, por ejemplo, seguir el ritmo de la respiración, flexionando y extendiendo los dedos del pie e ir contando cada vez que se doblan o seguir el orden de los puntos de la acupuntura, etc. Al despertarse durante la noche, se puede repetir alguna de las técnicas de concentración antes indicadas o bien encender la luz y leer algún libro hasta que se sienta cansancio en los ojos, momento en que se apaga la luz y se hace fácil conciliar el sueño.

Es importante mantener diariamente un carácter optimista, dejando a un lado las preocupaciones participando e integrándose en ciertas actividades tanto sociales como de educación física y alternando el trabajo con el descanso.

3. Tratamiento por medio de manipulaciones:

1. El paciente se tumba en decúbito

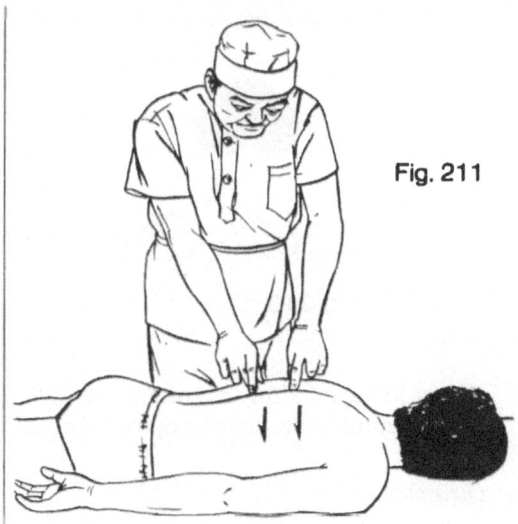

Fig. 211

supino y el manipulador presiona y masajea:

a) La zona central y laterales de la columna vertebral, a nivel de la séptima y octava vértebras torácicas. (Fig. 211)

b) La zona escapular (un poco más arriba de la fosa infraescapular, en la unión del tercio superior y tercio medio del borde superior de la espina escapular y el ángulo interior de la escápula).

c) El punto *yaoyan* (Extra), que se encuentra en una depresión lateral, en el espacio de las apófisis espinosas lumbares cuarta y quinta.

d) También manipula las zonas del cuello y de la cara, de la parte superior, media e inferior de la nuca, ambas cejas, la frente, etc. (Fig. 212)

La duración de este masaje es de 10 a 15 minutos y así se logra reajustar la circulación de energía y sangre de todo el cuerpo, las funciones de los órganos y vísceras y, además, sirve para tratar las enfermedades de todo el cuerpo.

2. El paciente, tendido en decúbito supino, cierra los ojos y él mismo pue-

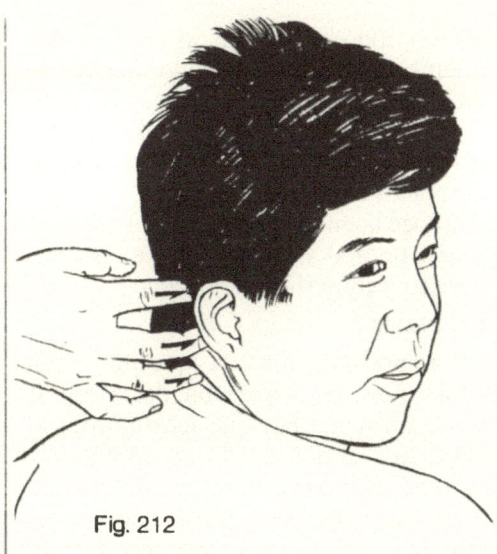

Fig. 212

y el medio, por detrás, pellizcan la cabeza del cúbito; posteriormente el propio paciente flexiona, extiende y mueve la muñeca izquierda unas 50 veces; esta operación la realiza el paciente en ambas manos con lo cual se consigue masajearse por medio de la presión digitopuntural. (Fig. 213)

El paciente en decúbito prono también puede presionar con los puños semicerrados, con la zona más destacada de la articulación metacarpofalángica, el espacio situado entre ambas cejas, a la vez debe regular la mente, sus pensamientos en ese lugar y escuchar tranquilamente el sonido de su respiración, así conciliará el sueño con facilidad.

O bien tendido en decúbito prono, cruza ambas palmas de la mano a la altura del epigastrio, de forma que presionen la zona del punto *zhongwan* (*Ren.* 12) (este punto se localiza en la línea media del abdomen, a 4 *cun* por encima del ombligo); se mantiene esta presión durante 2 ó 3 minutos y luego se deshace la postura adoptando una que sea comoda para el paciente, así se podrá conciliar el sueño.

de frotar el punto *shenmen* (C. 7) del canal del corazón *shaoyin* de la mano (éste punto se localiza en el borde posterior del hueso pisiforme, en el lado externo del tendón del músculo flexor cubital del carpo); para ello pone el dedo pulgar, índice y medio de la mano derecha en el lado cubital del carpo, el pulgar queda delante, es decir, presiona el punto *shenmen* mientras el indice

Fig. 213

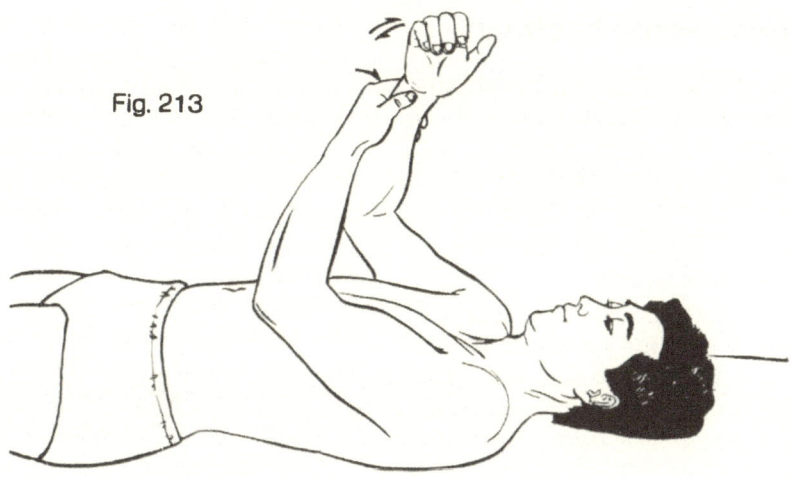

Métodos auxiliares

Independientemente de tratar la etiología, también se puede aplicar terapias de 7 u 8 días para el insomnio motivado por neurastenia.

a) Terapéutica de siete días: Indicada en pacientes que llevan ya una semana con dificultad para conciliar el sueño, las costumbres habituales ya se han interrumpido, por lo que es necesario recuperar la buena costumbre del sueño normal.

b) Terapéutica de ocho días: Es decir, aquellos que desde el primer día, según el tiempo de dormir de cada día, tardan en dormir menos de 3 horas, entonces se deduce que, hasta el octavo día está cumpliendo precisamente una semana. Así se establece nuevamente una buena costumbre de sueño.

Los pacientes que lleven largo tiempo tomando medicamento con el fin de elevar la eficacia y calidad del sueño, deberán dejar de tomarlo, ya que esto no favorece su salud. Deberá esforzarse, por una parte, en buscar una terapia cercana a la fisiológica y por otra, en superar los hábitos negativos y reemplazarlos por una buena costumbre de sueño.

8. Estreñimiento habitual

El estreñimiento es uno de los síntomas más comunes en la patología del sistema digestivo; el estreñimiento habitual se refiere principalmente a una alteración funcional, en razón de la cual se altera la defecación normal.

Manifestaciones clínicas

Se mantiene el deseo de defecar, sin embargo, el paciente no puede o sólo defeca una vez cada 3 ó 5 días. Las heces son escasas, secas y de morfología similar a pequeñas pelotitas. Se presenta mal apetito, sensación desagrada-

ble en todo el cuerpo, lasitud en los miembros y ánimo decaído apareciendo a veces, angustia, cefalea, insomnio y distención en el hipocondrio. En casos más graves hay fiebre y ausencia de defecación incluso 7 u 8 días, desarrollándose la enfermedad con el transcurso del tiempo y dando lugar al estreñimiento habitual.

Profilaxis

La primera medida que hay que adoptar es la suspensión de laxantes, posteriormente hay que acostumbrar al organismo a defecar a una hora determinada todos los días y en el caso de presentar heces secas por la mañana, se intentará defecar una vez más por la noche, así se tendrán haces blandas al día siguiente. Además de esto, se debe incrementar las actividades físicas convenientes y corregir la costumbre de una alimentación inadecuada.

Tratamiento (Los siguientes métodos son los seleccionados)

1. Dar masajes en el abdomen:

Semitendido el paciente con las rodillas flexionadas sobre almohadas y tomando el abdomen y el ombligo como centro, el manipulador le coloca ambas palmas de las manos apretando rítmicamente con los dedos hacia abajo, en dirección opuesta, masajeando durante 3 minutos; luego presiona rítmica y profundamente el círculo externo del abdomen, masajeándolo lentamente en dirección frontal durante 5 minutos; finalmente se golpea con fuerza la zona sacra alrededor de 1 minuto. Esta manipulación del abdomen se realizará 1 ó 2 veces al día.

2. Manipulación para promever los órganos y las vísceras (para los que sufran constipación de tipo de exceso, causada por factores patógenos exógenos), *canales y colaterales, energía y sangre:*

Este método sirve para recuperar las

funciones normales del intestino, incrementando la secreción de jugos intestinales y acelerando el movimiento peristáltico del intestino.

a. Promover los órganos y vísceras: El paciente tendido en decúbito supino, el operador se coloca en el lado derecho de aquél y empuja con la palma de la mano derecha el abdomen a lo largo del recorrido de la columna vertebral, con movimientos balanceantes y raseantes. Frota de derecha a izquierda en dirección al colon sigmóide (situado en la zona inferior e izquierda del abdomen). Esta manipulación se repite varias veces. (Fig. 214)

b. Promover canales y colaterales: El paciente tendido en decúbito prono, el operador por medio de diversas manipulaciones como masaje, digitopuntura, presión y rotación, etc., actúa en la espalda, comenzando por la parte superior hacia la inferior sobre los puntos del canal *du* y puntos *shu* del canal de la vejiga *taiyang* del pie, o por medio de quiropraxis y manipulación con rotación del canal del bazo *taiyin* del pie y del canal del estómago *yangming* del pie, esta manipulación se realizará de 3 ó 5 veces. (Fig. 215)

c. Promover la energía y la sangre: Sentado el operador, en primer lugar actúa sobre las costillas en la espalda, posteriormente con ambas palmas empuja a lo largo del canal *du* y del canal de la vejiga *taiyang* del pie, a continuación estruja y pellizca el canal del pulmón *taiyin* de la mano y el canal del intestino grueso *yangming* de la mano, presionando los puntos siguientes:

Zusanli (E. 36), a 3 *cun* por debajo del punto *dubi* (E. 35), este último se localiza en la cara anteroexterna de la articulación de la rodilla, en la depresión externa del ligamento rotuliano, *zusanli* se encuentra a un dedo transversal hacia afuera del borde anterior

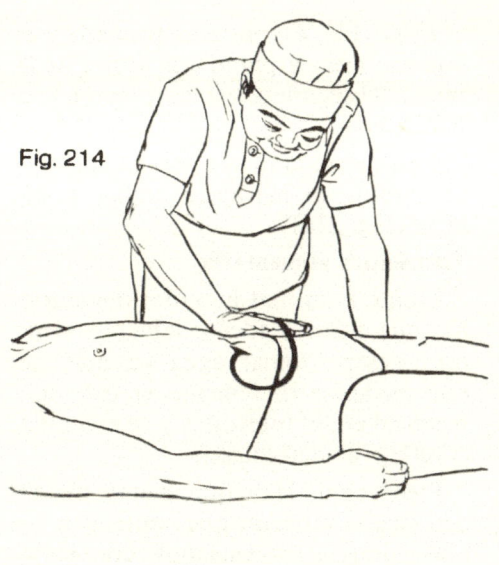

Fig. 214

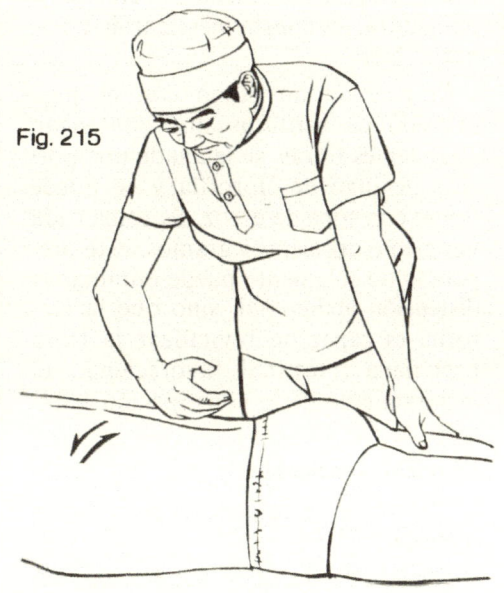

Fig. 215

de la tibia.

Quchi (I.G. 11), se localiza, con el codo flexionado, en la depresión externa que se encuentra al final del pliegue del codo.

Erjian (I.G. 2) y *shajian* (J.G. 3), se ubica respectivamente en la parte anterior y posterior de la articulación metacarpofalángica del segundo metacapriano, en el lado radial.

Hegu (I.G. 4), entre el primero y el segundo metacarpiano a la altura de la mitad del segundo metacarpiano en su borde radial.

Finalmente, una vez presionados estos puntos, se masajean ambos hombros. (Fig. 216)

Terapéutica alimentaria

Frente a un mal hábito alimentario hay que nutrirse adecuadamente, siendo necesario tomar agua ya que, de este modo, se incrementa el bolo alimenticio en los intestinos y se estimula el reflejo de defecación.

Precaución: Hay que evitar tomar demasiadas verduras que contengan fibras puras, a los ancianos, con mala dentadura, les cuesta masticarlas y tragarlas bien.

Se prepara un zumo con el jugo extraído de verduras que contengan abundantes fibras, se le añade una porción de jugo de clorofila y se puede tomar con sopa de arroz. Se toma cada vez cien o doscientos gramos, este preparado no sólamente puede eliminar la distensión abdominal, sino que la clorofila es capaz de revitalizar la flora bacteriana intestinal favoreciendo el mejoramiento de la constipación habitual.

Ejercicios funcionales

1. "Hacer ejercicios internos para nutrir el cuerpo":

Tendido en decúbito supino, se realiza lentamente una respiración profunda diafragmática, durante unos 2 minutos, pudiéndose repetir de nuevo. Cada día 1 ó 2 veces. Esta movilización del diafragma favorece el ascenso de la energía de bazo, promoviendo su función de transformación y absorción de nutrientes, al mismo tiempo desciende la energía del estómago e incluso el correcto descenso de la orina y los excrementos.

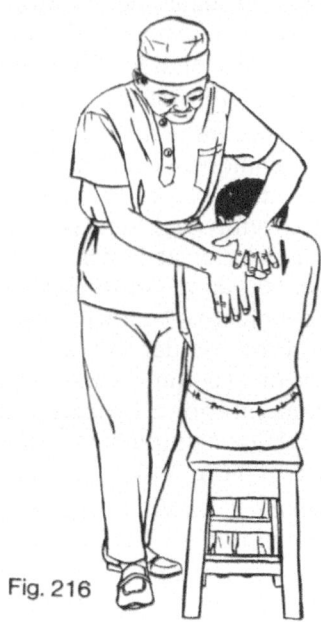

Fig. 216

2. Ejercicio para personas de musculatura abdominal débil:

Tendido en decúbito supino, se flexionan y se extienden, tanto como sea posible, la cadera y las rodillas, unas 10 veces; se extienden las rodillas y se flexiona la cadera, luego se levantan y se bajan las piernas, diez veces; se flexiona la cadera y se extienden las rodillas pedaleando con los pies en el aire unas 10 veces. Por último, sentado en el suelo con las piernas estiradas, se flexiona el cuerpo hacia adelante hasta tocarse los pies. Posteriormente se coloca en decúbito supino, se extienden y levantan ambos brazos, haciendo 7 u 8 veces.

9. Malnutrición infantil debida a la debilidad del bazo, estómago, mala alimentación, con cara pálida y delgada

Esta enfermedad es de carácter crónico, mostrando la debilidad del bazo y del estómago en los niños. A medida que pasa el tiempo, la función de la circulación de energía y sangre es muy débil, se secan los líquidos corporales y los niños están pálidos y delgados.

La malnutrición infantil es causada por la deficiencia funcional del bazo y del estómago, por una crianza descuidada y una mala alimentación, perjudicando al bazo y al estómago, por todo lo cual aparece esta enfermedad.

Manifestaciones clínicas

Al comienzo esta enfermedad se desarrolla lentamente, el curso dura mucho tiempo, pasa de leve a ser grave. Al principio los niños tienen poco apetito, mal ánimo y la cara se ve pálida y delgada, incluso todo el cuerpo se extenúa, de noche no duermen bien, no defecan normalmente, siendo las heces secas o blandas, además existe distención abdominal, vómitos, no desean ser tocados, los cabellos son como espigas, la piel es seca y rugosa, muestran accesos de alegría y de cólera, a veces presentan fiebre y tienen calientes las palmas de las manos y de los pies. En el período final tienen la cara amarillenta, oscura, muy pálida, gesto indiferente, cabello escaso y fácil de caer, ánimo decaído, el cuerpo se muestra aún más delgado y la cabeza grande, el cuello delgado, el vientre se torna cóncavo, quedan reducidos al puro esqueleto, presentan vicios con los alimentos extraños, están impacientes y lloran continuamente, no concilian el sueño por la noche y cuando duermen lo hacen con los ojos abiertos, también pueden sufrir diarrea y edemas.

Profilaxis

Diariamente se deben tomar las medidas profilácticas necesarias, tanto en el cuidado de los niños enfermos como en la atención nutricional. Al enfermar, la alimentación es muy importante, hay que hacer especial hincapié en corregir los defectos de crianza, regulando razonablemente las comidas y su periodicidad.

Tratamiento

1. Frotar el abdomen, masajeando el ombligo:

Se puede hacer las veces necesarias. (Figs. 173 y 174)

2. Quiropráxis:

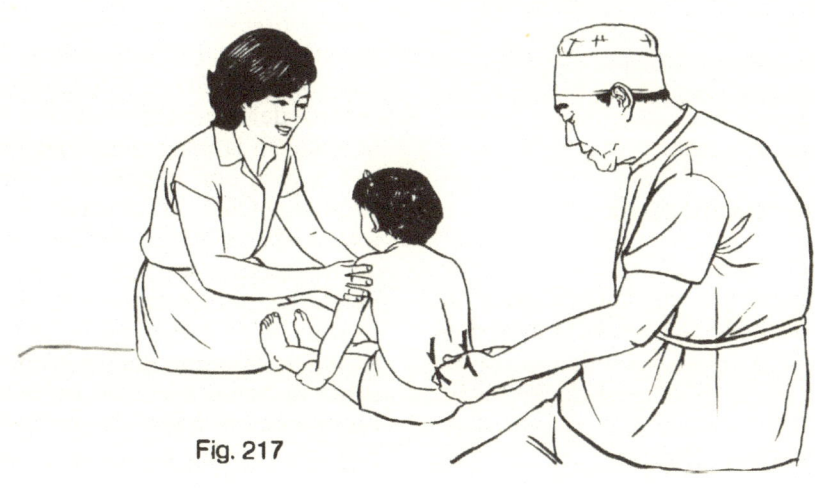

Fig. 217

El operador pellizca y tira la columna vertebral del niño afectado 3 veces, de la parte superior a la inferior. Con el lado radial del nudillo medio del pulgar e indice, el operador, pellizca la piel desde la zona sacra, avanzando poco a poco, cada 3 pellizcos, hacia la parte superior. Posteriormente, el operador le presiona y le sostiene con fuerza de elevamiento, acompañado frecuentemente de ruido. Cada día se hace 1 vez y 6 dias forman una sesión. (Fig. 217)

Este y el primer método son considerados aisladamente como una manipulación del tratamiento.

Presionar el punto *zusanli* (E. 36) con el dedo pulgar entre 5 y 10 veces.

Con el dedo medio se masajea de 30 a 50 veces el punto *yongquan* (R. 1), ubicado en la depresión donde se une el tercio anteior y medio de la planta del pie.

Dar masajes en el punto *jingjing* (V.B. 21), localizado en el punto medio entre el punto *dazhui* (*Du*. 14) y el acromión, en la parte más alta del hombro). Con el pulgar e indice se dan masajes en 3 ó 5 movimientos, sin usar la manipulación de tocar el tendón.

Finalmente se pueden masajear con los dedos o golpear los 3 canales ubicados en la espalda y parte posterior de la cintura, se practicará varias veces (se puede obrar en consonancia con lo anterior).

10. Diarrea infantil

La diarrea es un síntoma leve de mala digestión. Ocurre fácilmente en verano y otoño. Si no se previene y trata bien, se puede prolongar durante largo tiempo, dando lugar a malnutrición infantil.

Manifestaciones clínicas

Tipo frío: El paciente sufre de diarrea durante largo tiempo. La defecación es clara y frecuente, de color verde o con espuma llevando a la vez los alimentos no digeridos, además existe en el paciente dolor abdominal, borborigmos, edema en los ojos, evidencia del tendón verde, con huellas digitales rosas o verdes pálidas.

Tipo calor por exceso: La situación es aguda, los excrementos son amarillos y mucosos con olor fétido, distención en el hipocondrio y dolor abdominal, la orina también es amarilla. El paciente no tiene apetito y se encuentran frecuentemente huellas digitales purpúreas.

Profilaxis

No deben tomar demasiados alimentos crudos, fríos, grasosos ni frutas. Deben prevenir el excesivo calor y evitar el frío. De ninguna manera se puede demorar el tratamiento.

Tratamiento

Hacer masajes en el abdomen y en la espalda.

Tipo *xu* (deficiencia) causado por el frío: Dar masajes en la zona superior, media e inferior del abdomen fundamentalmente. Los masajes pueden producir el calor y quitar el frío. El operador presiona en dirección frontal, masajeando los puntos siguientes: *shenque* (*Ren*. 8), localizado en el centro del ombligo); *qihai* (*Ren*. 6), ubicado en la linea media del abdomen, a 1,5 *cun* por debajo del ombligo); *guanyuan* (*Ren*. 4), ubicado en la linea media abdominal, a 3 *cun* por debajo del ombligo); se hace masaje presionando los puntos *zusanli* (E. 36) y *sanyinjiao* (B. 6), localizado a tres *cun* por arriba de la punta del maléolo interno, sobre el borde posterior de la tibia, se promueve asi la circulación de energía por los canales del bazo y del estómago, se robustece el bazo y el estómago, se alivia la diarrea. Después, de derecha a izquierda se frota transversalmente el abdomen, y se sigue frotando de arriba hacia abajo repetidas veces. Esta manipulación dura 10 minutos aproximadamente.

Tipo *shi* (exceso) causado por calor: Lo más importante es presionar la espalda, porque se ubican todos lo puntos *shu* de los cinco órganos *zang* (corazón, hígado, bazo, pulmón y el riñón) y de las seis vísceras *fu* (I.D., V.B., estómago, I.G., vejiga, y *sanjiao:* tórax, región epigástrica y abdomen inferior); además es el lugar por donde circulan el canal *du*, y el canal de la vejiga *taiyang* del pie. El empuje de estos dos canales sirve para facilitar la orina y defecación. Para empujar el canal *du* se debe frotar la espalda, lo cual sirve para digerir los alimentos, hacerlos pasar libremente a las vísceras *fu* y quitar la diarrea. El operador debe frotar desde el punto *dazhui* (*Du.* 14) hasta el punto *changqiang* del canal *du* (localizado entre el cóccix y el ano), se hace 3 veces hasta enrojecer ligeramente la piel. Se sigue frotando la piel del punto *changqiang* (*Du.* 1) y los cuatro puntos bilaterales *liao* del canal de la vejiga *taiyang* del pie tales como *shangliao 2* (V. 31), *ciliao 2* (V. 32), *zhongliao 2* (V. 33) y *xioliao 2* (V. 34), localizados en el 1°, 2°, 3° y 4° agujeros del sacro), realizarlo de abajo hacia arriba en 3 movimientos; finalmente se pellizcan y masajean los puntos *shu* de la espalda de los cinco órganos *zang* del canal de la vejiga *taiyang* del pie. Este procedimiento dura unos 10 minutos.

La manipulación se debe aplicar durante 20 minutos cada vez; el tratamiento es intermitente y 3 veces forman una sesión, terminada la cual, se puede continuar con otra sesión.

11. Diabetes

Es una de las enfermedades más comunes del metabolismo en la que todo el organismo se ve afectado, tiene como característica principal el desorden del metabolismo de los glúcidos. Es causada por una insuficiente secreción, total o parcial, de insulina. Esta enfermedad se presenta generalmente en las personas de mediana edad, aunque los niños también pueden padecerla. Generalmente afecta más a los hombres que a las mujeres. Desde el punto de vista de la medicina tradicional china, esta enfermedad pertenece al "síndrome de quitar la sed". A continuación explicamos el tratamiento de la diabetes desde este punto de vista.

Manifestaciones clínicas

En la primera etapa no hay síntomas clínicos evidentes. Más tarde se empieza a prestarle atención, cuando la orina atrae moscas y mosquitos, cuando aparecen infecciones cutáneas repetidamente o cuando el enfermo adelgaza a pesar de comer mucho. Pero por medio de la historia clínica, se advierte que la enfermedad entra ya en la última etapa, cuyas manifestaciones principales son polidipsia, polifagia, poliuria, pérdida de peso, glucosuria e hiperglicemia.

Además de estos signos también hay debilidad, lasitud, mareo, somnolencia o insomnio, dolor de cintura y espalda, desecación y prurito de la piel, sobre todo un prurito vulvar. Hay que tener en cuenta que algunos enfermos, especialmente los enfermos primarios de tipo adulto con historia familiar negativa, unos meses o años antes de padecer esta enfermedad ya tenían antecedentes de dolor de cintura y espalda.

Profilaxis

La diabetes es una enfermedad crónica de larga evolución, por eso hay que proporcionar a los pacientes el apoyo necesario para que puedan convivir con ella, evitando toda mentalización negativa. Es necesario que exista una buena coordinación entre médicos y enfermeras. La higiene cotidiana y la educación del modo de vida son muy importantes, sobre todo la reeducación alimentaria. La terapéutica dietética es un método de tratamiento fundamental en la diabetes, todo enfermo debe realizarla. En los pacientes de la primera etapa, con síntomas ligeros, para obtener buenos resultados es suficiente la terapia dietética y que sigan un buen orden de vida. En principio, se debe reducir de manera apropiada la cantidad global diaria de azúcares ingeridos, aunque siempre atendiendo a las necesidades fisiológicas. En general, la gravedad de la diabetes no está en la enfermedad en sí, sino en las complicaciones, en las que lo importante es el tratamiento precoz; por ejemplo, la infección aguda induce fácilmente a la cetosis que será peligrosa para la vida si no se controla a tiempo.

Generalmente las manipulaciones están indicadas en los pacientes que sufren diabetes de tipo adulto sin ninguna complicación, sirviendo como tratamiento auxiliar. En los que contraen la cetoacidosis, las manipulaciones no están indicadas.

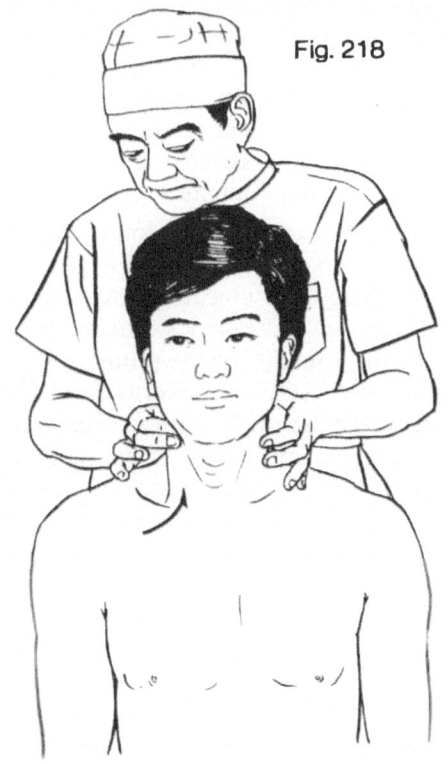

Fig. 218

Tratamiento

1. Digitopuntura y masaje:

Con la punta del pulgar y del dedo medio se presiona y masajea en los puntos acupunturales, también se pueden asociar manipulaciones de presión y vibración; hay que actuar tres minutos sobre cada punto, seleccionando los

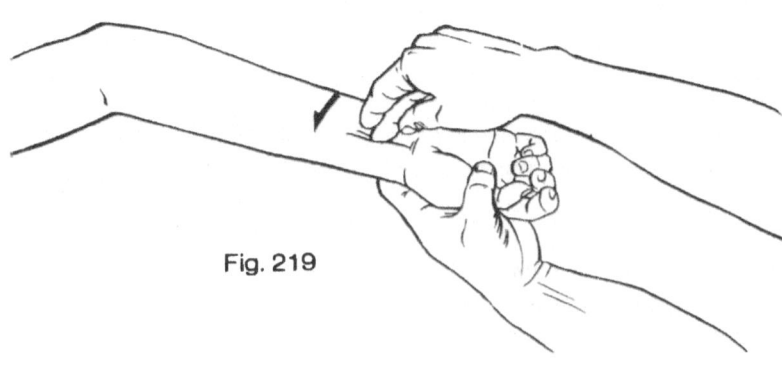

Fig. 219

siguientes:

En la parte superior del cuerpo: *renying* (E. 9), localizado a nivel de la manzana de Adán, justamente a un lado de la arteria carótida, en el borde anterior del esternocleidomastoideo; *neiguan* (PC. 6), localizado a 2 *cun* por arriba del pliegue transversal de la muñeca, entre las tendones del músculo largo palmar y del músculo flexor radial del carpo; y *jianjing* (V.B. 21). (Figs. 218 y 219)

En la parte media del cuerpo: *jianli* (*Ren*. 11), que se encuentra en la línea media del abdomen, a 3 *cun* por arriba del ombligo; *tianshu* (E. 25), localizado a 2 *cun* a cada lado del ombligo; *pishu* (V. 20), que se localiza a 1,5 *cun* lateral al borde inferior de la apófisis espinosa de la undécima vértebra torácica.

En la parte inferior del cuerpo: *guilai* (E. 29), a 4 *cun* por debajo del ombligo y a 2 *cun* lateral de la línea media abdominal; *zusanli* (E. 36) y *san-*

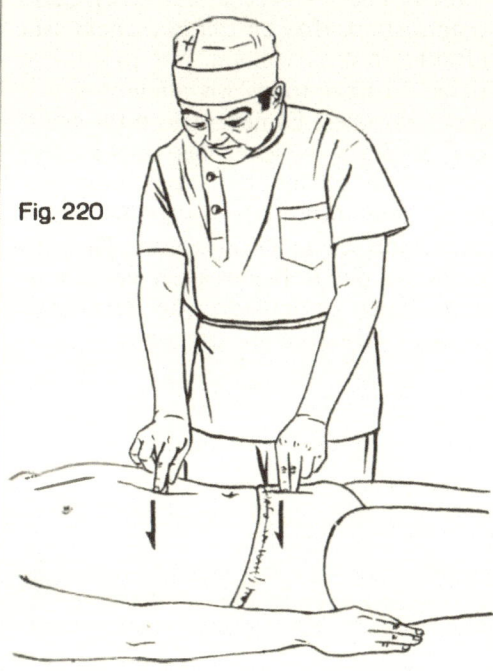

Fig. 220

yingjiao (B. 6). (Fig. 220)

2. Masaje abdominal:

Con el paciente tendido en decúbito supino, el médico apoya la palma de la mano en el abdomen. Al masajear, la fuerza realizada debe ser suave y de baja intensidad, la zona del carpo debe estar relajada y el codo ligeramente flexionado. El médico, tomando como centro el ombligo, realiza movimientos giratorios en dos direcciones, sin fijar la palma en una zona ni abandonar la piel. Estos movimientos deben ser suaves y de igual intensidad, la manipulación dura 5 minutos aproximadamente.

3. Frotación de cintura y pies:

El paciente debe estar en decúbito prono o sentado, el médico debe colocar las palmas de las manos a los lados de la cintura, frotándola de arriba hacia abajo a lo largo de la columna vertebral, hasta que el paciente sienta calor. Los puntos claves son: *shenshu* (V. 23) del canal de la vejiga *taiyang* del pie, ubicado a 1,5 *cun* lateral al borde inferior de la apófisis espinosa de la segunda vértebra lumbar, y los ocho puntos *liao:* (V. 31, 32, 33 y 34). En cuanto a la frotación de la planta, hay que hacerla en dos direcciones a lo largo del pie, hasta que el paciente sienta calor; hay que poner un énfasis especial en el punto *yongquan* (R. 1), localizado en la depresión donde se unen el tercio anterior y medio de la planta del pie.

12. Prevención del cáncer

Aún hoy en día, el cáncer es una enfermedad grave, con una tasa de mortalidad elevada, aunque mediante un adecuado diagnóstico y tratamiento se puede prolongar la vida. Sin embargo, es muy difícil el diagnóstico precoz de la enfermedad en su primera etapa, incluso del cáncer de hueso, porque los síntomas no son muy evidentes o bien puedenconducir a un diagnóstico erróneo. El dolor es el síntoma más común del cáncer, aunque también es un síntoma que aparece en cualquier osteopatía. En muchos casos un dolor leve inicial podrá ser diagnosticado como cáncer a medida que transcurra el tiempo, por lo que hay que tener en cuenta esta posible malignización.

Los carcinomas que metastatizan en la columna vertebral ocupan aproximadamente el 27% de los casos clínicos; no hay que menospreciar, pues, este problema. Si después del examen clínico es dudoso el diagnóstico de la enfermedad, el médico debe decidir las acciones a realizar para llegar a un diagnóstico preciso a la mayor rapidez, de tal forma que le permita realizar un tratamiento y prevención adecuados.

Entre los cánceres que metastatizan en la columna vertebral, el de pulmón es el más frecuente, le sigue el cáncer de glándulas endocrinas. Las vías de metástasis son la sanguínea, la linfática y la de continuidad (existencia de tumores malignos en las partes blandas cercanas).

El cáncer de hueso se refiere aquí a las metástasis óseas causadas por el cáncer de próstata y de tiroideos. Las metástasis pueden aparecer en cualquier hueso, pero los más frecuentes son la pelvis, la columna vertebral, el cráneo y las costillas. El cáncer diges-tivo y el dermatológico raramente afectan a los huesos.

Manifestaciones clínicas

En la consulta ortopédica, los enfermos presentan en la primera etapa una sensación de dolor local, acompañada de pesadez, o un dolor que se irradie a otras zonas del cuerpo, este dolor es de tipo continuo. En el periodo inicial se pueden utilizar sedantes con eficacia, pero más tarde el dolor se agudiza y es difícil controlarlo con los analgésicos.

En el último periodo de la enfermedad aparece fatiga, anemia y pérdida de peso hasta llegar al estado de caquexia. A fin de cuentas las enfermedades que evolucionan con violencia son fácilmente diagnosticadas, mientras que otras de evolución lenta, con síntomas atípicos, dificultan el diagnóstico.

Profilaxis

El principal objetivo del servicio médico consiste en prolongar la vida de los pacientes que sufren de cáncer, para lo cual es preciso evitar un falso diagnóstico. Hoy en día la ciencia está altamente desarrollada, por lo cual se debe utilizar todos los adelantos técnicos posibles. Es necesario estar siempre al día y conocer las nuevas técnicas. Así mismo es importante realizar una labor de información y educación de la enfermedad. De este modo se puede llegar a un verdadero diagnóstico anticipado que permita a su vez el tratamiento precoz.

APENDICES

I. MASAJE TERAPEUTICO DE ADELGAZAMIENTO

Todos los métodos de adelgazamiento deben ser seguidos de un modo gradual y constante, así como estar acompañados de una capacidad de autocontrol. La pérdida de peso puede ser evidente en poco tiempo, sin embargo lo más importante consiste en continuar el tratamiento con perseverancia, y esto es posible de hacer.

Para bajar de peso, las medidas generales que se aplican con mayor frecuencia afectan al sueño, la alimentación y los ejercicios. La disminución del número de horas de sueño no es una medida positiva; en lo referente a la reducción de la cantidad de alimentos ingeridos, en las personas que continúan el tratamiento durante un largo período de tiempo, no sobrepasa el 20% e incluso es menor del 5%; el ejercicio es recomendado por la mayoría de los médicos, por medio de él se puede mejorar la salud y embellecer el cuerpo, hacer más vivas las acciones, aumentar la vitalidad y mantener la juventud. Asi, finalmente se puede alcanzar el objetivo de bajar de peso, embellecer y mantener la salud. Los ejercicios son variados y de diversas intensidades, hay que practicarlos según la voluntad y el gusto de los que desean disminuir su peso; pero deben hacerlo de modo que aumenten progresivamente la duración hasta alcanzar los 40 minutos en una sesión. Tanto en los ejercicios de todo el cuerpo como en los parciales, en los móviles como en los inmóviles o en su combinación, en los ejercicios de paseo de largas distancias y en los de carrera larga, la práctica se debe hacer más de 3 veces por semana. De este modo se podrá lograr un resultado positivo y se conseguirá perder peso.

Dieciocho métodos de masaje terapéutico para bajar de peso

Los métodos de masaje se combinan con los ejercicios funcionales, 3 veces a la semana. Cada método necesita repetirse por lo menos 9 ó 18 veces, a lo sumo 36 veces.

1. "Dar picoteos" en el abdomen: Con los dedos indice, medio y anular de ambas manos se picotea el abdomen, la fuerza se realiza a través de la flexo–extensión de la muñeca y la intensidad se aumenta progresivamente, empezando con una fuerza moderada. Se practica con ambas manos simultanea o alternativamente; una vez realizado el "picoteo" 36 veces, se puede repetir. (Fig. 221)

2. Golpear el abdomen: Con el puño hueco se golpea alternativamente el abdomen con una velocidad y fuerza media; de 5 a 7 golpes forman un grupo, siendo necesario realizar 5 ó 7 grupos cada vez, se pueden repetir. (Fig. 222)

Los dos métodos mencionados son eficaces para disminuir la grasa abdominal, ya que el músculo abdominal se

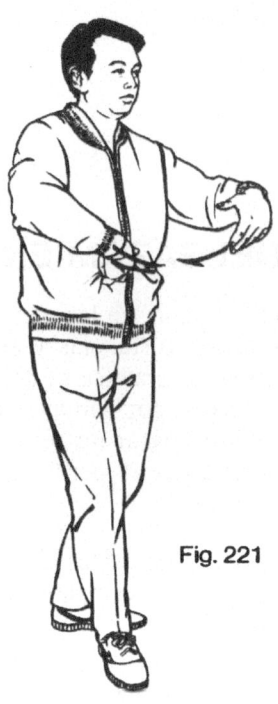

Fig. 221

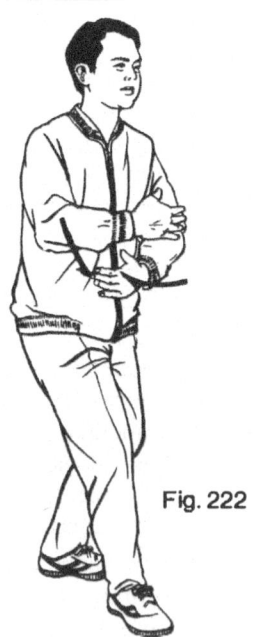

Fig. 222

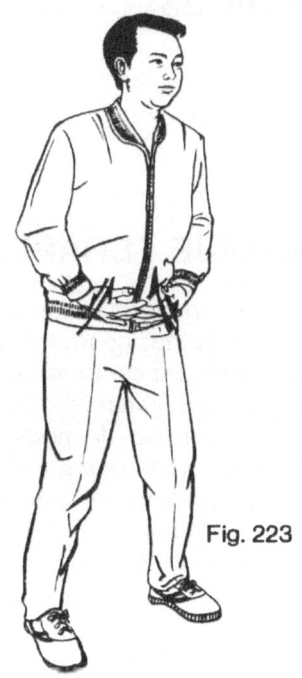

Fig. 223

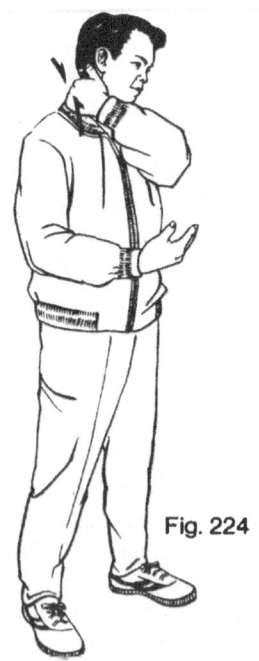

Fig. 224

contrae naturalmente. Antes de masajear hay que evacuar la orina.

3. Sostener el abdomen sacudiéndolo: De pie con ambos pies separados a la misma anchura que los hombros, esto es la mejor posición. Se inclina la parte superior del cuerpo hacia adelante y con los dedos de ambas manos se sostiene el abdomen a la vez que se presiona; se sacude 18 veces, se puede repetir este método. (Fig. 223)

4. Frotar el cuello: Con los dedos y la palma de la mano izquierda se frota el lado derecho del cuello, y viceversa. En cada lado se repite este movimiento 18 veces; una vez realizado se puede repetir. (Fig. 224)

5. Pellizcar la nuca: Se extienden los dedos de la mano, manteniendo una forma de empuñadura, y se aplican en ambos lados de la nuca alternativamente. Cuando se pellizca la nuca hay que mover lentamente la cabeza de izquierda a derecha y al mismo tiempo contar silenciosamente hasta el número 18. Este movimiento de la cabeza, de izquierda a derecha, se puede repetir 1 ó 2 veces más, a la vez que se pellizca la nuca. (Fig. 225)

6. Frotar el pecho: Con las eminencias de las palmas de ambas manos se frota el pecho de arriba hacia abajo y desde la línea media hacia ambos lados del hipocondrio. Se repite 36 veces este movimiento; una vez acabado puede realizarse de nuevo. (Fig. 226)

7. Frotar la cintura: Hay que pedir al paciente que flexione la cintura. Con la palma de la mano se frota la cintura de arriba hacia abajo y de un lado a otro. Se hace de este modo repetidamente 36 veces, al finalizar se puede repetir otras 36 veces. (Fig. 227)

8. Frotar las piernas: Hay que estar sentado, se frotan las piernas con las palmas de ambas manos frente a fren-

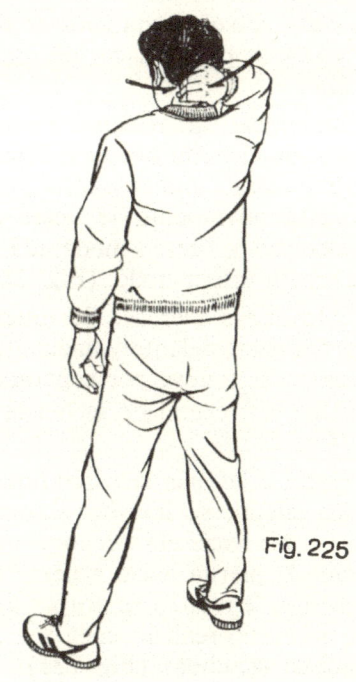

Fig. 225

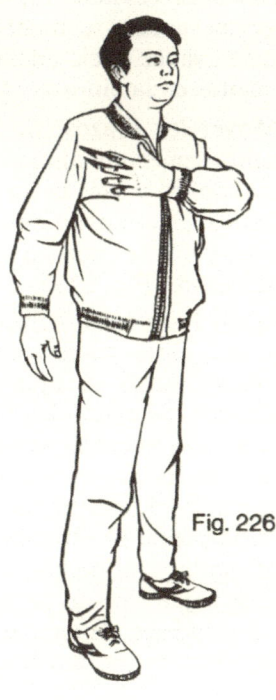

Fig. 226

235

te. En cada lado el movimiento se repite 18 veces; se puede hacer de nuevo. (Fig. 228)

9. "Martillear" las rodillas: Estando sentado, con el puño hueco se "martillea" alrededor de ambas rodillas, repitiendo este movimiento 18 veces con una velocidad y fuerza moderada. Se puede repetir este método. (Fig. 229)

10. Mover las piernas: Se mueven las piernas hacia delante y hacia atrás, cada pierna se mueve por separado 9 veces. Una vez terminado se puede repetir. (Fig. 230)

11. Sacudir las piernas: Tendido en decúbito lateral, se levanta el muslo girando el pie hacia el interior y luego se sacude la pierna hacia afuera. Los movimientos se repiten en grupos de 3, siendo necesario realizar cada vez 3 ó 4 grupos de sacudidas. (Fig. 231)

12. Sacar a puntapiés: De pie, se eleva una pierna y tras despegarla del suelo se patea rápidamente en las cuatro direcciones cesándo rápidamente. Una vez terminado se mantiene una postura de avance hacia adelante, con ambas manos en la cintura. (Fig. 232)

13. Mover los brazos: Se hace un movimiento semejante al arco y la flecha, agitando los brazos hacia adelante y hacia atrás. Este movimiento se repite 18 veces, y una vez acabado se puede hacer de nuevo. (Fig. 233)

14. Agitar los brazos: El paciente se pone de pie, juntando los pies en un mismo plano y con los ojos mirando hacia adelante. Se agitan los brazos en ambos costados, mientras se eleva (con las palmas de las manos hacia adelante), cruzándolos a la altura de la cabeza. Posteriormente se separan los brazos agitándolos en ambos costados, mientras se bajan (con las palmas hacia atrás), cruzándolas delante del abdomen. Todo esto es un movimiento que

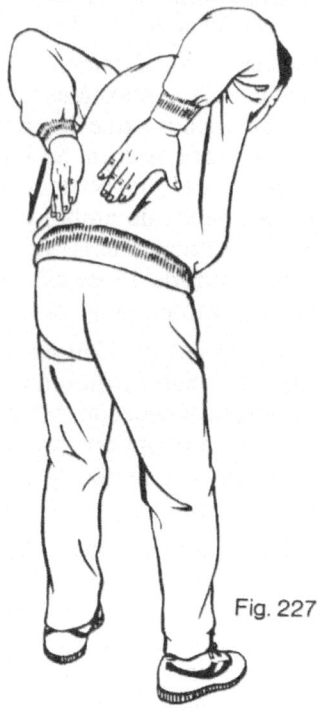

Fig. 227

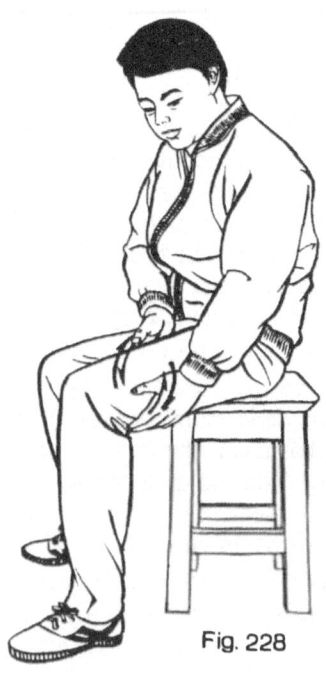

Fig. 228

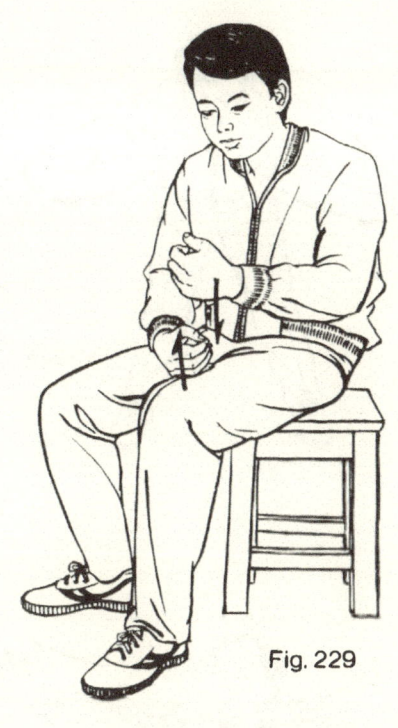

Fig. 229

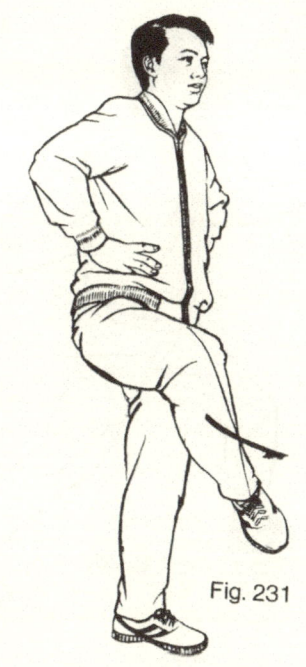

Fig. 231

Fig. 230

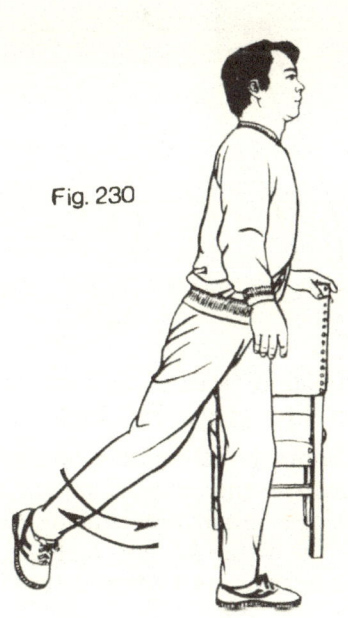

Fig. 232

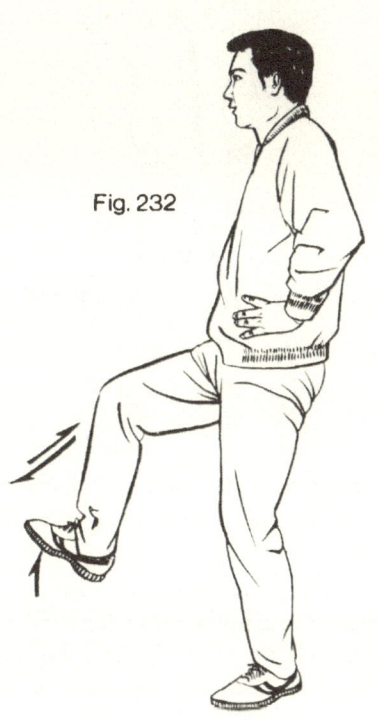

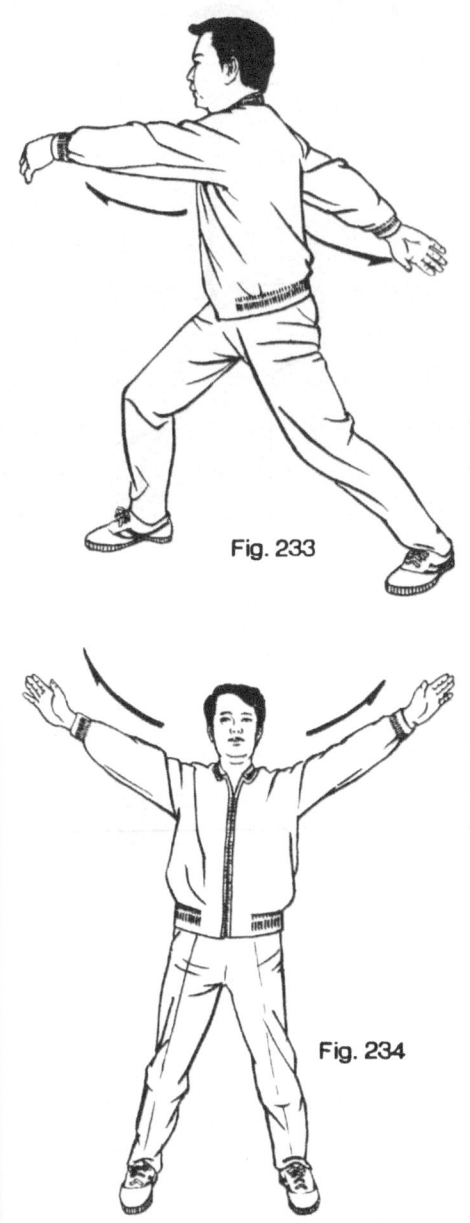

Fig. 233

Fig. 234

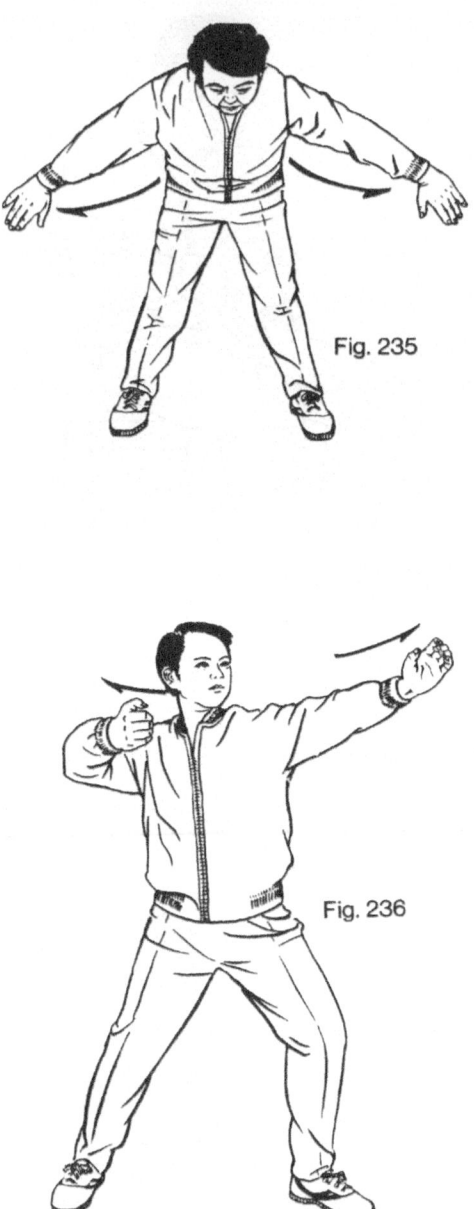

Fig. 235

Fig. 236

se repite 9 veces; una vez acabado se puede efectuar 1 ó 2 veces más. (Figs. 234 y 235)

15. Tirar los brazos: En esta acción el paciente simula estar lanzando una flecha con un arco. Se hace en ambos lados, y en cada uno de ellos se repite el movimiento 18 veces; se puede repetir todo el ejercicio. (Fig. 236)

16. Caminar: Esta acción no significa exclusivamente pasear, puesto que se debe determinar previamente el camino y la distancia por realizar. Se debe realizar en un tiempo determina-

do, según el trayecto y la distancia elegida. Además hay que establecer la pendiente y la velocidad con que se va a caminar. Cada persona tiene sus propias condiciones físicas, pero debe por lo menos caminar más de mil metros. Se pueden seleccionar las características más apropiadas para la persona que lo vaya a practicar.

17. Correr: Según las diferentes condiciones de cada persona, la carrera, desde el punto de vista de la medicina deportiva, reviste dos grandes características de amplia escala y ritmo de actividad; esto es muy eficaz para rebajar de peso. Sin embargo, hay que evitar la aparición de reacciones adversas, por lo que se debe preguntar previamente al paciente por la existencia de enfermedades latentes. Antes de empezar a correr hay que hacer ejercicios de calentamiento y no deben precipitarse por obtener un éxito inmediato. Si se corre mucho y muy de prisa, es posible que se produzcan consecuencias negativas. Entre los diversos tipos de carrera, la de velocidad lenta ha sido conocida universalmente como una terapéutica para la obesidad, insomnio, tristeza y debilidad general. Sobre la carrera de velocidad lenta hay que hacer una observación, hay que caminar aproximadamente dos o más kilómetros y fijarse muy bien en la postura, relajar los músculos y reajustar la respiración, puesto que a veces se puede notar en el tórax una sensación de opresión, palpitaciones, respiración débil, vértigo, etc. No parar brúscamente; antes de hacerlo hay que caminar lentamente durante algún tiempo.

18. Subir escaleras: Hay que subir por lo menos 300 escalones. Al comienzo se puede descansar varias veces. También se puede subir unos cuantos y bajarlos, para luego continuar subiéndolos; de este modo se va aumentando el número de escalones, hasta llegar a los 300. Montar en bicicleta también es bueno para bajar de peso, hay que controlar el trayecto y la velocidad, se deben andar aproximadamente 5 kilómetros cada vez.

II. MASAJE TERAPEUTICO PARA MANTENER LA SALUD Y LA BELLEZA

El masaje para la salud y la belleza es un tipo de tratamiento médico que sirve para mantener las funciones normales de la piel, favoreciendo las funciones fisiológicas de protección, secreción y regulación de la temperatura corporal, además de quitar arrugas dérmicas y flaccideces musculares de las mejillas. Sirve también para tratar las manchas pigmentarias congénitas, las cicatrices por ciertas enfermedades, furúnculos, vestigios de la adolescencia, pecas surgidas en la cara por el consumo excesivo de chocolate y toda clase de alteraciones dérmicas y deficiencias, incluso alteraciones de los órganos de los sentidos, es decir, los ojos, oídos, nariz, lengua y piel.

Hoy en día, las medidas tomadas al respecto son cada vez más variadas e incluyen dietas alimentarias, reajuste del modo de vida, diversas operaciones ortopédicas, toda clase de productos protectores, gimnasia de belleza y otros muchos medios. Al mismo tiempo se debe hacer hincapié en las indicaciones de las distintas medidas y su correcta elección, para evitar las molestias inesperadas e innecesarias, esto supone todo un progreso.

Quince métodos de masaje terapéutico para el mantenimiento de la salud y belleza

Cada método consta de 18 ó 36 movimientos. Es conveniente realizarlos lentamente, aumentando poco a poco la fuerza hasta llegar a una intensidad media; cada semana se hace 2 ó 3 veces. Los 18 ó 36 movimientos forman un grupo, cada vez se hace 1 ó 2 grupos, hasta un total de 5.

Vamos a hablar ahora, para que sirva como ejemplo, de la teoría mecánica de las arrugas en la superficie de la piel. La aparición de las mismas es una manifestación del desgaste de la piel, la disminución del tejido graso subcutáneo y el relajamiento muscular. De este modo, las fibras colágenas se endurecen, disminuye la flexibilidad, se degeneran progresivamente las glándulas sudoríparas y las glándulas sebáceas dérmicas; así se producen fácilmente las fisuras secas. Mediante masajes consecutivos se podrá mejorar el metabolismo, la circulación de la sangre y expandir los vasos sanguíneos subcutáneos, lo que sonrojará la cara y le dará lustre. Así mismo se incrementarán las funciones de las glándulas sebáceas y sudoríparas, se protegerá la flexibilidad dérmica, la caspa y la grasa de la piel desaparecerán.

1. Frotar los ojos: Con las eminencias de las palmas de ambas manos se frotan los ojos en una dirección, o con el índice se frota ligeramente a lo largo de los surcos musculares de la zona superior e inferior del borde orbitario. O bien se frota el lado medio de los ojos atravesando las cejas hasta el lado externo de los ojos llegando al punto

taiyang (punto extraordinario ubicado en la depresión que está a un *cun* lateral al punto medio entre el extremo externo de la ceja y el ángulo externo del ojo). A continuación se frota desde la raíz de la nariz hasta el lóbulo de la oreja, pasando por el mentón y la mejilla. Este movimiento se repite de 18 a 20 veces. Por las zonas referidas pasan los tres canales de la medicina tradicional china del hígado, bazo y vesícula biliar, lo que aumenta su eficacia. (Figs. 237 y 238)

2. Masajear el punto *taiyang* (Extra.): Se masajea con las eminencias tenar o hipotenar de ambas manos, haciendo a la vez rotación en los dos puntos *taiyang*, aunque también se puede hacer alternativamente; se repite 18 ó 20 veces. (Figs. 239 y 240)

3. Masajear la cabeza: Se hace con ambos pulgares, empezando a masajear lateralmente la cabeza de la parte anterior a la posterior. (Fig. 241)

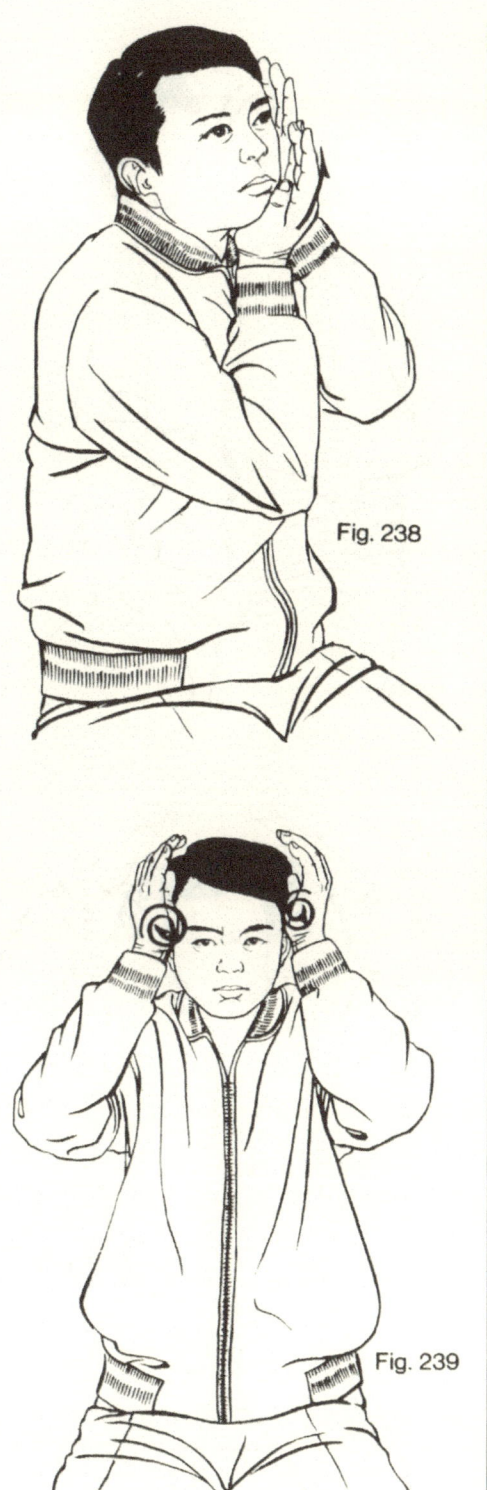

Fig. 238

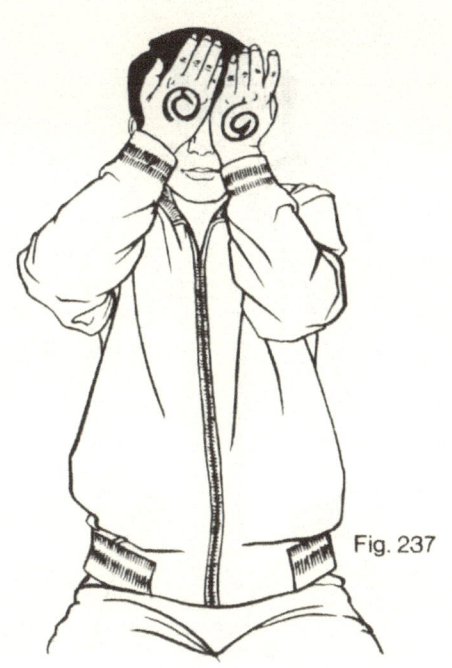

Fig. 237

Fig. 239

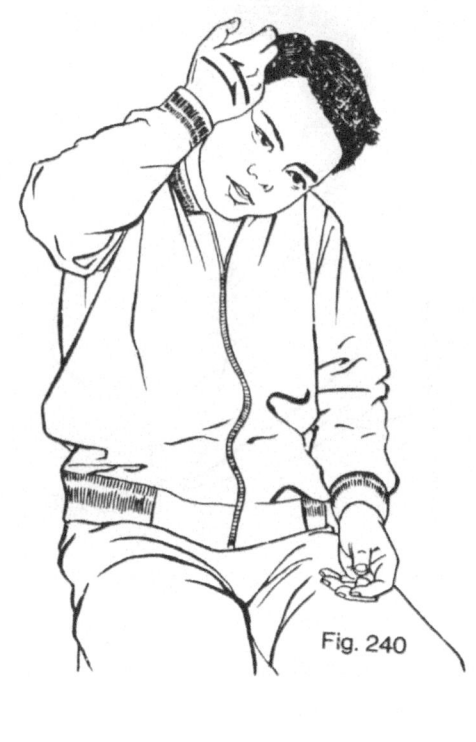

Fig. 240

4. Frotar la frente: Con la eminencia tenar de ambas manos se empieza a frotar el entrecejo, primero de arriba hacia abajo, luego con las palmas sobre las mejillas se empujan hacia arriba. Este movimiento se hace una vez al día y se repite 20 veces en ambos lados, sirve para evitar la flaccidez de los músculos de las mejillas. (Fig. 242)

5. Frotar la naríz: Con los nudillos de ambos pulgares se frotan ambos lados de la nariz, de arriba hacia abajo. (Fig. 243)

6. Fregar la zona temporal: Con los dedos medios se friegan los puntos bilaterales *zanzhu* (V. 2), localizados en la escotadura supraorbitaria, donde empieza la ceja, posteriormente, se pasa por la zona temporal hacia atrás, hasta llegar finalmente al occipucio. (Fig. 244)

7. Fregar las orejas: Juntando los dedos índice, medio y anular de ambas

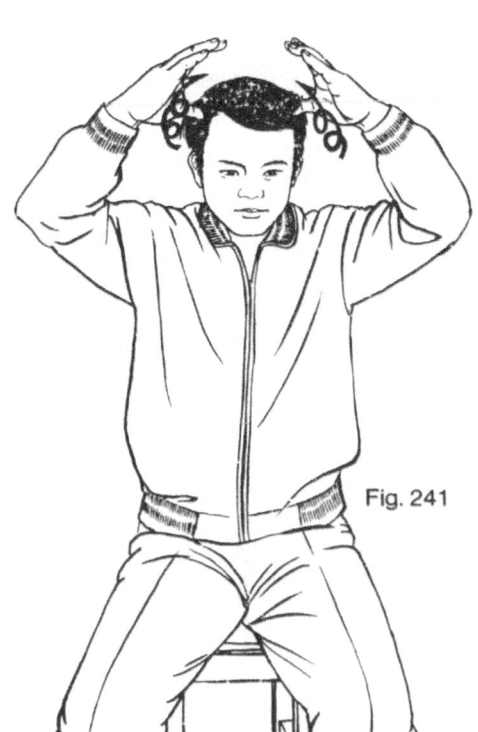

Fig. 241

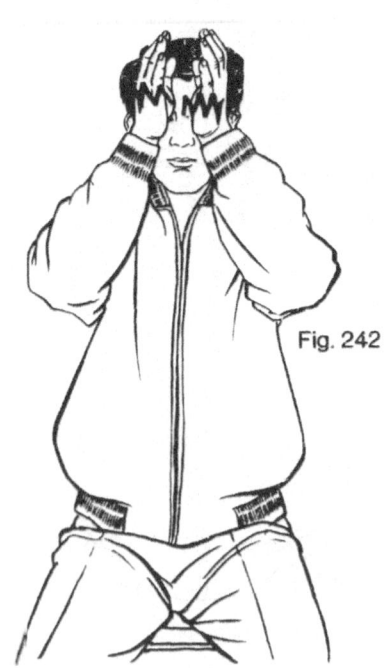

Fig. 242

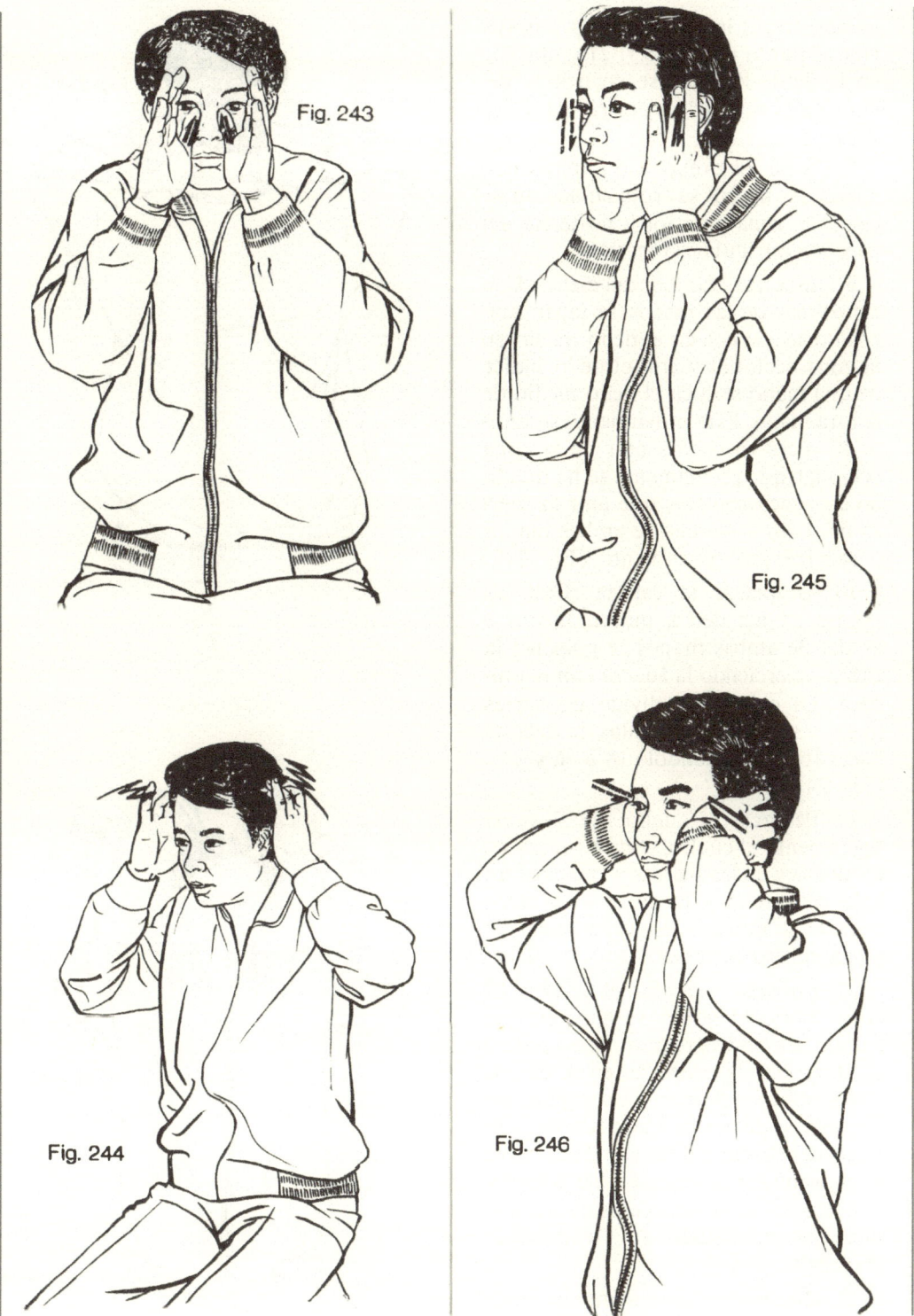

Fig. 243

Fig. 245

Fig. 244

Fig. 246

manos, fregar la zona anterior y posterior al punto *ermen* (S.J. 21), ubicado en la depresión que se encuentra delante de la incisura supratrágica. (Fig. 245)

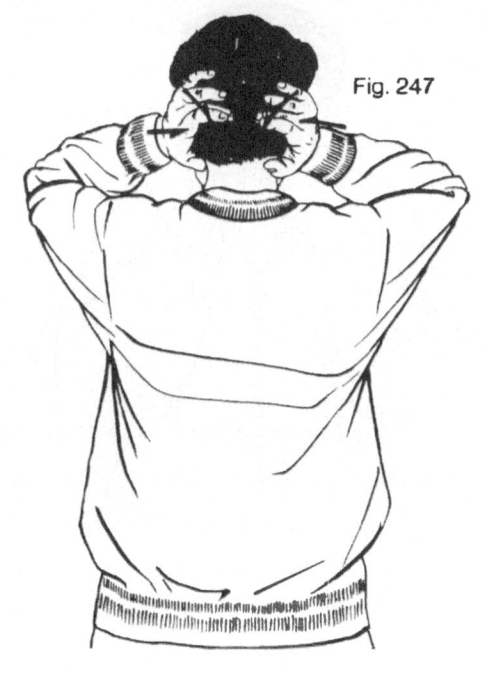

Fig. 247

8. Frotar los orejas: Con ambas palmas de las manos se frota en dos direcciones la zona anterior y posterior del pabellón auricular. (Fig. 246)

9. Golpetear "tambor del cielo": Con las palmas de las manos se tapan ambas orejas, se coloca el dedo medio en la zona occipital y con el dedo índice de una mano se toca el dedo medio de la otra mano. Este movimiento se repite 20 veces en cada sector de la zona occipital, que previamente se ha dividido en 3 sectores. Hay que unir la fuerza de codos y palmas de ambas manos para hacer este movimiento. (Fig. 247)

10. Golpetear la cabeza: Con las puntas de los dedos índice, medio y anular de ambas manos se golpetea la cabeza, ejerciendo la fuerza con la muñeca. La cabeza se divide en varias líneas y se golpetea en ellas de delante hacia atrás, repitiéndolo 18 ó 36 veces. (Fig. 248)

11. Pellizcar el cuello: Se flexiona ligeramente el cuello, con la fuerza de los dedos y de las palmas se pellizca un lado del cuello y luego el otro lado; durante 2 minutos en cada lado. Se puede repetir otra vez.

12. Empujar y frotar el cuello: El cuello muy extendido, se hace por separado con ambas manos. Se empuja y se frota con la parte anterior de los dedos índice y pulgar y las palmas de las manos, de arriba hacia abajo, a lo largo del borde muscular. Esto sirve para disminuir la sequedad de la piel y la flaccidez de los músculos de las mejillas incrementando su flexibilidad. (Fig. 249)

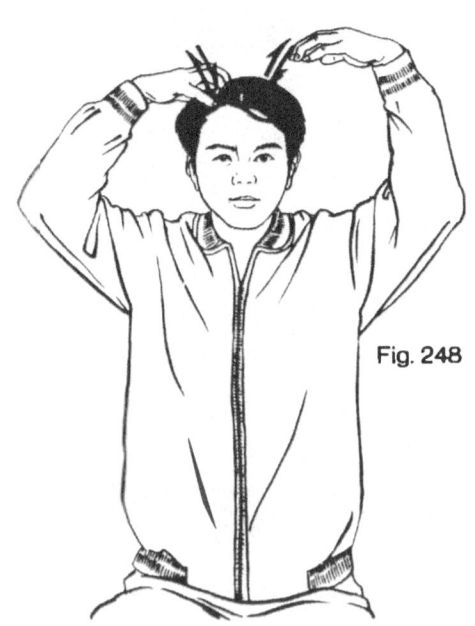

Fig. 248

13. Masajear bilateralmente los pun-

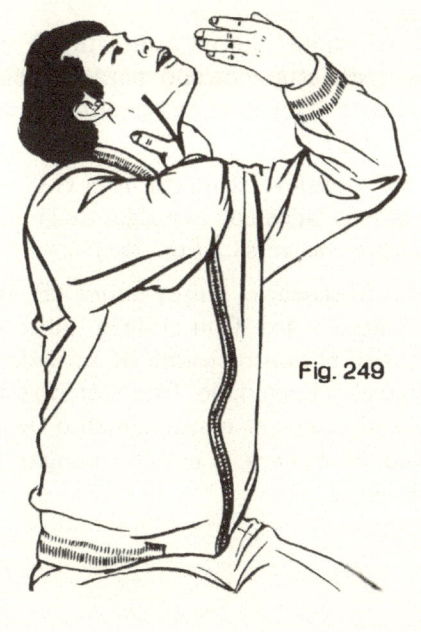

Fig. 249

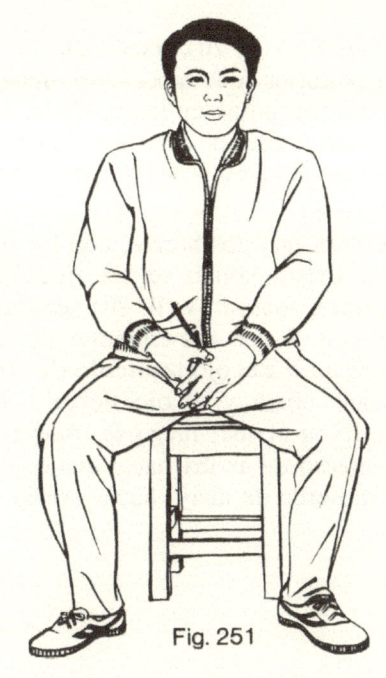

Fig. 251

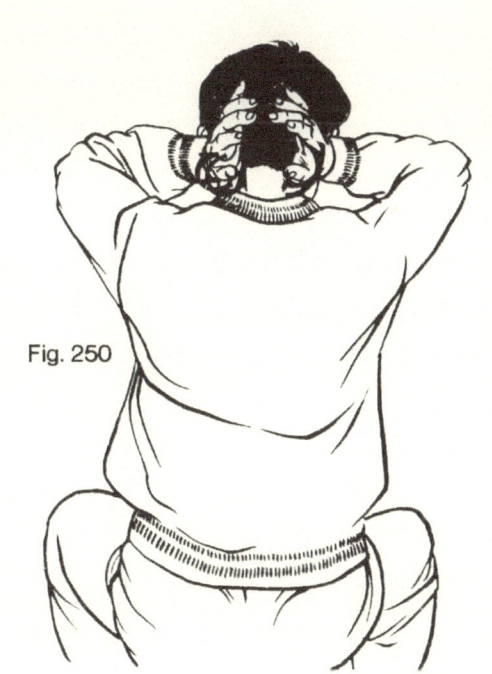

Fig. 250

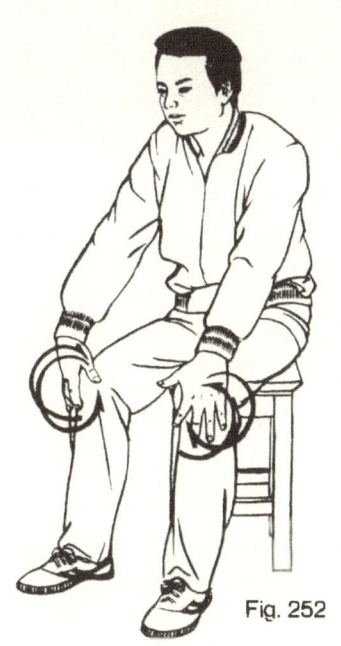

Fig. 252

tos *fengchi* (V.B. 20), localizado en la parte posterior de la cabeza, por debajo del hueso occipital, en la depresión entre la parte superior del músculo esternocleidomastoideo y del músculo trapecio.

Se despliegan los brazos, con las raíces de ambas palmas se masajean los dos puntos *fengchi* (V. B. 20), asociando el masaje con movimientos de los ojos. Se mueve el ojo izquierdo de arriba hacia abajo y el ojo derecho de abajo hacia arriba; luego se mueve el ojo derecho de arriba hacia abajo y el ojo izquierdo de abajo hacia arriba, y así se repite alternativamente 20 veces. Esto está indicado para despejar la mente y mejorar la agudeza visual. (Fig. 250)

14. Masajear el punto *hegu* (I.G. 4) de ambos lados con el pulgar de la otra mano, y viceversa. (Fig. 251)

15. Masajear el punto *zusanli* (E. 36) de ambos lados: Con el dedo índice se masajea el punto *zusanli* de un lado y luego el del otro lado. Este método está indicado para el mantenimiento de la salud, la belleza y para prolongar la vida. (Fig. 252)

III. SINTESIS DE LAS MANIPULACIONES TOPOGRAFICAS Y SUS INDICACIONES

Las manipulaciones simples y dobles para el tratamiento de las lesiones de tendones y las luxaciones de huesos (las enfermedades secundarias no están incluidas) sobrepasan el centenar. Aquí se los presentan con el fin de que el lector obtenga visión general. La clasificación se hace de acuerdo con el orden de los sitios en que se utilizan, con lo cual se favorece el aprendizaje y la adopción de las adecuadas según las necesidades clínicas concretas.

MANIPULACIONES PARA LAS LESIONES DE TENDONES

No.	Método	Indicación
1. En la cabeza y en el cuello		
1.	Empujar y tirar los tendones	Luxación recurrente de la articulación temporomandibular
2.	Masajear los tendones	Luxación recurrente de la articulación temporomandibular, lesiones de las partes blandas del cuello, síndrome espondilótico cervical
3.	Tambalear y girar los talones	Lesiones de las partes blandas del cuello, síndrome espondilótico cervical
4.	Tocar los tendones	Lesiones de las partes blandas del cuello, síndrome espondilótico cervical
5.	Arrastrar, vibrar, empujar y apretar los tendones	Lesión de las partes blandas del cuello
6.	Digitopuntura	Idem.
7.	Frotar los tendones	Torcedura muscular del cuello
8.	Jalar y apretar los tendones	Idem:
9.	Golpear ligeramente los tendones	Síndrome espondilótico cervical
10.	Jalar los tendones	Idem.
11.	Empujar y tirar los tendones adormecidos	Idem.
12.	Tocar los tendones adormecidos	Idem.
13.	Presionar los puntos acupunturales	Idem.
2. En el tórax y la cintura		
14.	Empujar y tirar los tendones	Esguince de la pared torácica,

		síndrome de la periostitis costocondral, lesiones agudas de las partes blandas de la cintura
15.	Toser e inflar	Idem.
	a. Arrancar el músculo	Esguince de la pared torácica, lesión de músculos dorsales, escoliosis simple de la columna vertebral, separación de la sínfisis pubiana y bursitis de la tuberosidad isquiática
16.	Flotar los tendones	Esguince de la pared torácica
	a. Golpear los tendones	Esguince de la pared torácica, lesión de músculos lumbares, prolapso de discos intervertebrales lumbares y separación de la sínfisis pubiana
	b. Apretar los tendones con los dedos	Idem.
	c. Presionar los tendones con digitopuntura	Idem.
17.	Presionar los tendones con las manos	Torcedura de la articulación costovertebral
18.	Jalar el tórax	Idem.
19.	Empujar y soportar	Idem.
20.	Presionar con digitopuntura en los puntos ubicados en la espalda y en el abdomen	Idem
21.	Abrazar y arrastrar	Síndrome de la periostitis costocondral, lesión aguda de las partes blandas de la cintura
22.	Presionar los puntos acupunturales y masajear	Síndrome de la periostitis costocondral
23.	Presionar y dar masajes	Lesión de músculos dorsales
24.	Empujar la columna vertebral, apretarla y presionarla	Idem.
	a. Empujar y tirar los tendones	Idem.
	b. Tocar los tendones	Idem.
25.	Mover la cintura	Escoliosis simple de la columna vertebral
26.	Empujar y al mismo tiempo rotar	Escoliosis simple de la columna vertebral, secuelas quirúrgicas del prolapso de discos intervertebrales lumbares.
27.	Presionar la espina dorsal con digitopuntura	Escoliosis simple de la columna vertebral, prolapso de discos intervertebrales lumbares, bursitis de tuberosidad isquiática
28.	Arrastrar y atraer	Escoliosis simple de la columna vertebral
29.	Empujar y tirar	Idem

30.	Masajear y apretar	Lesión aguda de las partes blandas de la cintura
31.	Rotar	Idem.
32.	Golpear la cintura para tirarla hacia arriba	Idem.
33.	Rascar los tendones	Lesión aguda de las partes blandas de la cintura, lesión de la musculatura lumbar, secuelas quirúrgicas del prolapso de discos intervertebrales lumbares, bursitis de tuberosidad isquiática
34.	Apretar y empujar	Idem.
35.	Empujar la columna vertebral	Lesión de la musculatura lumbar
36.	Jalar lateralmente	Lesión de la musculatura lumbar, prolapso de discos intervertebrales lumbares
37.	En la cama, voltear el cuerpo del paciente	Lesión de la musculatura lumbar
38.	Golpear y empujar	Idem.
39.	Jalar la cintura	Prolapso de discos intervertebrales lumbares
40.	Jalar la pierna	Idem.
41.	Sostener la cintura y al mismo tiempo jalar las piernas	Idem.
42.	Balancear	Idem.
43.	Digitopuntura	Prolapso del disco intervertebral lumbar, sindrome del músculo pirimidal
44.	Suspender voluntariamente al paciente bocabajo para remolcarlo	Prolapso del disco intervertebral lumbar
45.	Colocar una almohada bajo el cuerpo	Escoliosis simple de la columna vertebral, prolapso de discos intervertebrales lumbares
46.	Extender la espalda	Secuelas quirúrgicas del prolapso de discos intervertebrales lumbares
47.	Voltear las caderas	Sindrome de lesión del músculo piramidal, separación de la sinfisis pubiana
48.	Primero arrastrar y golpear, luego exprimir	Separación de la sinfisis pubiana
49.	Masajear y rascar	Idem.
50.	Mecer las caderas	Idem.
51.	Balancear las caderas	Idem.
52.	Empujar y presionar	Idem.
53.	Jalar de manera oblicua	Idem.
54.	Voltear las caderas internamente	Idem.

3. En los miembros superiores
(en el hombro)

	a: Digitopuntura	Esguince del hombro
55.	Frotar el hombro	Idem.
	a. Masajear el hombro	Esguince del hombro, miotendinitis del bíceps braquial y fragmentación del tendón muscular
56.	Echar a rodar sobre el hombro	Esguince del hombro, tenosinovitis del bíceps braquial y fragmentación del tendón muscular, tendinitis del músculo supraspinoso
	a. Apretar con el dedo sobre los puntos acupunturales ubicados en el hombro	Esguince del hombro
	b. Empujar y tirar los tendones	Esguince del hombro, tenosinovitis de la porción larga del bíceps braquial
	c. Arrancar los músculos	Esguince del hombro
57.	Tornear el hombro	Esguince del hombro, tendinitis del músculo supraspinoso, tenosinovitis de la porción larga del bíceps braquial y fragmentación del tendón muscular, bursitis subacromial
58.	Oscilar los hombros	Tendinitis del músculo supraspinoso, tenosinovitis de la porción larga del bíceps braquial, miotendinitis del bíceps braquial y fragmentación del tendón muscular, bursitis subacromial
59.	Frotar los hombros	Tendinitis de los músculos supraspinosos
60.	Remolcar y sacudir los hombros	Tendinitis del músculo supraspinoso, tenosinovitis de la porción larga del bíceps braquial
	a. Golpear los tendones	Tendonsinovitis de la porción larga del bíceps braquial
61.	Empujar a favor de los hombros	Idem.
	a. Rascar los tendones	Bursitis subacromial
62.	Tres acciones de la posición sedente	Periartritis del hombro
63.	Cinco acciones de la posición decúbito dorsal	Idem.
64.	Disolver la adherencia epistática	Idem.
65.	Disolver la adherencia en posición recogida hacia el interior	Idem.
66.	Golpear ligeramente los hombros	Idem.
67.	Arrastrar, tornear y sostener los hombros para recuperar los sitios originales	Dislocación de la parte anteroinferior de la articulación del hombro

(en el codo)

68.	Arrastrar y tira los tendones y huesos en espalda, cintura y otras articulaciones	Lesión de la articulación del codo, epicondilitis interna del húmero, síndrome del supinador
	a. Jalar y presionar los codos	Lesión de la articulación del codo, bursitis del olécranon.
69.	Manipulaciones de calmar	Lesión y rigidez de la articulación del codo
	a. Arrancar los músculos	Lesión de la articulación del codo, epicondilitis interna y externa del húmero
	b. Empujar y tirar los tendones	Lesión de la articulación del codo, epicondilitis interna y externa del húmero, síndrome del supinador
70.	Tirar los dedos	Lesión y rigidez de la articulación del codo
71.	Agarrar y exprimir; empujar y hacer masajes de ida y vuelta a lo largo de los canales o los sitios afectados	Epicondilitis externa del húmero
72.	Oscilar y masajear los tendones	Epicondilitis externa del húmero, rigidez de la articulación del codo
	a. Rascar los tendones	Epicondilitis externa del húmero
	b. Jalar los tendones	Idem.
	c. Tocar los tendones hasta humedecerlos	Idem.
	d. Masajear los tendones	Miositis del extensor del antebrazo
	e. Hacer los ejercicios ortopédicos	Idem.
73.	Frotar el codo y el antebrazo	Idem.
	a. Disolver la adherencia y el espasmo	Rigidez de la articulación del codo
74.	Frotar los dedos	Idem.
75.	Dividir los puntos dolorosos	Síndrome del supinador
76.	Voltear los brazos doblados	Idem.
77.	Empujar con las yemas del pulgar y del índice a lo largo del codo, hacia arriba o abajo	Miositis del extensor del antebrazo
78.	Voltear, elevar y apretar para recuperar el sitio original	Dislocación de la articulación del codo
79.	Sostener y tornear el codo	Semidislocación de la cabeza del radio

(en la muñeca y la mano)

80.	Mover la muñeca	Subluxación persistente de la articulación del carpo, lesión de la articulación radiocubital inferior, síndrome del túnel carpiano, lesión de la muñeca, tendovaginitis estenosante, estrechez del túnel cubital
81.	Dividir los tendones	Subluxación persistente de la articulación del carpo, dislocación de la

		articulación metacarpofalángica, lesión de la articulación radiocubital inferior, lesión de la muñeca, quiste tecal del flexor, estrechez del túnel cubital
82.	Arrancar el músculo tenar	Subluxación persistente de la articulación del carpo, síndrome del túnel carpiano, lesión de la muñeca, tendovaginitis del flexor, estrechez del túnel cubital
	a. Empujar y tirar los tendones hasta humedecerlos	Subluxación persistente de la articulación del carpo, tendovaginitis estenosante, tendovaginitis del flexor
	b. Tocar los tendones hasta humedecerlos	Subluxación persistente de la articulación del carpo, simdrome del túnel carpiano, lesión de la muñeca, tendovaginitis del flexor, estrechez del túnel cubital
	c. Tirar los dedos	Subluxación persistente de la articulación del carpo, síndrome del túnel carpiano
83.	Obstruir la circulación de sangre	Subluxación persistente de la articulación del carpo
84.	Mover las articulaciones para calmar	Dislocación de la artrriculación metacarpofalángica
85.	Doblar y extender las muñecas	Síndrome del túnel carpiano
86.	Separar la adherencia de los tendones y empujarlos	Idem.
87.	Apretar y cerrar el puño	Tendovaginitis estenosante, estrechez del túnel cubital
	a. Empular hacia arriba y abajo	Tendovaginitis estenosante, tendovaginitis del flexor
	b. Empujar y tirar los tendones	Tendovaginitis del flexor
	c. Dar masajes sobre los tendones	Idem.
88.	Golpear y exprimir	Quiste tecal carpofalángico
	a. Rascar los tendones	Idem.

4. En los miembros inferiores (en la cadera y el muslo)

89.	Tirar y extender	Lesión de las partes blandas de la cadera
	a. golpear los tendones	Lesión de las partes blandas de la cadera, contractura del músculo aductor femoral, síndrome de túneles del vasto medio femoral
	b. Arrancar los músculos	Lesión de las partes blandas de la cadera, esguince de los músculos del muslo, contractura del músculo aductor femoral

c. Tornear la cadera	Sinovitis temporal de la articulación de la cadera
90. Arrastrar y voltear	Idem.
91. Aflojar los tendones y empular a lo largo del muslo hacia arriba o abajo	Esguince de los músculos del muslo, sindrome de túneles del vasto medio femoral
a. Dar masajes sobre los tendones	Esguince de los músculos del muslo, sindrome de túneles del vasto medio femoral
b. Masajear los tendones y cortarlos	Contractura del aductor femoral
c. Presionar los puntos acupunturales	Idem.
92. Presionar con la mano los músculos del muslo	Sindrome de túneles del vasto medio femoral
a. Rascar los tendones	Sindrome de túneles del vasto medio femoral, contractura del tendón de la corva y bursitis subtendinosa
93. Tornear, arrancar y aflojar los tendones	Contractura del tendón de la corva y bursitis subtendinosa
a. Jalar las piernas	Idem.
(en las rodillas)	
94. Aflojar los tendones en la primera y segunda posiciones	Sindrome doloroso en las rodillas, lesión de las partes blandas de la articulación de rodilla
a. Rascar los tendones	Sindrome doloroso en las rodillas
b. Dividir los tendones	Sindrome doloroso en las rodillas
95. Aporrear los tendones	Idem.
96. Tocar los tendones	Idem.
97. Golpear ligeramente	Idem.
98. Tornear las articulaciones de la rodilla, extenderlas y doblarlas	Idem.
a. Jalar las articulaciones de las rodillas	Idem.
b. Empujar a lo largo de los músculos cuadriceps femorales o subligamentos de las articulaciones internas y externas de las rodillas, luego tirarlas y traerlas	Sindrome doloroso en las rodillas, lesión de las partes blandas de la articulación de rodilla
99. Doblar las piernas y oscilar las rodillas, empujando de arriba abajo	Lesión de las partes blandas de la articulación de rodilla
(en los tibillos y el pie)	
100. Oscilar y tirar los maléolos	Torsión de la articulación del maléolo externo
101. Mover los maléolos	Torsión de la articulación del maléolo externo e interno
102. Hacer masajes en los maléolos externos	Torsión de la articulación del maléolo interno

103.	Empujar con las yamas del pulgar y el índice a lo largo de la orientación del tendón de Aquiles y frotar de arriba abajo	Idem.
	a. Dividir los tendones	Torsión de la articulación del maléolo externo, tendinitis del tendón de Aquiles y bursitis subtendinosa, lesión de las partes blandas en la parte interna del tarsometatarso
	b. Empujar y tirar los tendones humedecidos	Torsión de la articulación del maléolo externo
104.	Pellizcar con el índice y el medio los extremos de los dedos afectados del pie, luego tirarlos y traerlos	Idem.
105.	Sostener con las interarticulaciones del índice doblado, en el lado dorsal, el punto doloroso y luego mover en él hacia arriba o abajo	Síndrome doloroso del talón y del metatarso
	a. Aporrear y tocar los puntos dolorosos	Idem.
106.	Oscilar, arrastrar, empujar y apretar	Lesiones de las partes blandas de la parte interna del tarsometatarso
	a. Jalar las articulaciones del tarsometatarso	Idem.
107.	Agitar y jalar	Equinovarus congénito

Los ejemplos mencionados no se deben hacer de manera mecánica. Hay varias manipulaciones que se pueden efectuar en un mismo sitio, para una misma lesión traumática. Pero de ninguna manera se debe entender que existen sólo estas manipulaciones, sino que son las más usuales en la práctica clínica. Como consecuencia de las tendencias y costumbres de cada manipulador, hay diferencias con respecto al aprendizaje, el dominio y el uso de cada manipulación. Diariamente en la clínica se suelen usar los métodos de golpear ligeramente o presionar los puntos con digitopuntura como manipulación fundamental para el uso general en diversos traumas, no obstante, también se puede considerar la manipulación de tocar los tendones como su terapéutica. Esta es la razón de la aplicación flexible de las manipulaciones.

MANIPULACIONES DE LUXACIONES DE LAS ARTICULACIONES

No.	Método	Indicaciones
1.	Reducción de empujar hasta el sitio original con la presión de arriba abajo	Luxación de la articulación temporomandibular
2.	Aflojar y frotar	Luxación de la articulación esternoclavicular
3.	Arrastrar, presionar en parte anterior y empujar internamente	Dislocación de la estructura escápula-pared torácica
4.	Girar, tirar con la mano frente a frente en posición decúbito ventral	Luxación de la articulación atlantooccipital
5.	Tirar, voltear y jalar con la mano frente a frente, en decúbito ventral	Luxación de la articulación atlantoaxoidea
6.	Mover y retener bruscamente	Luxación de la articulación de las vértebras cervicales
7.	Presionar y empujar rápidamnte con la borde tenar	Luxación de la articulación de las vértebras trorácicas
8.	Sacudir y empujar con la borde tenar	Luxación de la articulación de las vértebras lumbares
9.		
	a. Empujar hacia adelante en el caso de pura transposición trasera	Luxación de la articulación sacroilíaca
	b. Arrastrar hacia atrás en el caso de pura transposición delantera	Idem.
10.		
	a. Empujar y voltear hacia atrás	Idem.
	b. Arrastrar y voltear hacia adelante	Idem.
11.	Agarrar y transportar los músculos del hombro desde abajo hacia arriba o de afuera hacia adentro	Luxación de la articulación acromiohumeral
12.	Doblar, remolcar, tornear y extender	Luxación de la articulación humerocubital
13.	Jalar y empujar	Luxación de la articulación radiocubital proximal
14.	Tornear al revés los brazos y las muñecas	Luxación de la articulación radiocubital distal
15.	Mecer las muñecas y frotarlas	Luxación de la articulación radiocarpal del carpo
16.	Arrastrar, elevar y presionar	Luxación de la articulación metacarpofalángica
17.	Arrastrar y mecer	Luxación de la articulación interfalángica
18.	Aflojar los tendones de la primera posición y la segunda posición	Luxación de la articulación patelar
19.	Remolcar, elevar, tornear, doblar y extender	Luxación de la articulación del hueso semilunar en la rodilla

20.	Retornar y extraer	Luxación de la articulación tibioperonea superior
21.	Empujar y presionar	Idem.
22.	Doblar, extender, ampujar y sostener	Luxación de la articulación tibioperonea inferior
23.	Voltear el dorso del pie hacia afuera, extender y presionar hacia abajo	Luxación del astrágalo
24.	Voltear y presionar	Luxación del calcáneo
25.	Arrastrar, doblar, extender y finalmente presionar	Luxación de los huesos escafoides y cuneiforme

IV. EJERCICIOS TERAPEUTICOS

Durante el curso de tratamiento y rehabilitación de las enfermedades traumáticas, tales como lesiones de tendones y luxaciones, se necesita realizar diversas actividades funcionales incluyendo ciertas posturas; por ejemplo, boxeos chinos, gimnasias, ejercicios respiratorios, etc. Esta actividad sirve para tratar, consolidar y reforzar el efecto médico del tratamiento, además prevenir la complicación y elevar la capacidad de defensa del organismo.

Los ejercicios deben ser naturales y simples como los ejercicios físicos diarios. No obstante, se encesitan ciertas elecciones y gráficas combinando la situación patológica. En realidad, el ejercicio, de por sí, constituye un movimiento y todo el curso de la vida es también un curso del movimiento. De aquí se desprende que no es difícil entender la razón de curar las enfermedades mediante el ejercicio respiratorio. Por medio de esta terapéutica se puede regular la energía y la sangre en los órganos internos, relajar músculos y tendones, activar la circulación de enrgía y sangre en canales y colaterales, recuperar las funciones de las articulaciones y los miembros. También es posible estimular por completo el optimismo de los pacientes y la función activa consciente, reforzar las condiciones físicas y la confianza en la recuperación.

Según las necesidades de las distintas entidades patológicas traumáticas, la terapéutica establece las acciones y sugerencias concretas a fin de realizar los ejercicios funcionales. En este libro se consideran esos dos factores como componentes muy importantes durante todo el curso del tratamiento. Son indispensables, y por lo tanto, inséparables.

No.	Método	Indicaciones
1.	Ejercicios de la boca	Luxación recurrente de la articulación temporomandibular, luxación de la mandíbula
2.	Extender la cabeza hacia atrás, volteándola	Lesión de las partes blandas del cuello
3.	Extender la cabeza hacia atrás volteándola	Sindrome espondilótico cervical
4.	Dar media vuelta mirando hacia la luna	Sindrome espondilótico cervical, luxación de la articulación atlantoaxol
5.	Doblar el codo volteando la cabeza	Sindrome espondilótico cervical
6.	Cruzar los brazos y extenderlos mirando hacia el cielo	Sindrome espondilótico cervical, escoliosis simple de la columna vertebral

7.	Voltear la cabeza encogiéndose de hombros	Síndrome espondilótico cervical
8.	Voltear el cuerpo desplegando los brazos	Esguince de la pared torácica, torcedura aguda de la cintura, epicondilitis externo del húmero
9.	Encogerse de hombros, girándolos	Esguince de la pared torácica, síndrome de la periostitis costocondral, esguince del hombro, fragmentación del músculo supraspinoso, bursitis subacromial
10.	Empujar las manos desde la parte posterior del cuerpo	Esguince de la pared torácica
11.	Voltear la cintura en gran medida	Torcedura de la articulación costovertebral
12.	Golpear la palma de la mano de arriba abajo	Esguince de la articulación costovertebral, quiste tecal carpofalángico
13.	Voltear la palma de la mano desplegando los brazos	Síndrome de la periostitis costocondral, epicondilitis interna del húmero, rigidez de la articulación del codo, síndrome del túnel carpiano, lesión de la muñeca
14.	Contraer los brazos y alargarlos después	Síndrome de la periostitis costocondral, lesiones de los músculos lumbares
15.	Voltear el cuerpo girando los brazos	Lesión de los músculos dorsales, prolapso de discos intervertebrales lumbares, fragmentación del músculo supraspinoso, síndrome del túnel carpiano
16.	Inclinar la cintura de manera lateral en decúbito dorsal	Escoliosis simple de la columna vertebral
17.	Presionar los puntos dolorosos balanceando la cintura	Escoliosis simple de la columna vertebral, lesión de la musculatura lumbar, prolapso de discos intervertebrales lumbares
18.	Levantar los brazos hacia el cielo	Escoliosis simple de la columna vertebral
19.	Voltear el cuerpo de manera inclinada mirando hacia el cielo	Idem.
20.	Mover la cintura de izquierda a derecha y hacia atrás	Lesión aguda de las partes blandas de la cintura
21.	Doblar la cintura moviendo los brazos	Lesión aguda de las partes blandas de la cintura, prolapso de discos intervertebrales de la columna vertebral
22.	Llevar en brazos la cabeza doblando la cintura	Lesión de la musculatura lumbar, contractura del tendón de la corva, bursitis subtendinosa

23.	Tocar el suelo levantando la cabeza hacia arriba	Lesión de la musculatura lumbar, contractura del tendón de la corva y bursitis subtendinosa, dolor del talón y metatarso
24.	Doblar la cintura clavando los diez dedos en el suelo	Lesión de la musculatura lumbar, torsión de la articulación del maléolo externo
25.	Remover las piernas presionándolas al mismo tiempo	Prolapso de discos intervertebrales de la columna vertebral, síndrome de lesión del músculo piramidal, lesión de las partes blandas de la cadera, contractura del tendón de la corva y bursitis subtendinosa, síndrome doloroso en las rodillas
26.	Ponerse en cuclillas	Prolapso de discos intervertebrales dorsales, síndrome de túneles del vasto medio femoral, síndrome doloroso en las rodillas, lesión de las partes blandas de la rodilla, torsión de la articulación del maléolo externo, luxación de la articulación del hueso semilunar en la rodilla, luxación de la articulación tibioperonea superior
27.	Caminar sobre las puntas de los pies o ponerse en puntas	Prolapso de discos intervertebrales de la columna vertebral
28.	Doblar la cintura de izquierda a derecha, empujándola	Idem.
29.	Separar y juntar las articulaciones coxales	Separación de la sínfisis pubiana, contractura del músculo aductor femoral
30.	Estar en cuclillas con los brazos extendidos	Idem.
31.	Contraer internamente los muslos alternadamente	Separación de la sínfisis pubiana
32.	Extender solo una rodilla hacia fuera	Idem.
33.	Dormir boca arriba, levantándose y sentándose	Bursitis de la tuberosidad isquiática, luxación de la articulación sacroilíaca
34.	Encogerse de hombros	Esguince del hombro
35.	Hacer acciones extendidas y giratorias	Esguince del hombro, tendinitis del músculo supraspinoso, tendonsinovitis de la porción larga del bíceps braquial, periartritis del hombro (en el período de recuperación), lesión de la articulación del codo, epicondilitis interna del húmero
36.	Agitar la mano hacia adelante y atrás	Tendinitis del músculo supraspinoso y fragmentación del músculo supraspinoso

37.	Hacer ejercicios para desplegar los hombros	Tendonsinovitis de la porción larga del bíceps braquial
38.	Levantar el hombro desde su parte lateral	Miotendinitis del bíceps braquial y fragmentación del tendón muscular
39	Oscilar el hombro	Idem.
40	Levantar el hombro hacia arriba	Bursitis subacromial, periartritis del hombro
41.	Tornear el hombro desde su lado externo	Periartritis del hombro
42.	Poner los brazos en jarra	Periartritis del hombro, epicondilitis interna del húmero
43.	Doblar hacia adelante y extenderse hacia adelante	Luxación de la parte inferoanterior de la articulación del hombro
44.	Remover los brazos para reunir fuerzas	Luxación de la parte inferoanterior de la articulación del hombro, luxación de la articulación acromiohumeral
45.	Golpear con fuerza la palma de la mano	Lesión de la articulación del codo, tendovaginitis estenosante, luxación de la articulación radiocubital distal
46.	Agarrar como lo hace el águila para reunir fuerzas	Lesión de la articulación del codo, subluxación persistente de la articulación del carpo, quiste tecal carpofalángico, tendovaginitis estenosante
47.	Elevar los hombros desplegando los brazos	Lesión de la articulación del codo
48.	Extender el codo y doblarlo	Lesión de la articulación del codo, epicondilitis externa del húmero, luxación posterior de la articulación del codo
49.	Oscilar la muñeca	Epicondilitis externa del húmero, tendovaginitis estenosante, lesión de la muñeca
50.	Girar el antebrazo	Epicondilitis externa del húmero, luxación posterior de la articulación del codo, estrechez del túnel cubital, luxación de la articulación radiocubital superior.
51.	Girar, doblar y extender el antebrazo	Bursitis del olécranon, rigidez de la articulación del codo
52.	Doblar el codo de atrás hacia adelante	Rigidez de la articulación del codo, lesión de la muñeca
53.	Doblar el codo de arriba abajo	Rigidez de la articulación del codo
54.	Mover las muñecas	Subluxación persistente de la articulación del carpo, quiste tecal carpofalángico
55.	Ejercicios sobre las funciones de los	Subluxación persistente de la

	huesos naviculares	articulación del carpo, estrechez del túnel cubital, tendonvaginitis estenosante
56.	Empuñar en el vacío	Luxación de la articulación metacarpofalángica
57.	Doblar y extender de manera automática	Torcedura de los huesos de la articulación metacarpofalángicas, fragmentación del músculo extensor digital
58.	Desplegar los brazos volteando la mano	Luxación de la articulación radiocubital inferior
59.	Extender los brazos enganchando la mano	Síndrome del túnel carpiano, tendogvaginitis estenosante
60.	Ejercicios de la mano	Tendogvaginitis estenosante, estrechez del túnel cubital
61.	Tomar el puño	Tendovaginitis del flexor, luxación de la articulación radiocarpal
62.	Apretar los dedos	Tendovaginitis del flexor
63.	Doblar la cintura batiendo la palma de la mano	Quiste tecal carpofalángico
64.	Rodar las muñecas	Estrechez del túnel cubital, luxación de la articulación radiocubital
65.	Patear las piernas en el vacío para aumentar las fuerzas	Torcedura de los músculos del muslo, torsión de la articulación del maléolo interno, síndrome doloroso del talón y del metatarso, tendinitis de Aquiles y bursitis subtendinosa
66.	Extender las piernas	Lesión de las partes blandas de la cadera
67.	Pisar el suelo	Torcedura de los músculos del muslo, torsión de la articulación del maléolo interno, síndrome doloroso del talón y del metatarso, tendinitis del tendón de Aquiles y bursitis subtendinosa
68.	Apretar el pie	Torcedura de los músculos del muslo, síndrome doloroso del talón y del metararso, tendinitis del tendón de Aquiles y bursitis subtendinosa
69.	Extender, voltear y doblar los muslos	Torcedura de los músculos del muslo
70.	Menear la cabeza, agitar la nalga	Contractura del músculo aductor femoral
71.	Mover las rodillas	Síndrome de túneles del vasto medio femoral, lesión de las partes blandas de las rodillas, luxación de la articulación de la paleta, luxación de la articulación patelar
72.	Patear las piernas hacia atrás	Síndrome de túneles del vasto medio

femoral

73.	Marcar el paso en el mismo lugar	Síndrome doloroso en las rodillas, torsión de la articulación del maléolo externo, luxación de la articulación del hueso semilunar en la rodilla
74.	Dar pasos de arco y flecha	Síndrome doloroso en las rodillas
75.	Sentarse con las piernas plegadas	Idem.
76.	El árbol seco con raíces entrelazadas	Idem.
77.	Abrir la boca como lo hace el león	Idem.
78.	Levantar el talón cayendo al mismo tiempo sobre él	Torsión de la articulación del maléolo externo
79.	Patear las piernas, rodar en ellas y luego voltearlas	Torsión de la articulación del maléolo externo e interno, tendinitis del tendón de Aquiles y bursitis subtendinosa, lesiones de las partes blandas de la parte interna del tarsometatarso, lesión de las partes blandas intermetatarsianas
80.	Presionar el pie poniéndose de rodillas	Torsión de la articulación del maléolo externo
81.	Extender el dorso del maléolo, doblar el tarso y ejecutar un movimiento circular	Torsión de la articulación del maléolo interno, luxación de la articulación tibioperonea inferior
82.	Enganchar el maléolo	Torsión de la articulación del maléolo interno
83.	Frotar el pie	Síndrome doloroso del talón y del metatarso
84.	Tocar y saltar	Lesiones de las partes blandas del tarsometatarso, luxación de la articulación de los huesos cuneiformes
85.	Llevar en brazos al enfermo, apretando el pie	Equinovarus congénito
86.	Saltar en el mismo lugar	Lesión de las partes blandas de tarsometatarso
87.	Saltar gradas	Lesión de las partes blandas intermetatarsianas
88.	Tocar las piernas	Idem.
89.	Desarrollar los movimientos del tórax	Dislocación de la extructura escápula-pared torácica
90.	Levantar la vista con el cuerpo hacia atrás y extender los brazos hacia adelante	Luxación de la articulación de las vértebras cervicales
91.	Extender los brazos mirando hacia abajo en decúbito ventral	Luxación de la articulación de las vértebras torácicas
92.	Ponerse en cuclillas apoyando las manos en la pared	Luxación de la articulación de las vértebras lumbares

93.	Doblar el codo, voltearlo y extenderlo	Luxaxión de los huesos de la articulación humerocubital del codo
94.	Vibrar el pie	Luxación de la articulación del hueso escafoides

V. VEINTE MEDIDAS EN LA HIGIENE PERSONAL

En el horizonte clínico de las enfermedades ha cobrado interés la prevención de las enfermedades. El servicio sanitario responsable de las acciones encaminadas a logar el bienestar de la población en la edad madura, hasta la ancianidad, propone veinte medidas de higiene que realiza con perseverancia obtendrán los métodos deseados. Con la observación de estas medidas sanitarias se amplían las espectativas de vida, gracias al fortalecimiento del organismo.

1. Limpiar la cara: Con diversas partes de ambas manos se limpian los ojos, la frente, la nariz y la superficie del cuello y la nuca, en distintas direcciones y acciones, de 10 a 20 movimientos, 1 ó 2 veces cada día.

2. Tragar saliva: Este es un ejercicio que consiste en deglutir los líquidos corporales. Cada día se efectúa 1 ó 2 veces. Se aplica la lengua a la parte anterior de los dientes, moviéndola repetidas veces de arriba abajo y de izquierda a derecha. Así se producirá fácilmente gran cantidad de saliva que luego se deglute en 3 tragos, y se repite otra vez. Antes de tragarla, hay que enjuagar la cavidad oral con la misma saliva.

3. Mover la dentadura: Se abre ligeramente la boca separando los dientes con un movimiento de arriba abajo, de izquierda a derecha y de adelante hacia atrás. Realizando 20 veces cada movimiento y se repite una vez más.

4. Picar las comidas: Se ejectúa esta acción imitando a las aves al picar los alimentos. Con los dedos índice, medio y anular de ambas manos, sobre todo, con el dedo medio a lo largo del borde anterior del cabello en donde se divide en varias líneas, se tocan hacia atrás los puntos acupunturales tales como *taiyang* y *fengchi* al borde inferior del cuello. Se necesita tocar durante 2 ó 3 minutos. Terminando esto se debe repetir la acción.

5. Voltear el cuello: Es necesario hacerlo lentamente. Primero se pone con los dos puños apoyados en las caderas, mirando con los ojos al suelo, volteando el cuello, con la vista hacia adelante, o mirando hacia arriba, así se realizan 18 rutinas, también se puede seleccionar un objeto para mirarlo. Al mismo tiempo se cruzan los brazos tocándose los codos que reposarán en el tórax.

6. Pellizcar el cuello: Se ejecuta la acción con los dedos extendidos haciendo prensión contra las eminencias palmares (tenar e hipotenar), cada vez se pellizca el cuello durante 1 ó 2 minutos, y luego se realiza la acción en forma alterna con ambas manos. Se ejecuta 1 ó 2 veces. También se puede pellizcar de manera simultánea los propios trapecios. Para evaluar la fuerza de las manos se puede practicar en los propios brazos o antebrazos.

7. Frotar las orejas: Se frotan con las manos las superficies anterior y posterior de la oreja. De ida y vuelta, en total, se hace 36 movimientos. Se puede doblar la aurícula externa y moverla de arriba abajo. Si existen trastornos de la audición con origen en la membrana timpánica, se puede utilizar la palma de la mano para presionar y soltar la oreja, respectivamente 5 veces, que forman una sesión. Se pueden repetir 1 ó 2 sesiones.

8. Encogerse de hombros: Con flexión de los codos se relajan los hombros, luego se mueven hacia adelante (antepulsión) y hacia atrás (retropulsión) y posteriormente en dirección lateral. Al mismo tiempo se encoge de hombros. Se repiten, respectivamente, de 20 a 30 movimientos. Cada día se recomienda ejecutar 1 ó 2 sesiones.

9. Masajear el tórax: Hace masajes en el tórax con las yemas de los dedos o la borde tenar de la mano, en dirección media lateral, partiendo del esternón. Cada vez se necesitan 1 ó 2 minutos, se puede repetir una vez más la acción.

10. Empujar las costillas: Se empujan las costillas hasta 10 veces de arriba abajo por orden de la línea axilar anterior, media y posterior.

11. Golpear ligeramente la espalda: Con la mano en forma de copa se percute la superficie dorsal del tórax, cada vez durante 1 ó 2 minutos. Se puede repetir una vez.

12. Frotar la cintura: Con la palma de la mano se frota la cintura ejecutando simultáneamente la acción de ambos lados, de arriba abajo. También se puede frotar en la línea medio, o sea la parte sacra, cada vez se emplean 3 minutos y cada día se recomienda hacerlo 2 veces.

13. Tocar el abdomen: Primero hay que evacuar la orina, luego tocando el abdomen alternativamente con las palmas. Se efectúa 7 veces, que forman una sesión. Se necesitan, en total, 6 u 8 sesiones.

14. Mover la cadera: Sentado o en decúbito dorsal, se doblan las rodillas, se contraern las caderas y se extienden repitiendo cada vez 24 ó 36 movimientos. Cada día se necesita hacerlo 1 ó 2 veces.

15. Mover las rodillas: Se pone de pie en el mismo plano y se doblan ligeramente las rodillas y las caderas, se colocan las manos en las rodillas moviéndolas luego en forma alternativa. Se realizan por separado 9 movimeintos hacia la parte izquierda, derecha, interna y externa. Cada día se realizan los ejercicios 2 veces.

16. Mover el pie: Se eleva el pie balanceándolo de izquierda a derecha, luego se voltea el pie de la superficie interna a la externa y poco después se dobla el pie arriba y abajo. Se termina volteándolo a favor de la orientación opuesta durante 2 ó 3 minutos.

17. Mecer las muñecas: Con todos los dedos entrelazados se mueve respectivamente 18 veces de izquierda a derecha y del lado derecho al izquierdo.

18. Agarrar los dedos: Con las dos manos paralelas se agarran los dedos que están juntos, luego se empuja y se arrastran por separado 18 veces. Se puede repetir otra vez. También se puede estrechar un dedo para oscilar, después se cambia otro dedo, así se hace alternamente con ambas manos.

19. Presionar con digitopuntura: Se presiona con los dedos de la mano en los puntos acupunturales, tales como *hegu*, ubicado en la mano , y *zusanli*, localizado en la pierna. Se hace por separado 1 ó 2 minutos, cada día se necesitan 2 veces. También se puede hacer localizando los sitios correspondientes, ubicados en el segundo hueso metacarpiano o algunos lugares correspondientes situados en la zona más sensible del pie, con el fin de estimularlos con presión digitopuntural.

20. Hacer masajes en el pie: Hay que

sentarse con las piernas plegadas. Primero se efectúan masajes en un lado del pie, luego en el otro lado. También se pueden efecturar con una manipulación alternativa frotando o rotando el pie con la mano. Cada vez se efectúa hasta sentir calor. Se puede, además, hacer masajes separado tanto en el pie como en las rodillas.

INDICE